U0145300

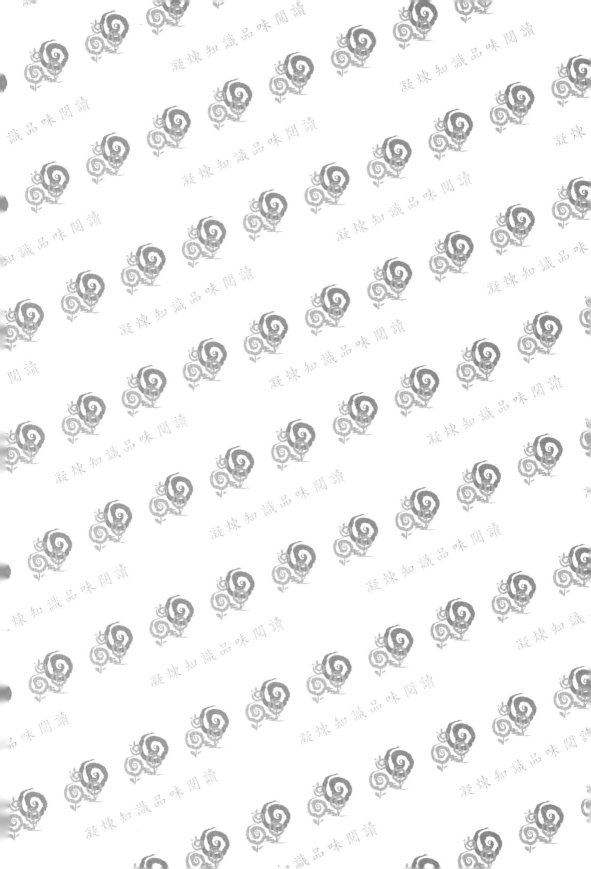

圖解

五南圖書出版公司 印行

中醫診斷學

李家雄 / 著

閱讀文字

理解內容

圖解讓

觀看圖表

中醫診斷學

更簡單

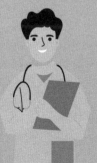
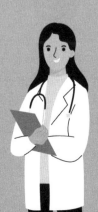
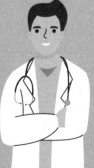
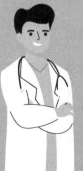
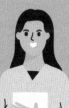

序

　　《圖解中醫診斷學》與人類學、解剖生理學、考古學論說幾乎如影隨形。從《內經》的〈骨度〉、〈脈度〉、〈陰陽二十五人〉、〈本藏〉、〈師傳〉、〈通天〉、〈壽夭剛柔〉、〈方盛衰論〉、〈衛氣行〉、〈五色〉、〈五閱五使〉等篇章有關望診的「內經之鑰」，遵循著《內經》的章節，加強了臨床實用功能。望診是船長導航，以天際星座與氣候海況，拿捏輕重得宜，切診是大副與輪機長，配合船長以實際緩急作業，望診是不要開錯藥，切診是不要吃錯藥，其間再整合聞診與問診所得的資料，如此，望聞問切四診完整，診斷與治療合而為一。《圖解中醫診斷學》的切望診，可以按圖索驥，勤學猶恐失之，必可一登堂奧，歎為觀止。四診所及之處就是脈診為主，用於八綱辨證之表裡與虛實，脈診所及之表實，是《傷寒論》條文：231.「胸滿脇痛者，與小柴胡湯；脈但浮者，則與麻黃湯。」取捨之用，麻黃湯：脈浮（強）可用、脈微（弱）禁用，是用方第一重點。「胸滿溁痛者，而脈但浮者，與麻黃湯。」臨床上，病人的肢體語言表達「胸滿溁痛」，望診，或口述「胸滿溁痛」，聞診與問診，最重要的還是醫師要望舌與切脈，望診舌象，切診脈象。

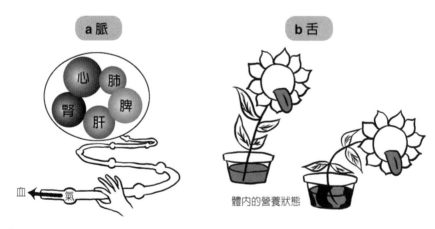

脈診與舌診

　　《內經‧邪氣藏府病形》：「見其色知其病，曰明；按其脈知其病，曰神；問其病知其處，曰工。色脈形肉不得相失，知一為工，知二為神，知三神且明：(1)色青脈弦、(2)赤者脈鉤、(3)黃者脈代、(4)白者脈毛、(5)黑者脈石。見其色不得其脈，反

得相勝之脈，則死（難治）；得相生之脈，病易已。凡此變者，有微有甚。故善調尺（根：夜休息），不待於寸（苗：晨養護），善調脈（秀：日活動），不待於色（實：暮收藏）。參合而行之者，爲上工。」

《內經·陰陽應象大論》：「善診者，『察色按脈，先別陰陽；審清濁，而知部分』；『視喘息，聽音聲，而知所苦；觀權衡規矩，而知病所主』。按尺寸，觀浮沉滑濇，而知病所生；以治無過，以診則不失矣。故曰：病之始起也，可刺而已；其盛，可待衰而已。故因其輕而揚之，因其重而減之，因其衰而彰之。形不足者，溫之以氣；精不足者，補之以味。其高者，因而越之；其下者，引而竭之；中滿者，瀉之於內；其有邪者，漬形以爲汗；其在皮者，汗而發之；其慄悍者，按而收之；其實者，散而瀉之。審其陰陽，以別柔剛，陽病治陰，陰病治陽，定其血氣，各守其鄉，血實宜決之，氣虛宜掣引之。」

《內經·脈要精微論》：「脈小色不奪新病；脈不奪其色奪久病；脈與五色俱奪久病；脈與五色俱不奪新病。肝與腎脈並至，其色蒼赤，當病毀傷，不見血，已見血，濕若中水。」

《金匱要略》：「氣色見於面部，鼻頭色青，腹中痛，苦冷者死。鼻頭色微黑者，有水氣；色黃者，胸上有寒；色白者，亡血也，色微赤非時者死；其目正圓者痙，不治。又色青爲痛，色黑爲勞，色赤爲風，色黃者便難，色鮮明者有留飲。」

《圖解中醫診斷學》是醫生四診獲得各種病情資料，用六經辨證和八綱辨證進行綜合分析，辨別病變位置淺深、病情性質寒熱，病證盛衰，病證類別，作辨證綱領以論治。臨床上，四診與六經辨證和八綱辨證，以望診入門，切脈探虛實登堂入室。確實掌握「望診舌象與切診脈象」的正確演化，醫療品質就可以提高。四診與六經辨證和八綱辨證之臨床，從「望舌與切脈」著眼，論治就可以少失誤。診治方法有很多，中醫診斷學掌握「望舌與切脈」，於臨床再仔細推敲四診與六經、八綱辨證。「望舌」是臨床上望診最關鍵點，診治病患時，非看不可。「五色獨決於明堂」與「常候關中」則是望診最重要的部位，若不是診治病患時，便無法「望舌」。這時候醫者父母心，之所以要看一個人的生活作息，就是要「觀心」而看陰陽虛寶，從「明堂與關中」演化中，更可以透過這些資料，確實了解到靈魂之窗：眼與腦（生命）。

《內經·脈要精微論》：「左寸關尺看心、肝、腎；右側看肺、脾、命門；心臟血液由鎖骨下動脈到寸口。」清晨飲食未進、氣血未亂，此時中醫把脈寸關尺最準，一過這時間，患者的情緒和吃喝都會影響脈象，準確率就有限。右尺看命門，幾乎就是腎上腺，雖然只是小小的一片三公分而已，卻參與全身的運作。腎上腺皮質與髓質不同，髓質多負責內分泌、賀爾蒙；皮質多負責體液、平衡、三大營養素的消化和調

整。手心多看內臟：自律神經與動脈的功能狀況，手背多看背部：周圍神經與靜脈的狀況。

　　脈診的〈脈要精微論〉與〈經脈〉主要論說寸關尺診橈動脈、三部九候診全身重要動脈等，從現代醫學來看診脈，〈脈要精微論〉與〈經脈〉看似複雜，但讀得愈透，交集愈明白。〈論疾診尺〉是不把脈、不看臉色，但要診病準確，只看前臂的顏色與肉質。動脈從心臟出去，從靜脈回心臟，如果靜脈回流不良，即會將狀況反映在前臂內側的靜脈網上。陰陽為「二綱」（分門別類），以表裡（深淺）、寒熱（緩急）、虛實（輕重）為「六變」。二綱六變辨證，陰病多裡（深）、寒（緩）、虛（重）；陽病多表（淺）、熱（急）、實（輕）。以四診診斷，審得陰陽表裡、寒熱虛實，治療以六經辨證為基礎架構，至八綱辨證則完備矣。

　　中國醫學的診斷較具人性，最合適於慢性疾病。西方醫學的診斷較理性，診斷急性疾病最合適。

中國醫學的診斷：

1. 基礎理論：氣血津液、臟腑、經絡、病因、病機、經穴。
2. 中國哲學思想：氣的思想、天人合一思想、陰陽學說、五行學說。
3. 辨證：八綱辨證、病因辨證、氣血津液辨證、臟腑辨證、六經辨證、衛氣營血辨證、三焦辨證、經絡辨證。
4. 情報獲得過程：四診（望聞問切）。
5. 論治：治則、治法，處方、配穴。

西方醫學的診斷：

1. 情報獲得過程：病理學診斷、檢查室診斷。
2. 情報處理過程：評價判斷。
3. 治療。

第 2 章　聞診

第 3 章　問診

第 4 章　切診

第 5 章　六經辨證

第六章　八綱辨證

後記

第1章
望診

望診要領

一、光澤
    1. 鮮明艷：氣血充實、預後良好
    2. 暗：正氣損傷、預後不良
二、色澤觀察部位：臉頸部、手腳部
三、氣血津液與色澤
四、氣色
    1. 陰影部位、色白部位、亮麗部位、毛孔部位
    2. 微暗環境的望診、人工影響
    3. 掩蔽色望診：掩蔽部位診斷、診療點

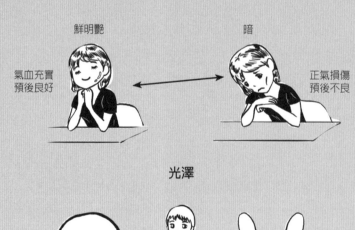

鮮明艷　　　　　　　　　暗

氣血充實　　　　　　　　　　　　　正氣損傷
預後良好　　　　　　　　　　　　　預後不良

光澤

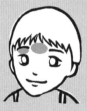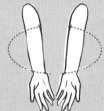

色澤部位

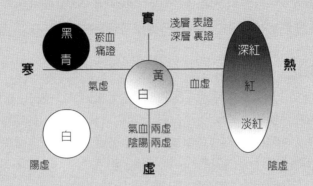

氣血津液與色澤

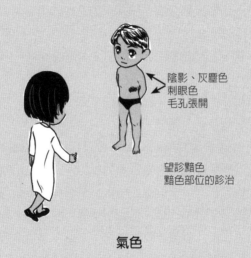

陰影、灰塵色
刺眼色
毛孔張開

望診黯色
黯色部位的診治

氣色

　　《內經》望診於我國歷史上影響頗深，尤其是用於治國大臣的知人善任上，如唐朝袁天綱、明朝劉伯溫、清朝曾國藩，現代的《圖解中醫診斷學》也像這些歷史人物，延續《內經》望診的精髓用於觀人看相；加上《內經》中，針灸、推拿、導引必然先觸及肌肉群、血管群，並影響到腦部與相關經脈臟腑，由此可見《內經》是活生生的醫學文獻。

　　〈經脈〉中，肝臟方面出現「面塵脫色」（額頭上與鼻骨部分）；腎臟方面會先從面有微塵到面塵脫色，而後黑如漆柴（下巴與頸部），往往是多功能障礙造成。〈玉版論要〉：「病溫虛甚死。病溫之人，精血虛甚，則無陰以勝溫熱，故死。」病色所見，或上或下或左或右，各見其重要處。上為逆（下巴很暗），

下為從（額頭稍暗）。女子右為逆（右鎖骨下靜脈區，腦部與身體右上部四分之一的淋巴回流），左為從；男子左為逆（右鎖骨下靜脈區，橫膈膜以下與左上部四分之一的淋巴回流），右為從。」

〈三部九候論〉主要是人體三部（頭部、手部、腳部）九候的脈診，九候脈診以七診的「獨小、獨大、獨疾、獨遲、獨寒、獨熱、獨陷下」為主，是用來診病之所在，其中的「獨寒、獨熱、獨陷下」可以延伸用到〈論疾診尺〉的診斷尺膚（前臂的肌膚），與內踝、外踝上三～五寸的肌膚，仔細比較差異，可知道臟器循環的問題。配合望診手腕與腳踝區的滎穴與俞穴，可以增加診治效率。如公孫到內踝下緣的照海，靜脈多者，多有糖尿病或胰臟問題，愈多愈黑者，病證愈嚴重。

晉朝陶侃、漢朝班超到老時仍然很努力，他們的共同特徵是燕頷；班超出使西域，在滾滾沙漠裡，一定要咬緊牙關吞口水，因此他的莖突舌骨肌與下頷舌骨肌很發達。班超偶夢見背負重物以長行，可見腰腳結構與功能很優質，必然是壽終正寢。陶侃常夢飛翔，還有八個翅膀（八個兒子），憂心忡忡，過度勞累，應是肝病去世。

眼睛內側是膀胱經脈的睛明穴，眉頭是攢竹穴，眉尾是三焦經脈的絲竹空穴，額頭入髮際是督脈的神庭穴、上星穴。

《紅樓夢》的王熙鳳管理賈家的財庫，毒設相思局。她的相貌是「柳葉掉梢眉，丹鳳三角眼」，「柳葉掉梢眉」是三焦的絲竹空穴，表示顳肌非常有力，因此她太陽穴區有力，記憶力很好。「丹鳳三角眼」是眼尾膽經脈的瞳子髎穴。她是一個性感的女人，所做的夢非常不一樣，是戰爭型的，屬陽性，夢火山爆發、大火、戰爭等。林黛玉的眉毛展現「似蹙非蹙籠煙眉，似喜非喜含情目」，要皺不皺，顯示皺眉肌與眉毛下制肌無力，因她全身都不太動，連撲蝶都撲不好。

曹雪芹談到林黛玉眼睛內皆睛明穴與眉頭攢竹穴，四個點去看凝聚或張開。「是」就是肯定的，「似」絕對是否定的。《紅樓夢》中林黛玉「似喜非喜含情目」事實上是心有餘而力不足且無情的。《論語・子張》中子夏談到「君子有三變：望之儼然，即之也溫，聽其言也厲。」是與人相處間的觀察。望：就是look，即：就是close，聽：就是 listen。與人相處，首先是看到人，再者是接近了的感覺，最後就是講話與溝通。望之儼然，一個人一個模樣，即之也溫，人都說會替人著想，願為人服務，聽其言語也是一樣；為人中規中矩而看起來嚴肅，使人不太敢親近。這些觀人之法與孔子所說：「視其所以，觀其所由，察其所安。人焉廋哉？人焉廋哉？」《論語・為政》也有異曲同工之妙。例：先看某人的外表，再看

他在做什麼，並仔細的觀察其言行是否真誠、心安。如此去觀察時，人性哪能藏得住呢？所有看相、看人、望診，都得依據這句話「視其所以，觀其所由，察其所安」為準則，「如」有如果、假如、if、suppose 等意，願意去為自己的生命耕耘就能如願以償。不管是什麼樣的體質，人都有無限的潛能，不使用它就會形成墮落，知人、知命、知言為君子也。

1-1 看心臟 —— 舌卷短顴赤

《內經‧五閱五使》:「心病者『舌卷短』、『顴赤』」,當心臟出現問題時,頭面上的問題,多見講話不靈光的舌卷短與臉紅,呈現顴赤的情況;臉紅多見顴骨部位的紅赤,多隨著心臟問題的輕重與新舊,而呈現出不同的情況。心臟與小腸通常會有個慣性,所有的靜脈會經小腸的水路的下腔靜脈,及油路的上腔靜脈,及冠狀靜脈竇回到右心房養心臟。「舌卷短」與「顴赤」就是心臟循環與小腸吸收能力不良的結果。

生活習慣和起居規律與否會影響心臟與小腸。心房的收縮是 0.1 秒,心室是 0.3 秒,舒張是 0.4 秒,收縮及舒張都需要血。愈嬌懶與慵懶的人,愈容易二尖瓣脫垂。韓戰時,送回美國的屍體約 30 歲左右的青年人,經解剖,70% 的人,其冠狀動脈都有阻塞,其中 40% 屬嚴重的。這與生活習慣息息相關,因美國大兵被送出去作戰是不得已的,除工作、休息外,起居通常都是沒有規律的,因此可知,生活起居規律與否和心臟安全成正比。我們從小所學習的理論「早睡早起」是對的,假如很難做到,那麼,就要對口欲節制「少量多餐多變化」以維護我們的健康。根據統計,二、三尖瓣膜鬆弛的修復,注意營養均衡比運動還重要。運動多不見得可以「救

人」,但吃可能會吃死人。

《內經‧五閱五使》:「肺病者喘息鼻張(鼻者,肺之官:嗅覺)。肝病者眥青(目者,肝之官:視覺)。脾病者唇黃(口唇者,脾之官:觸覺)。心病者舌卷短顴赤(舌者,心之官:味覺)。腎病者顴與顏黑(耳者,腎之官:聽覺)。」人的壓力會影響腦下垂體:副腎皮質系統及自律神經系統,從腦部影響免疫系統的回饋機制。所有壓力必然來自感覺(Feeling)超過思考(Thinking),即聽覺、嗅覺、味覺、視覺或觸覺受到影響,某程度的過勞,通常只要鼓舞意志力,便可以輕易過關。而生命依賴呼吸與飲食來延續,以碳水化合物、脂肪和蛋白質三大營養素來提供「能量」。老弱婦孺族群的聽覺、嗅覺、味覺、視覺或觸覺不良,最大的問題是「熱量」攝取不足,因為熱量轉化為能量,取決於吸收的狀況。

脂溶性 Vit A、D、E、K 與脂肪和乳糜小溝一起走「油水」路徑,當人的油水太多,體內的內臟脂肪和皮下脂肪就會成為五臟六腑的負擔,讓人感到不輕鬆,也不愉快,甚至情緒不好。但是,沒有油水,就沒有體力、活力、精力,人就是在如此矛盾的生態中,求得體內平衡(Homeostatic)、健康和快樂。

小博士解說

人體吸收不良最頻繁的是脂肪,脂肪不溶於水,消化過程又非常複雜,卻是人最大的營養供應商,除肝門靜脈經下腔靜脈回到心臟外,還要靠胸管經上腔靜脈回到心臟,胸管負責將乳糜池的物質送回心臟。其中,有自十二指腸而來的脂性維生素群,以及腎臟等淋巴管而來的淋巴;大部分腎臟的淋巴直接到胸管,部分腎臟的淋巴管還要下行到鼠蹊淋巴節,再回胸管,然後一起至上腔靜脈,再送回心臟,這條路好似都市的垃圾車,一方面收垃圾,一方面也作資源回收。

五臟之病之對應

五臟之病	病狀	對應器官	五覺	參考章節
肺病	喘息鼻張	鼻者，肺之官	嗅覺	鼻唇診
肝病	眥青	目者，肝之官	視覺	看眼睛、看精神
脾病	唇黃	口唇者，脾之官	觸覺	鼻唇診
心病	舌卷短顴赤	舌者，心之官	味覺	看心臟
腎病	顴與顏黑	耳者，腎之官	聽覺	看耳朵

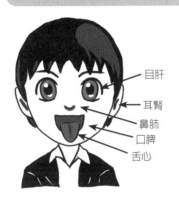

《內經・五閱五使》五官診

目肝
耳腎
鼻肺
口脾
舌心

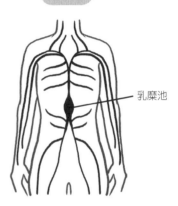

乳糜池

乳糜池

✚ 知識補充站

　　脂肪的消化過程，比碳水化合物與蛋白質複雜多了，從脂肪的消化過程簡單來看，最重要的是靠小腸的胰液來作加水分解。但是脂肪溶解困難，要到達小腸吸收上皮細胞就不太容易，所以膽汁中膽汁酸的界面活性劑成分，有的是溶解脂肪的消化物，幫助小腸上皮的吸收，即脂肪在小腸上皮細胞內形成乳糜小溝，其周圍被特別的蛋白質包圍，從小腸吸收了上皮細胞之後，就進入淋巴管，最後進入胸管，然後回到上腔靜脈，再送回心臟。心臟與小腸之間的互動，通常有陰陽平衡狀態的生命慣性。乳糜池的功能狀況，與心臟循環與小腸吸收能力的功能狀況，幾乎如影隨形。

1-2 看心臟——嗌乾心痛目黃

《內經·經脈》：「嗌乾、心痛、『目黃』、脅痛」係指心經脈是動病（剛剛要開始生病）與「所生病」（已經生病）的症狀，都是出現在心臟血管疾病的初期；《內經·五閱五使》：「心病者『舌卷短』、『顴赤』」則是完整的心臟血管疾病。

跑步時，臉色發白（說不出話來，舌卷短）、兩唇及雙頰泛紅（顴赤），出現二尖瓣顏貌〈Mitral face〉，就是二尖瓣狹窄。二尖瓣閉鎖不全血液就會逆流，常常會擺臭臉〈Mask face〉。心肺瓣膜關係血液運轉，心肺有四個瓣：二尖瓣、三尖瓣、主動脈瓣、肺動脈瓣。主動脈瓣與二尖瓣是一家人，肺動脈瓣與三尖瓣是一家人。西方醫學認為用聽診器聽心臟的聲音最清楚，血液通過二尖瓣時，從跳動的聲音可以了解二尖瓣是否有狹窄或閉鎖不全的情形。在擁抱對方時，心臟跳動的感覺也很明顯，如一下子就感覺出對方心臟緊張跳動，顯示對方的營養及情緒不穩。睡覺姿勢可反應身體狀況，睡覺時如果喜歡提高雙手表示呼吸不夠，提高雙手會促使橫膈膜和背闊肌協助呼吸。

十二條經脈是動病（剛剛要開始生病）與所生病（已經生病），其中有九條經脈都會影響到眼白的清澈度，依序從大腸經脈「目黃，口乾，衄蚋，喉痺」到心包經脈「心中憺憺大動，面赤目黃，喜笑不休」，多是與腸胃相關的體液問題，「心病者『舌卷短』、『顴赤』」與「心中憺憺大動，面赤目黃，喜笑不休」都是心臟血管疾病的徵兆。改善消化道機能低下，是很重要的課題，人每天體內約有九公升的水分，小腸吸收八公升，大腸只吸收一公升，然而大腸的病變很多，大腸癌、大腸息肉、痔瘡等非常多，死亡率比小腸高很多；小腸只有十二指腸潰瘍較常見，其他疾病不多，而且十二指腸潰瘍一開始是因情緒不好引起的。而大腸癌手術治療後似乎存活率很高，但五年內的死亡率也不低。通常，右邊大腸負責吸收，病變比較少。左邊大腸負責排泄，病變比較多。手在身體的左右兩側，當心臟出現問題時，也是左側手痠麻疼痛較多。

小博士解說

左心房心室病變的死亡率較右心房右心室高，且多在左心臟有異狀後，右心臟才出現問題。例如：左邊的二尖瓣有症狀後，右邊的三尖瓣才會出現問題。心房比心室小，心房外有心耳，是沒有靜脈的櫛狀肌，它可以加大心房的容量。心耳的瓣膜是纖維環，如同橡皮圈一樣圈住，愈懶的人，橡皮圈（纖維環）就愈會鬆弛，無法緊密覆蓋，導致髒物進入心房，容易阻塞或積水。人若懶，身體內的器官也會跟著懶。如食道的擴約肌，正常情況下，吃進去的東西，由它把關不讓它回流；一旦擴約肌受傷或鬆弛，功能也跟著減弱，就會出現食道胃液逆流。後天性心臟疾病大約有八種，有五種的起因都在心臟的左邊，列舉如下：(1)主動脈狹窄、(2)主動脈閉鎖不全、(3)二尖瓣狹窄、(4)二尖瓣閉鎖不全、(5)二尖瓣脫垂、(6)肺動脈閉鎖不全、(7)三尖瓣閉鎖不全、(8)三尖瓣脫垂。

《內經‧經脈》口與目的病證

臟腑	病　證
大腸	「目黃，口乾，鼽衄，喉痺」，肩前臑痛，大指次指痛不用
胃	病灑灑振寒，「善呻，數欠，顏黑」，病至則惡人與火，聞木聲則惕然而驚，心欲動，獨閉戶塞牖而處。甚則欲上高而歌，棄衣而走，賁響腹脹，是為骭厥
脾	「舌本痛」，體不能動搖，「食不下，煩心，心下急痛」，溏瘕泄，水閉，「黃疸」，不能臥，強立，股膝內腫厥，足大趾不用
心	「嗌乾心痛，目黃」，脇痛，臑臂內後廉痛厥，掌中熱痛
小腸	「耳聾目黃頰腫」，頸、頷、肩、臑、肘、臂外後廉痛
膀胱	痔、瘧、狂、癲疾、頭囟項痛，「目黃淚出，鼽衄」，項、背、腰、尻、膕、踹、腳皆痛
腎	「口熱，舌乾，咽腫，上氣，嗌乾及痛，煩心，心痛，黃疸」，腸澼，脊股內後廉痛，痿厥，嗜臥，足下熱而痛
心包	病手心熱，臂肘攣急，腋腫，甚則胸脅支滿，「心中憺憺大動，面赤目黃，喜笑不休」

心臟

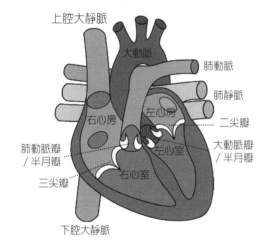

心臟的病變與變化

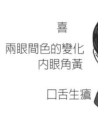

喜
兩眼間色的變化
內眼角黃
口舌生瘡
顏
頰赤
舌赤

✚ 知識補充站

　　左右心房心室的關係，男左女右，男人猶如左心房左心室，女人就是右心房右心室了。心臟的結構，以胸骨中線為界，左側心臟占 2/3，右邊占 1/3。從正面來看，主要可看見右心房右心室，其意義像是在家庭中，女人幾乎都在男人的前面做事，即家庭或事業有狀況時，概由女人出面解決；男人雖在後面，但男人的工作量較大，所以多較短命。左心房左心室的工作量大，壁的厚度比右心房右心室壁高 3~5 倍。

1-3 看心臟──闕中肺下極心

《內經‧五色》：「闕中者肺。下極者心。直下者肝。」解剖學上，鼻骨正確的位置，是公正的落在兩個眼眶骨之間，闕中者肺，闕中即上極；下極者心，闕下即下極；下極與上極之間即山根，山根位於鼻骨與鼻軟骨間，就在闕與極之間；鼻骨就是下極者心，鼻軟骨就是直下者肝。「五色獨決於明堂」──明堂（鼻）骨的結構與色澤，看起來好不好，主要是看面部鼻竇的結構與功能狀況，幾乎如煙囪與爐火的關係。呼吸與循環系統的微微變化，都會一五一十地反映在「明堂」，俗云：「搞什麼明堂」即端視言行舉止。下極者心要看鼻骨、直下者肝要看鼻軟骨，從鼻骨到鼻軟骨處，屬橫膈膜和心臟與肝膽區域；額骨與眼眶骨和鼻骨的交會區，屬胸腔的肺臟與心臟。

鼻竇是位於頭骨中的空腔，每個人均有四對鼻竇，像蜂窩狀的格間，有大有小分布在前額部（前額竇）、臉頰後方（上頜竇）、兩眼之間（篩竇），及眼球的內後方（蝶竇）。當這些鼻竇因為某些原因（例如感冒）而阻塞時，所堆積的膿液及發炎腫脹的黏膜，會刺激神經使我們感到疼痛。兩眉之間上面額頭處有額竇，眼下牙齒間有上頜竇，與眼球動作有關。鼻腔的鼻竇又稱副鼻腔，一天分泌 1 公升液體，口腔一天分泌 1.5 公升唾液，這些體液的營運

狀況，就要看生活起居的損益情形。負責呼吸的鼻肌分兩段：擴張鼻孔的鼻孔擴張肌，又叫鼻翼肌（Dilator）；與收縮鼻孔的鼻孔收縮肌，又叫鼻橫肌（Compressor），當鼻翼肌與鼻橫肌顏色黯黑時，代表肝膽太累了。鼻骨與鼻軟骨間屬心臟與肝膽區域，心臟與肝膽的功能運作多寫實於此，長期處於疲憊的人，此區多呈黑青色；反之，當生活機能佳則多光澤亮麗。

面部鼻竇的功能狀況，實際上都與腦部生息與共，臉部所有的骨頭及肌肉，都受腦部神經控制。「五色獨決於明堂」指五臟六腑都會透過腦部，表現於明堂。例如腦部或頭部受傷，通常眼睛並未撞到，但卻常常會造成整個眼睛周圍都是黑的，顯示在受傷後動靜脈循環有問題，間接的使腦部也受了傷。通常，眼眶骨周圍都是黑的人，日久，上眼瞼及眼輪匝肌也會乏力，下巴也會枯黑，身心健康的問題就多。從鼻骨到鼻軟骨處呈黑青色，多是長期處於疲憊狀態，需要多休息、多遊山玩水，若加上持恆的有氧運動，如：游泳、跑步、馬拉松、騎腳踏車等，可以強化呼吸系統，擴張鼻子的鼻孔擴張肌、收縮鼻子的鼻橫肌，使氣血運行加強，明堂與鼻骨周圍的顏色也會變得亮麗，生命品質可以隨之提升。

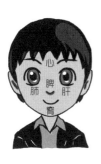
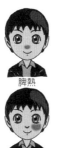
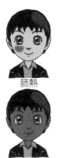
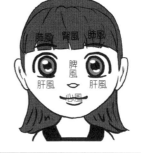

脾熱　　　肺熱

肝熱　　　内熱

顏面望診法：《內經・刺熱》
肝熱左頰先紅、心熱額頭先紅、脾熱鼻先紅、肺熱右頰先紅、腎熱下巴先紅

顏面望診法：《內經・風論》
腎風（下巴黑）、脾風（鼻頭萎黃）、肝風（眼睛下面青黯）、心風（嘴巴紅赤）、肺風（眉毛區色蒼白）

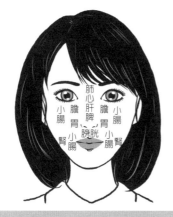
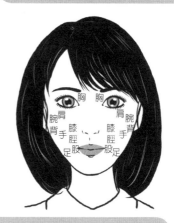

顏面望診法：《內經・五色》兩眉之間觀肺、兩眼之間觀心、鼻軟骨觀肝膽、鼻唇觀脾胃、下巴兩頰觀腎臟

✛ 知識補充站

　　下極者心要看鼻骨，直下者肝要看鼻軟骨，從鼻骨到鼻軟骨處，屬橫膈膜和心臟與肝膽區域。額骨與眼眶骨和鼻骨的交會區，屬胸腔的肺臟與心臟。看「五色獨決於明堂」與「常候闕中」，是要看明堂（鼻）骨的結構與色澤，即明堂骨周圍的氣血變化情形，鼻骨愈好，腦部愈清楚；明堂骨色澤不好，多是為了生活與事業等極度憂心，導致經常心情不好。透過運動能使山根開闊，雖只有相差 0.1 公分，對健康及人生卻會改變不少。人在情緒不好時會表情扭曲，「常候闕中」——眉尾右高左低者囂張狂妄，眉尾右低左高者內心春風得意。左眼比右眼大，內心清楚，行為畏縮。左眼表內心世界，右眼表外在行為。

1-4 看心臟 ——人迎與寸口

《內經・經脈》中，左寸口看心肝與神魂（右寸口看肺脾胃與意魄），寸口位於橈動脈，來自鎖骨下動脈。左橈動脈上的寸口看心臟、左寸關看心肝，左寸關尺則看肝心與肝腎。（「肝腎（かんじん）」與「肝心（かんじん）」都是很重要的意思，肝腎不足會眞陰虧損，心肝寶貝，人人皆愛。）人迎與寸口相較，不應只行診脈，比診脈更重要的是望診，望診人迎與寸口，比診脈人迎與寸口還方便實用。要確實的診脈人迎與寸口，是很不容易的診斷，不少醫師的診斷資料內容皆以問診爲主，診脈寸口資料以參考爲多，因此，望診人迎與寸口彌足珍貴。人迎看頸部動脈，寸口看太淵，也就是橈動脈；兩者皆是心臟出來的動脈，兩相比較下，可看出生命活力指數，因此看人從脖子（含下巴）到手腳（含太淵與太衝），都要一起看。手腳比較黝黑、臉比較潔淨，生活上很好，生命較勞碌辛苦（表面風光）；如果脖子與手的顏色懸殊不大（實至名歸），不會有什麼問題；但如果懸殊很大，身體就會有狀況（事與願違）。

心臟的動脈中，左心室的主動脈弓上去分成三條，左側分成兩條，一條左頸總動脈（再分內、外頸動脈），一條是左鎖骨下動脈。右側只有一條頭臂動脈（再分成右頸總動脈與右鎖骨下動脈）。心臟主動脈弓是延續上升動脈從左心室出來，上升動脈根部有三條冠狀動脈：左冠狀動脈的左迴旋枝、左前下行枝，以及右冠狀動脈，這三條動脈把心臟包起來養護心肌，讓心臟活著。心肌與骨骼肌都是橫紋肌，橫紋肌可以自己動，心肌雖不能自己動，卻跟我們的感情、感覺、情緒密切互動。譬如我們很生氣時，心肌就會跳得很快；很累時，又會跳得很慢。連接心臟的主動脈有三條，一條阻塞尚無生命危險，但三條動脈都阻塞時，問題可大了。左心室出來的主動脈首要工作就是養心臟《內經・師傳》：「五臟六腑心爲之主，缺盆爲之道，骷骨有餘，以候𩩲骭」、「𩩲骭骨大則心臟大」，因此結實有力比大小更重要。

小博士解說

心臟跳動只要出現異狀，心臟內部就會開始進行以下的動作：二尖瓣前面的腱索開始擴張，到達一個程度後，就沒力了，容易壞掉。現在的心臟手術很先進，大都沒有生命危險。三條冠狀動脈開始有問題時，並非一下子斷掉，而是慢慢壞掉，愈懶的人，壞得愈快愈多，且都是從心臟的裡面先壞掉。愈能放輕鬆、愈能開心、愈能與他人說好話，冠狀動脈就會愈活，心臟也愈輕鬆；反之，愈愛計較、常唉聲嘆氣、看什麼都不順眼，就會「揪心」，一揪心，心臟內部就會膨脹，很容易發生問題。同理，所有的靜脈與動脈都一樣，人體的結構是很微妙的。

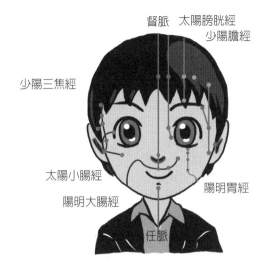

督脈　太陽膀胱經

少陽膽經

少陽三焦經

太陽小腸經

陽明大腸經

陽明胃經

任脈

顏面望診法：《內經‧經脈》，經脈分布顏面診

✚ 知識補充站

　　當心有千千結時，冠狀靜脈竇就會出現毛病。全身的二氧化碳都會送到右心房，猶如女人要理家、相夫教子，意味著所有不良的垃圾都由女人先管。血液中的二氧化碳從上腔靜脈、下腔靜脈、冠狀靜脈的血液，進入右心房，再透過三尖瓣進入右心室，血液再轉 140 度送到肺動脈後，從肺動脈送到肺部細胞組織進行交換。呼出二氧化碳，吸氣入肺臟後，再把氧氣帶到肺靜脈，肺靜脈的血液進入左心房，再經過二尖瓣送到左心室，血液再以很大的力量 180 度轉向送到主動脈，最後由主動脈送血液到身上的所有器官（包含了肺臟）。因此左心房、心室壁要比右心房、心室厚，持恆有氧運動最養益心臟。

1-5 看心臟──手腳浮腫

《內經‧玉版論要》、《內經‧五色》

心臟病的浮腫多是對稱性，初階段通常在午後下肢出現浮腫，夜間可改善，此多為兩心室或右心室功能不良；持續下去，會瀰漫及大腿、外生殖器，甚至全身。通常顏面及上肢貯留較少。非心臟病的浮腫多是非對稱性，初階段變換姿勢或體位，多半很快便能改善，日久必與心臟病息息相關。《內經‧玉版論要》：「病溫虛甚死。」病溫之人，精血虛甚，則無陰以勝溫熱，故死。「色見上下左右，各在其要。上為逆(下巴很黯)，下為從(額頭稍黯)。女子右為逆(右鎖骨下靜脈區，腦部與身體右上部四分之一的淋巴回流)，左為從；男子左為逆(右鎖骨下靜脈區，橫膈膜以下與左上部四分之一的淋巴回流)，右為從。」

人大多數的疾病情況，多少會在手腳、腋下及腹股溝出現一些癥兆。男人左側睪丸癌患者的轉移機率，比右側睪丸癌高很多；男人的下頷骨角(即循牙車以下)與頸部顏色沉黯而質地夭枯，多大病不斷，或可能大難將臨頭。初期多為腳部或腫、或脹、或痠麻疼痛。《內經‧五色》：「循牙車以下者，股也。中央者，膝也。膝以下者，脛也。當脛以下者，足也。」

女人右側的乳癌與肺腺癌的變化，比左側的乳癌與肺腺癌的變化大。當女人的顴骨區顏色沉而質地夭枯，多大病不斷，或者也是大難將臨頭。初期多為手部或腫、或脹、或痠麻疼痛。《內經‧五色》：「顴者，肩也。顴後者，臂也。臂下者，手也。」

氣血循環順暢與否，腋下淋巴結與腹股溝淋巴結是最容易出現問題的地方。腋下淋巴結與臉腫，和胸腔及心肺功能問題息息相關；腹股溝淋巴結與腳腫，和腹腔或肝脾腎功能問題息息相關。通常都是下肢氣血循環障礙最先發現，下肢循環腳趾末端與腳趾背側靜脈，延伸成兩腳背靜脈弓與腳背靜脈網，即小隱靜脈，是足三陽經脈的地方；腳背側靜脈弓與靜脈網的內側部之血流，即大隱靜脈，是足三陰經脈的地方。小隱靜脈與大隱靜脈匯進腹股溝，分別成為腹股溝深與淺淋巴結。步行不便與腹股溝淋巴結的氣衝穴區關聯深切，氣衝穴區是股動脈的要塞；上肢不便則與腋下淋巴結的極泉穴區相關，極泉穴區是肱動脈的堡壘；手三陽經脈與手三陰經脈與極泉穴區休戚與共。

小博士 解說

手三陽經脈與手三陰經脈、足三陽經脈與足三陰經脈，都會在四肢末梢交會與換班，如自律神經功能，交感神經系統與副交感神經系統，都是二十四小時營運。不一樣的地方是，交感神經系統多白天當班，副交感神經系統多晚上作主，亂序就會開始生小病，日久成大病。病色明顯而不粗(略微)，若顏色又沉、質地又夭枯，其病多嚴重，非好好醫治不可；若手腳稍腫，病色不明顯也不會夭枯，表示其病不甚嚴重，調理身體就可以痊癒。《內經‧五色》：「五藏六府肢節之部，各有部分，沉濁為內，浮澤為外，色明不粗(略微)，沉夭為甚，不明不澤，其病不甚。」

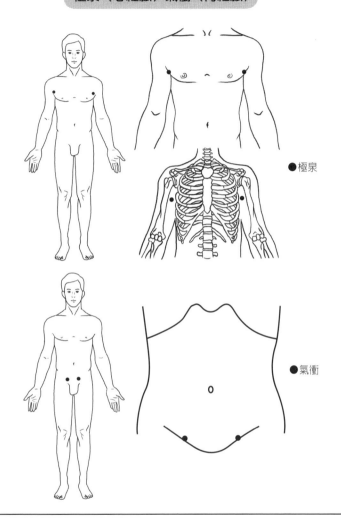

極泉（心經脈）氣衝（胃經脈）

●極泉

●氣衝

＋ 知識補充站

　　《內經》：「分而論之，參而合之」，切診「動脈」之跳動，望診「靜脈」之顯隱，橫膈膜將體軀切割成胸腔與腹腔，早上起來臉腫且消退得慢，表胸腔或心肺功能多有問題；晚上腳腫到次晨起來還腫，則腹腔或肝脾腎功能多有障礙。腳腫時，按下去幾秒鐘內消掉屬實證，治療需瀉；如按下去之後很久才起來多屬虛證，治療需補。末梢檢查水腫，以腳最明顯，因腳的靜脈瓣很多，水腫現象很明顯；反之，手的靜脈瓣少，手的水腫現象較少。陰陽表裡寒熱虛實就在其間。

1-6 看手——六手經脈與三門

《內經‧五色》、《內經‧經絡論》

大拇指少商穴屬肺，食指商陽穴屬大腸，兩指間的虎口是合谷穴，若色澤不佳，呼吸器官問題或排泄問題多，多免疫力較低落，腰腳功能多不好。

1. 食指商陽穴屬大腸，中指中衝穴屬心包，兩指間的掌心處有勞宮穴，掌背處為宮門穴區（手陽明大絡）。排泄問題或性功能問題多，腰腳功能多不好，情緒也多失序。

2. 中指中衝穴屬心包，無名指關衝穴屬三焦，兩指間的掌心處與掌背處都沒有穴道，兩指間的掌背處以闢天下與闢空門而命名為空門穴區（手少陽大絡）。性功能問題或精神問題多，情緒多低落，容易疲憊不堪。

3. 無名指關衝穴屬三焦，小指少澤穴屬小腸，兩指間的掌背處有液門穴與中渚穴，命名為液門穴區（手太陽大絡）。精神問題與心臟血管問題多，營養問題也多，容易疲憊不堪，心情多不好，精力多不濟。

手掌內側為手陽明大腸經脈，大魚際看排泄狀況，手掌外側屬手太陽小腸經脈，小魚際看吸收功能。大小魚際漂亮，排泄、吸收好，大小魚際不好，排泄、吸收都不好。《內經‧經絡論》：「經有常色，心赤、肺白、肝青、脾黃、腎黑，皆亦應其經脈之色也。絡無常，變也。陰絡之色應其經，陽絡之色變無常，隨四時而行也。寒多則凝泣，凝泣則青黑；熱多則淖澤，淖澤則黃赤；此皆常色，謂之無病，五色具見者，謂之寒熱。」魚際穴區屬肺經脈，肺邪氣盛有餘，會肩背痠痛，小便數而欠（次數多而尿不乾淨）。神志不堅，有何堅挺順心可言？肺氣虛弱，流布有肺經脈的大拇指就沒有力量，一定也不靈活，則呼吸氣不足，小便顏色不正常，性功能的狀況必隨之不良。年輕夫婦如此，多有不孕症候群的煩惱。缺少運動習慣的年輕夫婦，可藉由早晚操作易筋經或有氧運動而改善。

小博士 解說

手魚際區靜脈突顯，是肺呼吸與胃的問題，手魚際靜脈雜亂是胃有問題，手魚際單線靜脈突顯是肺的問題。手魚際穴動脈出去到商陽穴，靜脈回來到太淵穴，大拇指的內收拇指肌與外展拇指肌的力道，是其他四指肌肉加起來的力道。很多打電腦的人，大拇指很靈活，尤其右邊大拇指的指甲會比左邊漂亮，特別是六、七十歲後還在打電腦的人更明顯，常用的手是乾淨的，不用的手多灰指甲。兩隻手受生活與工作關係的影響而有所不同，與生命、疾病和壽命無直接關係。

魚際穴　　　　　　　　左右六手大絡（手背三門）

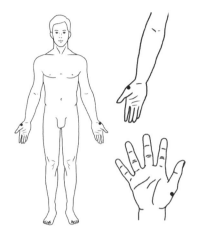
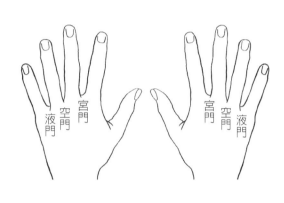

經脈	相關穴道	相關大絡	相關病證
心包	(1)食指商陽穴屬大腸與中指中衝穴 (2)兩指間的掌心處有勞宮穴	手陽明大絡：掌背處為宮門穴區	排泄問題或性功能問題多，腰腳功能多不好，情緒也多失序
三焦	(1)中指中衝穴屬心包與無名指關衝穴 (2)兩指間的掌心處與掌背處都沒有穴道	手少陽大絡：兩指間的掌背處以闖天下與闖空門而命名為空門穴區	性功能問題或精神問題多，情緒多低落，容易疲憊不堪
小腸	(1)無名指關衝穴屬三焦與小指少澤穴 (2)兩指間的掌背處有液門穴與中渚穴	手太陽大絡：液門穴區	精神問題與心臟血管問題多，營養問題也多，容易疲憊不堪，心情多不好，精力多不濟

✛ 知識補充站

　　手腕外側大拇指下有大腸經脈的陽溪穴，無名指下有三焦經脈的陽池穴，小指下有小腸經脈的陽谷穴。手腕內側大拇指下有肺經脈太淵穴，三指下有心包絡經脈大陵穴。小指下有心經脈神門穴。八爺身體重不太方便走動，八爺走路大大甩手，甩動手的八塊腕骨，並帶動太淵穴、大陵穴、神門穴，促進胸腔氣血循環，改善下半身沉重及不良於行。走路甩手、看到人多揮手，可運動內關和外關穴；看到人多開口問好，可運動上關和下關穴。人與人互動中，禮多人不怪，愛是可以傳播的。

1-7 看手指腳趾──十二井穴

《內經・本輸》、《內經・繆刺論》

身上所有的穴道，就屬井穴最重要。十二個經脈的井穴都在手腳的末端。

除了腎經脈的井穴在腳底心，然而，十二經脈氣血運行狀況，卻全然地「所出」展現於井（Well）穴。人一伸出手腳，便知道有沒有相當的意志力（Will）與行動能力（Wealth）。每個穴道都有所屬經脈與臟腑，依望診穴道位置的形狀（結構）與色澤（功能），即可以約略看出端倪，接著，從手腳的狀況判斷出疾病的可能來龍去脈，並藉由拿捏改善疾病的輕重緩急。

一、手六經脈的井穴

1. 少商穴屬肺，在大拇指外側指甲邊，主呼吸，治煩心、「胸悶」、氣短、「咳嗽」、喘渴、缺盆痛。
2. 商陽穴屬大腸，在食指外側指甲邊，主排泄，治「牙痛」、「口乾」、喉痺、目黃、鼻血、頸臂疼痛。
3. 中衝穴屬心包絡，在中指靠食指的指甲邊，主心情，治「煩心」、心痛、手心熱、腕臂疼痛、「面赤」、目黃。
4. 關衝穴屬三焦，在無名指靠小指的指甲邊，主精神，治「耳不聰」、「咽喉腫痛」、眼尾痛、喉痺、頰痛。
5. 少衝穴屬心，在小指內側指甲邊，主心臟，治咽乾、「心痛」、目黃、「脇痛」、手心熱痛。
6. 少澤穴屬小腸，在小指外側指甲邊，主吸收，治「肩背疼痛」、「咽痛」、頷腫、目黃、「耳不聰」。

二、腳六經脈的井穴

1. 大敦穴屬肝，腳大拇趾內側指甲邊，主睡眠，治腰痛、口苦、目黃、咽乾、男疝女帶、遺尿、「小便不利」、小腹腫脹、泄瀉、「臉色不好」。
2. 隱白穴屬脾，腳大拇趾外側指甲邊，主脾氣，治手腳沉重、「脾氣不好」、不能臥、舌痛、食不下、胃痛、打嗝、「水瀉」、黃疸、腰僵硬、膝腫痛。
3. 厲兌穴屬胃，腳中趾內外側指甲邊，主胃口，治「睡不好」、情緒不好、驚悸、狂吼、「嘴歪眼斜」、上腹腫脹、膝腫痛、臉色不好、「鼻血」、頸腫、喉痺。
4. 竅陰穴屬膽，腳第四趾靠小趾的指甲邊，主消化，治「腰脇轉痛」、頭痛、眼尾痛、頷痛、口苦、嘆氣、臉色不好、「肌膚乾燥」、腳外熱。
5. 至陰穴屬膀胱，腳小趾外側指甲邊，主汗與尿，治「頭痛」、腰背痛、眼痛、目黃、「狂癲」、「痔瘡」、鼻血、肢節痛不靈活。
6. 湧泉穴屬腎，腳底窩心處，主體液，治臉色不好、「驚悸」、「恐慌」、咳喘、「喜臥」、腳下熱或痛、脊痛、泄瀉、黃疸。

腳六經脈的井穴可以看出意志力與行動能力，手六經脈的井穴，則可以看出思考能力與胸懷氣度，十二個經脈的井穴都可以依照治病種類，反向思考其人的生活習慣問題，進而稍作調整，可降低罹患大病的機率。

手腳井穴

十二個經脈的井穴治療功用

經脈	穴道	功用
手太陰肺經	少商	咳嗽、氣喘、咽喉腫痛、發熱
手陽明大腸經	商陽	耳聾、齒痛、咽喉痛、中風昏迷
足陽明胃經	厲兌	失眠、扁桃腺炎、消化不良
足太陰脾經	隱白	腹脹、月經過多、癲狂、多夢
手少陰心經	少衝	心悸、胸脇痛、熱病、癲狂
手太陽小腸經	少澤	熱病、中風昏迷、乳汁少、目疾
足太陽膀胱經	至陰	矯正胎位、難產、頭頂痛
足少陰腎經	湧泉	頭痛、足心熱、休克、中暑
手厥陰心包經	中衝	心痛、中風昏迷、中暑、小兒驚風
手少陽三焦經	關衝	頭痛、目赤、咽喉腫痛、心煩
足少陽膽經	足竅陰	偏頭痛、目痛、耳聾、多夢失眠
足厥陰肝經	大敦	遺尿、月經過多、子宮脫垂

✚ 知識補充站

　　《內經‧繆刺論》：「邪客於手足少陰太陰足陽明之絡（心腎肺脾胃五絡），此五絡，皆會於耳中，上絡左角（五絡上絡左率谷）五絡俱竭，令人身脈皆動，而形無知也，其狀若尸，或曰尸厥。刺其足大指內側爪甲上，去端如韭葉，後刺足心，後刺足中指爪甲上各一痏，後刺手大指內側，去端如韭葉。」休克、中風之類，需刺隱白（足大指）、湧泉（腳底心）、少商（手大指）三處。繆刺是刺血絡，即靜脈之浮現者為主。

1-8 看大拇指／大拇趾──杵狀指

《內經‧本輸》、《內經‧繆刺論》

井穴「少商」是肺經脈之所出，「大敦」是肝經脈之所出，「隱白」穴是脾經脈之所出，井的英文字義是 well，即經脈臟腑之所出，蘊含著 will（意志力），亦即生命能量財產與消耗情形。

「少商」在手大拇指末端，「大敦」與「隱白」在腳大拇趾末端，生體解剖學上，手腳末梢的 A-V shunt（動脈與靜脈交接的通道）其活動量（運動、勞動）愈大，A-V shunt 循環愈好，休克、中風的機會也相對減少。只要看到「少商」、「大敦」與「隱白」等手腳指甲末端部位不乾淨、不紅潤，顯示呼吸（少商）或消化（大敦、隱白）不好，或兼而有之。少商色澤枯黯，一定要加強運動或改善生活及空氣品質，隱白枯黯則要改善飲食營養方面的問題。

大拇指與大拇趾的指甲可望診杵狀指，指甲床與指節間角度大於 160°，甚至到 190° 就是杵狀指，隨著角度增加，肺臟與免疫問題也加大。人體老化後常見 COPD（慢性肺臟阻塞）與間質性肺炎，基本的肺呼吸功能變差，嚴重則會造成死亡。老化過程當中，指甲床與指節角度會醜化。手指如新蔥、如鮮蒜的人比較勤勞，松樹承受風霜雨雪的磨練更加蒼勁。人愈努力、愈勤奮、愈堅持，就有愈亮麗的人生。年長者多器官衰退老化，體弱虛寒、血虛寒凝、手腳冰冷、四肢末梢如乾蔥如老蒜，長久膽固醇累積在血管壁，下肢動脈逐漸狹窄，末梢血液循環不良，指甲床與指節角度就會醜化，尤其是大拇指指甲，幾乎就是生命資產負債表（Statement of assets），五臟六腑累積債務，多會在手大拇指指甲與腳大拇趾甲透露訊息。仔細看看半月瓣（血液活動與心臟功能）、指甲角度（氣血運作與肺臟功能）、指甲色澤（生命活力與營養狀況）、周圍肉質（生活態度與品質、活動情形）就可以明瞭。

小博士解說

現代臟器移植愈來愈進步，肝臟、腎臟和心臟是最常見的案例，肺臟的移植比例也日漸增多。據歐美統計（Augarten A. et al.；Reversal of digital clufling after lung transplantation in cystic fibrosis patients Pediatr Pulmonol.34:378-380，2002），肺臟移植患者，移植前手指的杵狀指現象，在手術後半年到二年，指甲就會恢復正常，意謂著肺臟嚴重梗塞（COPD）等（病陽中之陰）非移植手術無法存活時，肱動脈（陽中之陽）到末梢的動脈也輸送不良，回流的肱靜脈（陽中之陰）也差，才會造成杵狀指；在移植手術後，從肺靜脈輸送氧氣（O_2）回心臟呈現正常狀態，而整個心臟運作也是如此，讓肱動脈與肱靜脈功能恢復正常化，所以手指末梢的杵狀指也因此改善。

手大拇指：肺經脈終止區，氣魄與行為狀況

	狀態	解說
半月瓣	小或沒有	多心臟結構有問題，上肢活動量不足
指甲色澤	缺乏血色、蒼白、灰黑、紫黯	胸腔血液循環不良，體內營養不良、運動活動量不足
周圍肉質	枯澀、肉刺多、灰黯、黑紫	消化吸收問題多，飲食習慣不良
指甲角度	大於 160°～190°	多肺臟結構有問題，長期肺泡運作不良（空氣汙染、運動不足）

腳大拇趾：肝、脾經脈起始區，魂（潛意識）、意志（意識）與思考狀態

	狀態	解說
半月瓣	小或沒有	多肝臟結構有問題，下肢活動量不足
趾甲色澤	缺乏血色、蒼白、灰黑、紫黯	腹腔血液循環不良，體內營養不良、運動活動量不足
周圍肉質	枯澀、肉刺多、灰黯、黑紫	排泄問題多，飲食習慣不良
趾甲角度	大於 160°～190°	多脾臟與造血功能有問題，長期肺泡運作不良（空氣汙染、運動不足）

✚ 知識補充站

杵狀指常見有 COPD（慢性肺臟阻塞）與間質性肺炎，除了常見於飲酒、吸菸族群之外，暴飲暴食及偏食也是一大族群。現代人忙碌，十人之中幾乎過半皆有，只是輕重程度不同而已。最主要的原因就是壓力，抗壓力不良、肝膽胃功能不好，呼吸功能必隨之下降，充分的休閒活動與持恆運動是要訣，最重要的是有良好的生活習慣。

指甲的望診

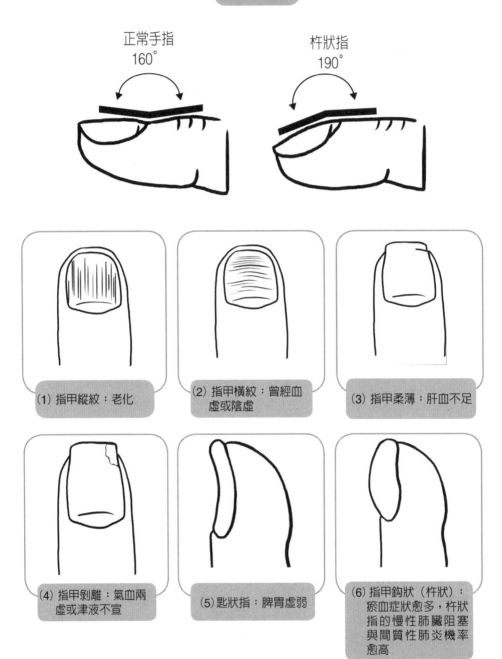

正常手指
160°

杵狀指
190°

(1) 指甲縱紋：老化

(2) 指甲橫紋：曾經血虛或陰虛

(3) 指甲柔薄：肝血不足

(4) 指甲剝離：氣血兩虛或津液不宣

(5) 匙狀指：脾胃虛弱

(6) 指甲鉤狀（杵狀）：瘀血症狀愈多，杵狀指的慢性肺臟阻塞與間質性肺炎機率愈高

1-9 看虎口──小三關大三關

《內經・本輸》、《內經・論疾診尺》

《內經・本輸》中，食指屬大腸經脈，井穴（出動）「少商」，與滎穴（溜窪）「二間」，和俞穴（注滿）「三間」，此三穴隨著人的使用頻率益形珍貴。年輕人的食指好，代表有食與性的慾望，須戒之在色與鬥，以和為貴（和氣生財）；老年者，揉按食指有助於腸子蠕動，須戒之在得，以少為貴。俗諺：「萬夫所指，無病而死」這種食指之氣很毒也很強。日常，牙齒及頸臂疼痛，最有效的是掐掐商陽穴。治療痔瘡、鼻血、喉痺、目黃或頸臂疼痛，最有效的是搓揉二間穴與三間穴。

虎口三關脈紋指的是食指掌側靠拇指一側的淺表靜脈，第一節（三間穴區）為風關，第二節（二間穴區）為氣關，第三節（商陽穴區）為命關。紋在風關邪淺病輕，紋透氣關邪較深，紋達命關病重，若脈紋延伸至指端為「透關射甲」，病況更重。正常指紋紅黃相兼，隱現於風關之內。紋紫為熱，淡紅為虛，青色為風、主痛，青兼紫黑是血絡瘀閉，指紋的變化可反映病變的輕重、淺深。右手三關紋感應左天樞與降結腸，觀護排便順不順；左手三關紋感應右天樞與升結腸，觀護吸收好不好。

虎口三關脈紋的食指淺表靜脈與食指動脈，反映食指伸指與屈指靈活度，食指淺表靜脈回流受阻，突顯於虎口三關脈紋；食指的動脈參與虎口三關脈紋的展現，也顯示於指節活動訊息，諸如僵硬或靈活，同時顯現嬰幼兒排便順暢與否、吸收能力之強弱，以及食指神氣活現與否。兩食指的動脈與淺表靜脈，也反映嬰幼兒腸道的自體免疫能力。

由虎口三關脈紋的指紋青筋變化，可得知病情的虛實輕重，壓按指紋會消失，放開又復現，為虛；壓指紋不消失，為實；色淡紅為寒，色深紫為熱。小兒指紋的這種變化可概括為「浮沉分表裡，紅紫辨寒熱，淡滯定虛實，三關測輕重」，嬰幼兒六個月以前以紅絲為多，六個月以後以青筋為多。虎口三關脈紋是小三關，可望診與切診（肌膚粗細滑澀）腸道中的狀況。前臂內側的尺膚是大三關，可望診與切診（肌膚粗細滑澀）五臟六腑的寒熱虛實（《內經・論疾診尺》）。

小博士解說

虎口三關脈紋，對於兒科臨床「很方便又有用」。最好的預防之道可在居家護理嬰幼兒時，檢視嬰幼兒的生活情況問題，尤其是飲食方面。滑壽之《診家樞要》（1359年）：「小兒三歲以下，看虎口三關紋色。紫熱，紅傷寒。青驚風，白疳病。惟黃色隱隱，或淡紅隱隱，為常候也。至見黑色，則危矣。紋色在風關為輕，氣關漸重，命關尤重。」虎口三關紋色：（1）「紫色是熱」：多外感與飲食問題，初用柴胡桂枝湯多見效；（2）「白色是疳病」：多飲食問題，宜服保和丸與徹底改善飲食習慣；（3）「淡紅色是傷寒」：服以活人敗毒散多見效。

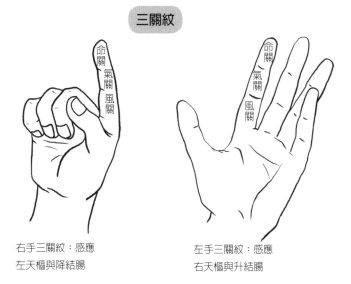

三關紋

右手三關紋：感應
左天樞與降結腸

左手三關紋：感應
右天樞與升結腸

推大三關

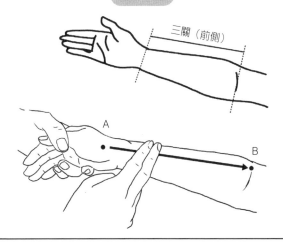

三關（前側）

A

B

┌─────────────────────────────────────┐

➕ 知識補充站

　　從商陽穴區推揉到二間穴區與三間穴區，助益腸道排便順暢，稱為推小三關。商陽穴所出為井，二間穴所溜為滎，三間穴所注為俞，三間穴區色澤不良，果實不好；二間穴區色澤不良，花朵不綻放；商陽穴區色澤不良，根苗不妙，花朵與果實更不妙。從太淵穴區（A）推揉到尺澤穴區（B），可強化肺經脈機能，緩和呼吸方面的問題，為推大三關。成人的二間穴區與三間穴區，出現青筋，多有痔瘡問題，青色紋愈深，內痔愈嚴重。左側多虛、右側多實、左右側皆多虛實並見。

└─────────────────────────────────────┘

1-10 看厲兌──味覺

《內經・根結》、《內經・衛氣》

《內經・根結》：「陽明根於厲兌，結於顙大（頭維穴，思考與意識）。」

《內經・衛氣》：「足陽明本在厲兌，標在人迎頰挾頏顙（味覺）。」

頭維穴在顳窩的髮際處，顳肌起自顳窩，肌束呈扇形向下聚集，經顴弓的深面止於下頜骨冠突，顳肌屬於咀嚼肌，受控於第五對腦神經三叉神經（咀嚼肌包括顳肌、咬肌、翼內肌和翼外肌，配布於下頜關節周圍，收縮時運動下頜骨，參與咀嚼），與胃經脈息息相關。

養益腦部功能最有效的穴道是厲兌穴，胃足陽明之脈「起於鼻之交頞中……入中趾內間（厲兌）……別入中趾外間（厲兌）……。」壓按厲兌穴時，手指抓住中趾（內厲兌與外厲兌）讓它有點痠痛，配合吸氣瞬間，壓按厲兌更深入療效，患者愈有感覺，效果愈好。厲兌穴是養護自律神經非常好的穴道。厲兌穴，猶言厲鬼馬上來兌現，暴飲暴食成習，第二、三趾的厲兌穴與內庭穴趾間多不潔淨，趾節間僵硬不靈活；反之，飲食習慣好，或胃腸功能好，第二、三趾的厲兌穴與內庭穴趾間潔淨，趾節間多輕鬆靈活。

《內經・根結》、《內經・衛氣》兩篇強調腳的三陰三陽，與頭和體軀的重要感應穴區。

《內經・根結》講根結，論人的感官與天地氣運之感應，視明、聽聰、味覺等都與這些根節息息相關：「(1) 太陽根於至陰，結於命門（睛明穴）；(2) 陽明根於厲兌，結於顙大（頭維穴）；(3) 少陽根於竅陰，結於窗籠（聽宮穴）；(4) 太陰根於隱白，結於太倉（中脘穴）；(5) 少陰根於湧泉，結於廉泉（廉泉穴）；(6) 厥陰根於大敦，結於玉英（玉堂穴），絡於膻中（膻中穴）。」

《內經・衛氣》講標本，論個人人氣，吃、喝、心思、情緒都會受標本的影響：「(1) 足太陽本在跟上五寸附陽穴，標在兩絡命門（視覺）；(2) 足少陽本在竅陰之間，標在窗籠之前（聽覺）；(3) 足陽明本在厲兌，標在人迎頰挾頏顙（味覺）；(4) 足少陰本在內踝下上三寸中，標在背腧與舌下兩脈；(5) 足厥陰本在行間上五寸，標在背腧；(6) 足太陰本在中封前上四寸之中，標在背腧與舌本。」由望診根結與標本，可了解天地感應和情緒，與飲食密切相關。

小博士 解說

日本鎌倉時代的頭顱骨較長，屬長頭骨，男女頭顱骨多是突出來的。由日本東京大學考古學陳列室中鎌倉時代的頭顱骨，可看到鼻骨多較突出，多是刀砍或狗咬的痕跡。日本名歷史小說家司馬遼太郎最推崇鎌倉時代，但熱愛人類的考古學者鈴木一郎，最不恥鎌倉時代，認為當時的人最沒有人性。相差五百年的江戶時代，當時的人頭顱骨較短，屬短頭骨，男人鼻骨較塌，女人鼻骨有點突出；觀額頭與鼻骨斑痕，可以知道當時梅毒致死率高，梅毒病菌感染侵蝕頭顱骨，尤其以侵蝕下極與上極之間（即山根）者最多。

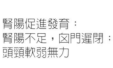

頭的望診

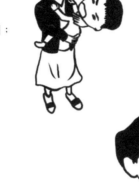

腎陽促進發育：
腎陽不足，囟門遲閉；
頭頸軟弱無力

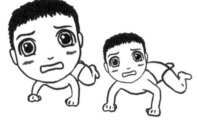

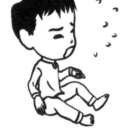

腎精不足：
無法正常發育，嬰幼兒頭
大小異常，智力發育不全

腎虛：
腎氣製造腦脊髓，腎虛嬰
幼兒囟門塌陷、遲閉。

✚ 知識補充站

　　腦顱骨有八塊：額骨一塊、頂骨兩塊、顳骨兩塊、蝶骨一塊、篩骨一塊、枕骨一塊。它是由寶寶頭顱骨中的額骨和頂骨圍成。顳骨上的顳肌為堅韌的顳深筋膜所覆蓋，在皮膚表面不易觀察到，但有助於其收縮。顳肌是休息狀態下，保持下頜位置穩定的主要肌肉；顳肌整體收縮，將協助提下頜向上，表現為咬合運動；一側顳肌後束收縮，可協助下頜向肌肉收縮側運動，雙側顳肌後束收縮，可協助下頜向後運動。人的咀嚼動作，除了吃喝外，咀嚼動作的變化常關係著情緒起伏，如恨得咬牙切齒，或咬緊牙關度難關。

　　頭的望診包含：(1) 小兒頭大小異常，智力發育不全，腎精不足（促進發育速度）；(2) 大囟門遲閉，腎陽不足（促進腎陽發育）；(3) 頭頂大囟門塌陷，腎氣虛弱（養益腦髓）。

1-11 看兩竅陰──聽覺

《內經‧根結》、《內經‧衛氣》、《內經‧論疾診尺》

《內經‧根結》：「少陽根於竅陰，結於窗籠（頭竅陰穴與聽會穴），情緒與潛意識。」

《內經‧衛氣》：「足少陽本在竅陰之間，標在窗籠之前（聽覺）。」

《內經‧論疾診尺》：「耳間青脈起者掣痛」，瘈脈是耳間青脈起的主要穴區。外耳到中耳有耳膜，耳膜旁邊有耳垢，耳膜內面有耳管，耳管通到鼻子、咽喉。中耳有鎚骨、砧骨和鐙骨（聽小骨6塊，身體共有206塊骨頭），再到卵圓窗，進入內耳，連接第八對腦神經。三焦經與膽經皆「從耳後入耳中，出走耳前」；小腸經「從目銳眥，卻入耳中」。瘈脈是耳間青脈，放血多一針見血，立竿見影。角孫是耳尖向後壓之接觸點，配合膽經之率谷穴（角孫上一寸），率谷透角孫，可改善頭部血液循環。翳風是耳垂向後壓之接觸點，翳風透頭竅陰，可改善腦神經與耳部血液循環。耳屏前有三穴，適度用力抓握搓揉著外耳，有助三焦經、小腸經與膽經等生理作業（《易筋經》第十一式之雙手齊持腦的效果更好）。「手少陽三焦經不入髮際，足少陽膽經進入髮際」，耳後不入髮際是先天原氣與體質的情況。耳前有三穴，三焦經耳門穴─外耳道（精疲力竭），小腸經聽宮穴─中耳道（耳殼疼痛與聽力），膽經聽會穴─內耳（暈眩，梅尼爾氏症）。

《內經‧骨度》、《內經‧五色》、《內經‧經脈》

顏面骨共十四塊骨頭，由鼻骨兩塊、上頜骨兩塊、顴骨兩塊、下頜骨一塊、淚骨兩塊、顎骨兩塊、犁骨一塊、下鼻甲兩塊。顴骨於《內經‧骨度》是望診骨骼大小以及肝腎功能。顴骨於《內經‧五色》是望診肩關節的功能狀況。在《內經‧經脈》顴骨是望診小腸（顴髎）、胃（四白）、三焦（和髎）經脈的氣血狀況。顴骨上的肌肉色澤看後天，堅韌者生命能量與運動量大，軟弱者生命能量與運動量弱。顴大肌、顴小肌附著在顴骨突與上唇和嘴角之間，屬於顏面表情肌，受控於第七對腦神經顏面神經，負責嘴角上揚露齒笑，與膽經脈和三焦經脈相關。顴大肌、顴小肌是心情起伏變化的關係肌肉，如大笑、微笑、苦笑、笑不出來等。

膽經脈的頭竅陰穴與耳咽管有關，三焦經脈的瘈脈穴看抽筋易否，易筋經十二式的前六式會刺激頭竅陰，後六式會刺激足竅陰，屬膽經脈。頭竅陰區的顴骨大者先天好，頭竅陰區顴骨結實靈活者後天努力。生活作息不正常成習的人，第四趾的竅陰穴與五趾的俠溪穴，多趾間不潔淨，或黴菌感染，或濕熱瘡瘍疹，趾節間僵硬不靈活、多耳不聰或重聽；反之，生活作息良好，第四、五趾的俠溪穴，趾間潔淨且多輕鬆靈活。通常，長期熬夜工作或過度疲勞的人，趾間必不潔淨，趾節間多僵滯不靈活。

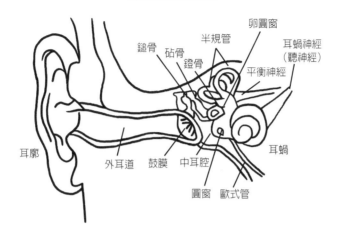

耳朵解剖平面圖

半規管　卵圓窗
鎚骨　砧骨　　　　　耳蝸神經
　　　　鐙骨　　　　（聽神經）
　　　　　　平衡神經
耳廓
外耳道　鼓膜　中耳腔　　耳蝸
　　　　　　圓窗　歐式管

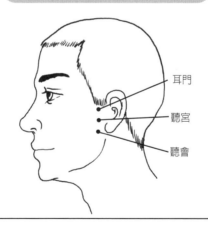

耳前三穴道：耳門、聽宮、聽會

耳門
聽宮
聽會

＋ 知識補充站

　　腦顱骨的顳骨與顏面骨的顴骨，交織著窗籠耳前三穴，由上而下，耳門、聽宮、聽會分別屬三焦經、小腸經、膽經。耳朵周圍附近有三焦和膽與小腸經脈，與消化系統、排泄、吸收關係較密切。

　　頭上長瘡、耳朵爛掉，是自體免疫系統失調而靜脈循環不好所造成。紅斑性狼瘡患者，耳朵會有些潰爛甚至出血，自體免疫出現狀況，頭皮也可能長瘡疹而糜爛，睪丸與陰唇也如此。

1-12 看體態──肥瘦習性

《內經 · 逆順肥瘦》、《內經 · 論疾診尺》

人的體態上，大致分爲肥瘦與強弱：肥人多渴，瘦人多餓。肥人又分爲兩種類型：肥而結實者，肩背寬大，頸項腋下皮膚厚而贅肉少，多黝黑，多任勞任怨，善以待人，氣血循環順暢，腋下淋巴結循環功能好，少生病。肥而鬆垮者，雙唇腫大不結實，血黑而濁，靜脈回流心臟不良，氣血循環不順暢，多貪得無厭，愛占小便宜。

肥而結實者，皮下脂肪少，內臟脂肪也少，用藥味少而藥量重；肥而鬆垮者，皮下脂肪多，內臟脂肪也多，按摩部位多而淺（比前者較怕疼痛），用藥多而藥量重（血脂肪、膽固醇比前者較不正常）。如果兩者染上風寒感冒，肥而結實者，服以活人敗毒散、桂枝湯就有療效；肥而鬆垮者，則非防風通聖散、麻黃湯治療，否則難以見效。

瘦弱之人，皮膚薄肌肉少，氣色差，氣血循環不好，多唇薄，消化系統弱，言語輕率，不太思考言行舉止，容易氣弱血虛，用藥味少而劑量少，或藥的種類多，而劑量更少，禁不起下藥太重。醫師只能輕巧按摩，所以瘦小之人也禁不起重按推拿。因爲氣血虛弱，需要固本。

《內經 · 逆順肥瘦》

肥人，廣肩，腋項肉薄，皮厚而黑色，唇臨臨然，其血黑以濁，其氣澀以遲，其爲人也，貪而於取與。刺此者，深而留之，多益之數也。

瘦人者，皮薄色少肉，廉廉然，薄唇輕言，其血清氣滑，易脫於氣，易損於血，刺此者，淺而疾之。

常人，視其白黑，各爲調之，其端正敦厚者，其血氣和調，刺此者，無失常數也。

刺壯士眞骨，堅肉緩節，監監然，重則氣澀血濁，刺此者，深而留之，多益其數。勁則氣滑血清，刺此者，淺而疾之。

嬰兒者，其肉脆，血少氣弱，刺此者，以毫針，淺刺而疾發針，日再可也。

腳有七塊踝骨，手上有八塊腕骨，人心裡頭七上八下，就是人生的感覺，常覺不如意十之八九，七爺瘦走路靠腳扭動著。腳上有七塊踝骨，內、外腳踝上三寸的三陰交與絕骨穴，絕骨是髓之所會，三陰交是肝脾腎之所交。看腳踝弧度好壞可知其人生活品質，生活在貧瘠的地方，或活著的能量不足，活動量少的人，踝較僵硬。事在人爲，願意去操練、磨練，就可以讓身體與生活更好。

小博士 解說

人手腕上有八塊腕骨，八塊腕骨的內轉與外轉，牽動手腕上二吋的內關與外關，外轉腕骨帶動橈骨（不屈不撓）上的外關穴。常常拿放出去的人，要多捏揉外關穴。內轉腕骨帶動尺骨（爲人有分寸）上的內關穴，常常捨不得的人，要多捏揉內關穴。內關穴屬心包經脈，外關穴屬三焦經脈，《內經 · 論疾診尺》中提及，手臂的動脈來自鎖骨下動脈，可以看出身體的疾病，依秦漢以來的驗證，準確度很高。手臂的顏色是青的，其腹腔一定是冷的，手背青黯則背部會不舒服。體態肥瘦與強弱，一定要看看前臂內側的尺膚色澤。

形體不足的望診

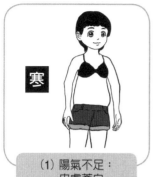

（1）陽氣不足：
　　皮膚蒼白

（2）陰血不足：
　　瘦而皮膚乾黃

（3）正氣衰弱：
　　乾瘦皮膚枯燥

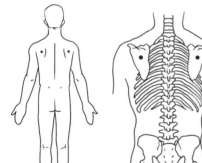

天宗穴

●天宗

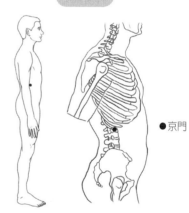

京門穴

●京門

✚ 知識補充站

　　從抓捏腋下、背部、腰部，以及腿部皮膚與肌肉厚薄的情況，可以知道患者皮下脂肪的多寡，也可以推敲內臟脂肪量。皮下脂肪檢查天宗穴、清冷淵這一塊，女人的皮下脂肪因賀爾蒙的關係會比男人高。斜方肌及下後鋸肌拉得起來就是皮下脂肪，拉不起來就是肌肉。內臟脂肪指腰圍（第 11 肋尖的京門穴到帶脈）除以臀圍，男人 1.0 算健康，1.5 算肥胖。女人骨盆大些，在 0.75~0.85 間算正常。內臟脂肪的數據告訴我們，消化系統的腸道外面的脂肪是否太多，有些男人不胖，肚子卻很大，表示內臟脂肪太多，有糖尿病、心臟病、腦心血管疾病的潛在危險。以腰圍與臀圍比最為準確，進而可參考形體不足的望診：(1) 陽氣不足：皮膚色白；(2) 陰血不足：瘦而皮膚乾黃；(3) 正氣衰弱：乾瘦的人。

1-13 看精神──頭傾視深

《內經 · 三部九候論》、《內經 · 脈要精微論》、《內經 · 大惑論》、《內經 · 陰陽二十五人》、《內經 · 通天》

人體的手腳動作，控制於脊髓的頸膨大與腰膨大，實際作業的是頭臂神經叢控制上肢，腰骶神經叢控制下肢，前者與因為胸椎後彎造成的駝背關係很大，後者與腰骶椎後彎而彎腰關係密切。人的生活品質指標（Quality of Life, QOL）與腦及脊髓是一致的；人的日常生活活動功能表（Activity of Daily Living, ADL）可以觀察每日生活的動作，與四肢及周圍神經共同作業，頭上五行與尻上五行就是這一切的基礎。《內經 · 陰陽二十五人》最理想的長壽長相是「圓面、大頭、美肩背、大腹、美股脛、小手足、多肉、上下相稱、行安地、舉足浮」。生活自由自在，抗壓力強的人都如此，《內經 · 通天》最理想的快樂長壽體態是「委委然（臉貌雍容安穩），隨隨然（行止自得自在），顒顒然（昂首挺胸），愉愉然（心情愉快），暶暶然（眼睛瞭亮），豆豆然（品德不亂，氣血和順）。」自我要求高，生活品質優良，才可以如此長相、體態。

《內經 · 背俞》、《內經 · 血氣形志》、《內經 · 刺熱》

《內經 · 背俞》、《內經 · 血氣形志》、《內經 · 刺熱》都論析背俞，名稱一樣，位置不同，意義也大不同。骨空論脊椎上空是風府，在枕骨與第一頸骨位置的正中間，下空在尻八孔（八髎）與長強，在骶骨與尾骨處。駝背是胸椎後彎，彎腰則是骶椎（即第五腰椎與骶椎）後彎；當椎間盤出了問題，胸椎與骶椎本來就會往後彎；或所屬脊髓神經及控制的內臟器官出狀況，就會溯源發現是因為損及椎間盤，而成了彎腰駝背。《論語》：(1) 鞠躬如：「入公門，如不容……行不履閾……」就是腰骶椎後彎的鞠躬表現；(2) 鞠躬如：「攝齊升堂，屏氣似不息，出降一等……沒階趨進，翼如也，復其位，踧踖如」，則是胸椎後彎與腰骶椎後彎的集體表現。(3) 一執圭鞠躬如：「上如揖，下如授，勃如戰色，足蹜蹜如有循。」則是整體脊椎四個弧度的表現。

小博士 解說

《內經 · 三部九候論》：「瞳子高者，太陽不足，戴眼者，太陽已絕。」常常會翻白眼，多是精神不濟、很累而忍不住翻白眼，如果平時就直接看到露白眼，是過勞已久。大腦後動脈（來自椎動脈）與大腦前動脈（來自頸動脈）集結而成腦底動脈，在腦部的下面，很細，人累時後頸的頸動脈缺氧，後頸就會覺得痠。（前面的兩條頸動脈很粗）睡眠不夠，人累時眼眶會黑、背部會痠，特別是膏肓，因這些地方的血管很細，其敏感度就會比頸動脈高，此即為《內經 · 脈要精微論》：「五藏者，身之強也，頭傾視深，精神將奪」，臨床上，視深包括了瞳子高的微露白眼，與戴眼的大翻白眼。

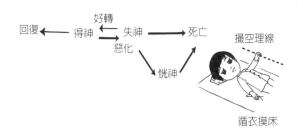

神色的望診

好轉
回復 ← 得神 ← 失神 → 死亡
　　　　惡化
　　　　　　恍神

撮空理線

循衣摸床

肝的病變與變化：望診神色
以肝的病變與變化為主

易怒
眼周青筋
眼睛疲勞、
視力低下
鼻易出血

臉色青黑
失去光澤
眼睛無神采
眼白黃或紅
左頰紅
舌下靜脈曲張

眼睛與眼睛周圍的症狀

(1) 眼瞼腫：
氣虛、濕
痰，多心
血管疾病

(2) 眼瞼缺乏
血色：血
虛

(3) 下眼瞼腫：
腎病或瘀血

(4) 眼下皺紋：
腎氣不足

(5) 張眼睡覺：
脾虛

《內經 · 脈要精微論》五藏者，身之強也

五部位	府	病證	穴道	經脈	穴道	經脈
頭	精明之府	頭傾視深，精神將奪矣	風府	督	天窗	小腸
背	胸中之府	背曲肩隨，府將壞矣	肩井	膽	肩髃	大腸
腰	腎之府	轉搖不能，腎將憊矣	帶脈	膽	陽關	膽
膝	筋之府	屈伸不能，行則僂附，筋將憊矣	梁丘	胃	足三里	胃
骨	髓之府	不能久立，行則振掉，骨將憊矣。得強則生，失強則死	絕骨	膽	三陰交	脾

✛ 知識補充站

　　《內經 · 大惑論》：「五藏六府精氣，注於目而為之精，精之窠為眼，骨之精為瞳子，筋之精為黑眼，血之精為絡，其窠氣之精為白眼，肌肉之精為約束，裏擷筋骨血氣之精而與脈並為系，上屬於腦，後出於項中，邪中於項，……隨眼系入於腦則腦轉，腦轉引目系急，目系急則目眩以轉。精散則視歧，視歧見兩物。」《孟子 · 離婁上》：「存乎人者，莫良於眸子，眸子不能掩其惡。胸中正，則眸子瞭焉；胸中不正，則眸子眊焉。」頭暈眼花，耳不聰目不明，若不是正常的老化問題，可能是要大病一場。

1-14 看體質──本臟大小高下

望診肢體察知內臟功能與身心狀況

《內經・本藏》：以先天遺傳為主，後天成長變化為輔。

《內經・通天》：看人的體態、神情、心性、習性等狀況（精神營養）。

《內經・陰陽二十五人》：從體態、外表長相看生活狀況（物質營養）。

《內經・本藏》和《內經・陰陽二十五人》與《內經・通天》綜合起來，可觀察體態情性與疾病傾向。

《內經・本藏》以先天遺傳為主，後天成長變化為輔，「五臟皆小者，少病，苦焦心，人愁憂。五臟皆大者，緩於事，難使以憂。五臟皆高者，好高舉措。五臟皆下者，好出人下。五臟皆堅者，無病。五臟皆脆者，不離於病，善病消癉易傷。五臟皆端正者，和利得人心。五臟皆偏傾者，邪心而善盜，不可以為人，平反覆言語。」《內經・本藏》以成長狀況來診察，生活狀況和攝食營養與活動情形不同，內臟與骨骼會跟著改變。(1) 劍突骨（髑骭骨）的大小厚薄正斜結實強弱，與心臟結構及血液運輸功能息息相關。(2) 肩胛骨、鎖骨、肋骨與頭骨等則反映肺臟結構及呼吸。(3) 胸腔、胸骨、肋骨、骨盆則與肝臟關係密切，心主神、肺主魄、肝主魂，三臟與氣血循環如日月輝映。(4) 脾臟與腎臟則從雙唇與雙耳來端詳。

《內經・六節藏象》論五臟臟象（精華）：「(1) 心神表現於臉面與血脈，(2) 肺氣魄表現於皮毛，(3) 肝魂表現於指甲與筋，(4) 脾胃大腸小腸三焦膀胱表現於雙唇與肌肉，(5) 腎精志表現於髮與骨。」五臟臟象就是經脈的氣血循環，是動脈、靜脈、淋巴循環及神經系統的綜合。

《內經・三部九候論》九候診察，形臟四就是 (1) 頭角、(2) 耳目、(3) 口齒、(4) 胸中等之氣（胸腔心肺功能）。神臟五就是 (5) 肝、(6) 心、(7) 脾、(8) 肺、(9) 腎。

人體的體循環，五臟六腑心為之主，從左心室開始動脈帶含氧血到微血管，脫氧化之後，再由靜脈帶回右心房，全身通暢。心經脈起於心中，主動脈從心臟出來，體循環的動脈血是帶氧的鮮紅色，通過微血管的交流後，失去氧氣，取得二氧化碳，就成了暗紅色，這在臉部及四肢末端望診上，血的色澤、量及流動速度，都可反映出該經脈所屬臟腑的疾病問題。

人體的脊椎骨有四個彎，頸彎、胸彎、腰彎、骶彎，《內經・癲狂》記載灸尾骶骨可以直通大腦使腦舒順，有安神作用。人坐在地上只接觸到坐骨，碰不到尾骶骨。恥骨、坐骨與髂骨合起來就是骨盆，尾骶骨不屬於骨盆，卻在骨盆腔中。梨狀肌愈豐厚強壯者，精力、體力、耐力愈好，愈不容易疲累。鳩尾穴的劍突骨愈凸者，鬥志愈強，心臟承受的耐力也愈強。劍突骨的高低大小代表一個人的心胸，劍突骨高大者對情、事、物都較貪著；反之愈低陷者愈清心寡慾，因無需求所以不會高凸。

《內經 · 本藏》五臟之大小高低

五臟	小	大	高	下	堅	脆（消癉易傷，多病）	端正	偏傾（個性）
心	赤色小理（易傷以憂）	粗理（易傷於邪）	無髑骬骨（善忘難開口）	髑骬骨小短舉（易傷於寒恐以言）	髑骬骨長	髑骬骨弱小以薄	髑骬骨直下不舉	髑骬骨倚一方（操守不佳，缺乏忠貞度）
肺	白色小理（少飲不病喘渴）	粗理（胸痺喉痺逆氣）	巨肩反膺陷喉（上氣喘息）	合腋張脇	好肩背厚	肩背薄	背膺厚	脇偏疏（胸偏痛，容易妥協放棄）
肝	青色小理	粗理（膈中脇下痛）	廣胸反骹（息賁、氣息不順暢）	合脇兔骹（脇下空易受邪）	胸脇好	脇骨弱	膺腹好相得	脇骨偏舉（脇下痛，情緒不穩、易怒）
脾	黃色小理	粗理（浮肋疼痛不能快走）	揭唇（假肋8、9、10肋骨疼痛）	唇下縱（排泄不順暢）	唇堅	唇大而不堅	唇上下好	唇偏舉（善腹滿脹，脾氣不好）
腎	黑色小理	粗理（腰痛易受傷疼痛俯仰不便）	高耳（肩背病仰俯不便）	耳後陷（腰尻痛仰俯不便）	耳堅	耳薄不堅	耳好前居牙車	耳偏高（腰尻痛，堅持度不佳）

耳的望診

紋理細緻：腎精充實
耳薄軟弱：腎臟軟弱
左右耳高低不一：腎臟位置異常

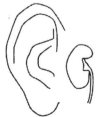 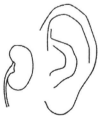

紋理粗亂：腎精耗損
耳厚堅實：腎臟堅固
左右耳高低均整：腎氣調和機能佳

《內經 · 本藏》六腑之結構強弱

皮（皮膚肌肉）	皮厚	皮薄	皮緩腹裡大	皮急	皮滑	皮肉不相離
大腸	厚	薄	大而長	急而短	直	結

脈（靜脈、動脈）	皮厚脈厚（靜脈動脈）	皮薄脈薄（靜脈）	皮緩脈緩（動脈）	皮薄而脈沖小（動脈）	諸陽經脈皆多紆屈（靜脈）
小腸	厚	薄	大而長	小而短	結

肉	肉䐃堅大	肉䐃么	肉䐃小而么	肉䐃不稱身	肉䐃不堅	肉䐃無小裹累	肉䐃多少裹累
胃	厚	薄	不堅	下（下脘約不利）	緩	急	結（上脘約不利）

爪（筋）	爪厚色黃	爪薄色紅	爪堅色青	爪濡色赤	爪直色白無約	爪惡色黑多絞
膽	厚	薄	急	緩	直	結

骨（皮膚紋理毫毛）	密理厚皮	粗理薄皮	疏腠理	皮急無毫毛	毫毛美而粗	稀毫毛
三焦膀胱	厚	薄	緩	急	直	結

1-15 看儀態──論交情

《內經・通天》

《內經・通天》以人的氣血陰陽多寡，看人的體態、心性、習性。人體內的陰陽氣血不和諧，影響身心健康甚鉅，《內經・通天》中觀察太陰、少陰、太陽、少陽、陰陽和平五行人之體態情性與疾病傾向，臨床上運用，結合《內經・本藏》「經脈者行血氣而榮陰陽，濡筋骨，利關節者也。衛氣者溫分肉，充皮膚，肥腠理，司關闔者也。志意者御精神，收魂魄，適寒溫，和喜怒者也。血和則經脈流行，榮覆陰陽，筋骨勁強，關節清利矣。衛氣和則分肉解利，皮膚調柔，腠理緻密矣。志意和則精神專直，魂魄不散，悔怒不起，五臟不受邪矣。寒溫和則六腑化穀，風痺不作，經脈通利，肢節得安矣。」

《內經・通天》中以心理態度為主，從儀容心態看生命貴賤（精神營養）。

1. 太陽人：多陽無陰，體態挺俊，身體向後仰抬，氣色顯亮。充滿理想，有勇氣全力以赴，大而化之，什麼都可給，厚道過度。隨意自得而不拘謹，喜歡高談闊論，常常言過其實，表面樂天，給人感覺不踏實。

2. 少陽人：少陽多陰，重外表，站立時好仰天，行走時多搖搖擺擺，兩手兩臂搖甩過度。處事精細謹慎，崇尚藝術，善於交際，常得意忘形。因為對外人比對自己人熱切，所以朋友一大堆，對自己的兄弟姊妹在相處上卻不平和。

3. 陰陽和平人：陰陽氣血和諧平衡，體態和樂、和諧，氣色春天旭陽，生活平靜安穩，不介意個人名利，不驚恐憂慮，不過度興奮，一切順其自然，順應環境的變化，人前人後都有人稱許。不與時爭，不與人爭，居所安靜。

4. 少陰人：多陰少陽，靜止不動時給人不安全的感覺，活動時讓人看了覺得危機四伏，行走時身體會微微前傾，似匍匐前進，氣色清而不淨。貪心好占便宜，斤斤計較，貪圖蠅頭小利，有幸災樂禍的個性，常懷嫉妒之心，小貪而賊心，見人有禍會竊喜還好不是自己。

5. 太陰人：多陰無陽，體態高大，挺拔而陰沉，氣色偏黑。陰氣太重，尖酸刻薄。貪得無厭，為富不仁，喜歡索取，不動聲色，只顧自己，不識時務，見風轉舵，貪且沒有仁心。

小博士解說

五臟相生最重要的觀念是，紅血球與其他血球一樣，並非生成於血流路徑內，其生成及毀滅都在血流路徑以外的地方。因此，血液病絕不是血液本身生病，人出世後，紅血球來自骨髓（脊椎骨、骨盆、胸骨、肋骨、頭顱骨、肱骨、股骨等等）。

骨髓造血需要來自腎臟的紅血球生成素，及中樞神經系統、內分泌系統（甲狀腺素、性激素、雌激素、雄激素）等來共襄盛舉，衰老的紅血球在脾臟領導的網狀內皮系統進行分解。脾主意智，腎主意志，在人體複雜的循環系統中更具價值，體內的陰陽氣血和諧與否，左右著身心健康的狀況。

《內經 · 脈要精微論》五態人之情性

五態人	體態	體質	氣血	性格、情性
少陽	平常就上身後傾，好像膝蓋快折斷	多陽無陰（重陽人）	氣滑易脫（易狂暴死）	志發四野，自以為是，狂言妄語，言行放蕩，失敗不會後悔
太陽	站立好仰後，行走好搖擺	多陽少陰（虛陽實陰）	血在中氣外（經小絡大）	有小成就則洋洋得意，善交際應酬，不愛顧家
陰陽和平	容儀安適	陰陽氣和	氣和血調	平靜不爭
少陰	站著搖搖擺擺，走路好似要趴下去	多陰少陽	易血脫氣敗（六腑不調）	愛占小便宜，喜見人敗亡，惡見人成就得意
太陰	高大沉重，不彎腰駝背	多陰無陽	血濁氣澀（陰陽不和）	貪而不仁，只喜歡取得不喜歡給予，不務實際

紅血球來自骨髓

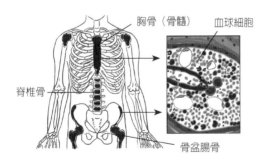

血液、淋巴液、組織液

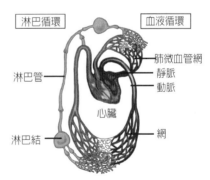

＋ 知識補充站

　　人體循環系統有大循環、小循環與淋巴循環，體內組織液無法進入靜脈回到心臟，則進入淋巴管，經由胸管及右淋巴管，將淋巴液導流主靜脈系統，回到右心房（大幫浦）。三個循環系統受到許多調節系統的控制，來維持所有器官的適當血管流量，特別是大腦及心臟，心性與習性與之共生息。

1-16 看長相──觀生死

《內經・陰陽二十五人》，以木、火、土、金、水五行人根據人的臉型、體型、膚色、情感反應、性格靜躁，以及對季節氣候的適應能力等方面，及六陽經之上下氣血盛衰，來觀察身體與疾病種類。「不患人之不己知，患不知人也。」與「民可使由之，不可使知之。」就是有緣接觸之外，要用心去讀、想、說、記，反覆再三，就可得心應手。膻中（心包）、巨闕（心）兩募穴診氣與血，膻中的胸骨區反映全身的氣血循環，尤其是心臟的整體功能，巨闕的腹直肌肌肉區，反映全身營養狀況，也呈現心臟的結構狀態。這是從靜態肢體中看生命動態。

《內經・陰陽二十五人》根據人的臉型、體型、膚色、情感反應、性格靜躁，以及對季節氣候的適應能力等方面，將人分木、火、土、金、水，然後每一行又根據五音角、徵、宮、商、羽及經絡氣血多少反映在頭面四肢的生理特徵，將每一類型再分為五類，共二十五種類，稱為陰陽二十五人。

1. 木行人，頭小，長方型臉，肩背小，手足小，瘦長而高。胸懷開闊，明智可靠，積極向上，有惻隱之心，具有藝術氣質，多是公務人員，或是藝術家。不服人，有頂撞與固執卻又不太穩定的特質。診治要穴：太衝穴。

2. 火行人，頭小，三角型臉，臉上多橫肉，走路搖來擺去。熱烈而朝氣蓬勃的特徵，勇於承擔風險，富有冒險精神，有自信心，為人熱情，坦率，無所畏懼。好勝，個性剛烈，缺乏耐心、急躁，容易心肌梗塞，中風而危及生命，診治要穴：大陵穴。

3. 土行人，頭大，圓型臉，手腳美，而腿更美，肢體相稱勻和。具有高穩定性，不偏激。控局能力強，敦厚、誠信，相當於長夏。思想不夠活躍，偏於保守，追求目標的迫切感低，多健康長壽。診治要穴：太白穴。

4. 金行人，頭小，四方型臉，骨節輕巧有力，尤其是腳踝，控制慾很強，有威嚴的氣質。個性急而剛，走路、說話速度都很快，不輕易向環境低頭。具有較強的獨立性和不妥協性；情緒急躁、刻板、固執，缺乏靈活度。診治要穴：太淵穴。

5. 水行人，頭大，倒三角型臉，臉部疙疙瘩瘩，坑坑洞洞，大腹便便，手腳好動不安，比較柔弱，下半身較上半身長，脊背修長。多敏感，沉靜安穩，城腑較深，不懼怕，善於欺騙人，神情不定，多憂多慮，多變，較有意外事故或被人害死的機會。容易有泌尿系統、脊椎骨疾病。診治要穴：太溪穴。

太衝、太白、太溪、太淵、大陵五大穴治慢性痼疾。

《內經・陰陽二十五人》五行人大小長短

五形人	體型	臉色	頭	臉型	肩背	體腹	手腳	人格特質	喜好溫度
木	修長高瘦	偏青	小	長臉	大肩背	直身	小	有才華，勞心勞事，力小多憂	溫暖
火	散漫毛躁	偏紅	小	尖下巴（臉漂亮或多橫肉）	好肩背，多肉	好髀腹	小	輕財少信，考慮周詳，心性急躁，好搖晃	溫暖
土	渾圓圓滿	偏黃	大	圓臉	美肩背	大腹	腿美（小而多肉，手腳相稱）	安心好助人	涼爽
金	刻板方正	偏白	小	方面	小肩背	小腹	小（骨稍大而身體輕巧）	敏捷冷靜	涼爽
水	鬆垮邋遢	偏黑	大	面不平（臉漂亮或多坑坑洞洞）	小肩背，下半身修長	大腹	好動	天不怕地不怕，欺人傷己	涼爽

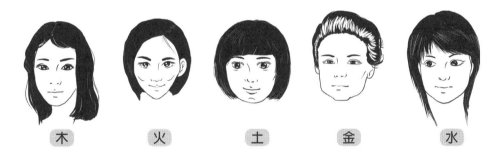

木　　　火　　　土　　　金　　　水

✚ 知識補充站

　　《內經・骨度》與《內經・陰陽二十五人》論小頭與大頭，以二尺六寸頭圍，除以七尺五寸的身高為常人，數據大則大頭，大頭分為土行人：安心好利人，得善終；水形人：不敬畏，善欺負人，不得好死（戮死、他殺）。小頭分為木行人、火行人、金行人，木行人是藝術家（最代表的是清朝慈禧太后的馬臉），金行人是官吏（最代表的是唐朝武則天，國字臉），火行人性情急躁，多思慮，輕財貨，看事很清楚，不長壽暴死（猝死、心肌梗塞、中風等）。西方醫學以頭骨最大寬幅×100，再除以頭骨最大長度，所得值在 74.9 以下為長頭型，75.0~79.9 為中頭型，80.0 以上為短頭型。

1-17 看臉色──胸腹事宜

《內經・五色》中，望診看「五色獨決於明堂」，從明堂(鼻)骨的結構，到「常候闕中」，看周圍色澤的變化情形。「常候闕中」(第十對腦神經)觀交感神經活化循環器官，自律神經系統之交感神經系統讓心跳加快，卻讓腸子運作減慢；「五色獨決於明堂」(第十對腦神經)觀副交感神經活化消化器官，副交感神經系統讓心跳減慢，卻讓腸子運作加快。這兩個神經系統無法切割。「闕中」是呼吸與循環系統的生命表現，與生命能量與活力息息相通。「明堂」是消化與排泄系統的生活表現，與生活習慣及作息密切相關。

「闕中」是眼睛內側的睛明穴，和眉頭的攢竹穴，都是膀胱經脈的穴道，與飲、汗和尿息息相關。「明堂」是眼睛正中下緣，有胃經脈的承泣、四白穴，鼻翼有大腸的迎香穴，與食和屎相關。胃腸功能看鼻唇最準。從口腔一直到肛門屬於消化器官，是「明堂」的管轄區。

「薄澤為風，沖濁為痺，在地為厥」，「風者，百病之始」。(1)「常候闕中」：闕中肺是看「薄澤」(血脈開始不順暢)，淡淡的異色光澤，就是外感風邪或濕邪，或肺痿或肺癰。(2)「厥逆者，寒濕之起」(濕為萬病之源)：「在地為厥」，下巴或下頜骨下區域看「沖濁」(血脈相當不順暢或很不順暢)，多是虛勞腰痛，少腹拘急。

心經脈與肝經脈在臉部，就看鼻骨、顴骨及上頜竇，反映免疫功能；「溫熱」或「氣血不順暢」之於心肝或肝腦，反映於鼻骨、顴骨及上頜竇，上關「常候闕中」，下連「五色獨決於明堂」。

挾大腸腎即下頜骨與兩耳，耳的位置，間接觀腎臟位置、先天體質及患腰痛之機率；耳陷下或二耳高低偏差過大者，易患腰痛，兩耳質地厚薄堅緊大小觀腎功能，堅緊結實而小者，腰脊多強而有力；脆薄、過大、過小者，腰腎易受傷，且伴有消渴躁擾不安之現象。由顏色、耳色之澤潤夭枯，觀腎現階段之狀況，從而測知腰脊狀況。

臉部十觀診：(1)闕中肺；(2)下極心；(3)直下肝；(4)肝左膽；(5)肝下脾；(6)方上胃；(7)中央大腸；(8)挾大腸腎；(9)面王以上小腸；(10)面王以下膀胱子處。此五藏六府之部分。

臉部十視診：(1)庭首面；(2)闕上咽喉；(3)顴肩膀；(4)顴後手臂；(5)臂下手；(6)目內眥上胸膺；(7)挾繩而上脊背；(8)循牙車以下股膝、中央膝；(9)膝以下脛，脛以下足；(10)巨分股裡，巨屈膝臏。此肢節之部分。觀察比較其色澤，以最差者為主。

《內經・五色》：「庭者，首面也。闕上者，咽喉也。闕中者，肺也。下極者，心也。直下者，肝也。肝左者，膽也。下者，脾也。方上者，胃也。中央者，大腸也。挾大腸者，腎也。當腎者，臍也。面王以上者，小腸也。面王以下者，膀胱子處也。顴者，肩也。顴後者，臂也。臂下者，手也。目內眥上者，膺乳也。挾繩而上者，背也。循牙車以下者，股也。中央者，膝也。膝以下者，脛也。當脛以下者，足也。巨分者，股裡也。巨屈者，膝臏也。此五藏六府肢節之部也。」

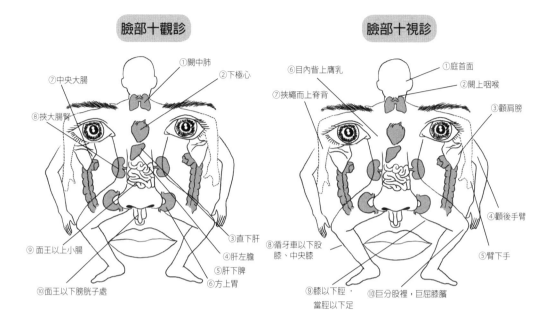

臉部十觀診

- ①關中肺
- ②下極心
- ③直下肝
- ④肝左膽
- ⑤肝下脾
- ⑥方上胃
- ⑦中央大腸
- ⑧挾大腸腎
- ⑨面王以上小腸
- ⑩面王以下膀胱子處

臉部十視診

- ①庭首面
- ②闕上咽喉
- ③顴肩膀
- ④顴後手臂
- ⑤臂下手
- ⑥目內眥上膺乳
- ⑦挾繩而上脊背
- ⑧循牙車以下股膝、中央膝
- ⑨膝以下脛，當脛以下足
- ⑩巨分股裡，巨屈膝臏

《金匱要略》與《內經》望診比較

顏色	《金匱要略》	《內經》	主要病證
青或黑	腹中痛，苦冷者難治（死）	青黑為痛； 很青黑，痛甚，痙攣	靜脈回流重度不良； 腰部淋巴幹管功能不良
微青或微黑	水氣	疼痛	靜脈回流輕度不良； 腰部淋巴幹管功能不良
黃	胸上寒	淡赤黃為風； 很黃為鬱膿	動脈供血不良； 支氣管縱膈幹管功能不良
白	亡血（失血、動脈血不足）	淡白為寒； 很白為寒凝	動脈供血不良； 左淋巴總幹管功能不良
微赤非一時	難治（死）	淡紅帶白為失血； 紅帶紫黯為瘀血	動脈或靜脈栓塞； 左淋巴總幹管功能極不良

> **✚ 知識補充站**
>
> 　　《內經・玉版論要》：「容色見上下左右，各在其要。其色見淺者，湯液主治，十日已。其見深者，必齊主治，二十一日已。其見大深者，醪酒主治，百日已。色夭面脫，不治，百日盡已。」依臉病色深淺，用藥大不一樣。

1-18 看耳朵──腎開竅於耳

《內經‧口問》：「耳者，宗脈之聚也」，耳朵厚硬亮麗的人，先天體況就好；薄軟脆枯黯者，先天體況不佳。耳朵是經脈匯集的地方，人的耳朵外形像一個蜷縮在子宮中的胎兒，人體各器官組織在耳朵上都有相應的刺激點，耳朵穴位的肝臟區反映睡覺品質，胰臟區反映情緒，十二指腸反映吃的情形；情緒不好就吃不下，因為食道與迷走神經在同一條線上；情緒受胰臟控制，胰臟從頭到尾是一條水平線，可貫進十二指腸。耳朵看腎，腎主精志，開竅於耳，耳是腎的外部表現，耳堅者腎堅，耳薄不堅者腎脆，耳廓長耳垂豐滿，腎氣盛健。看耳朵正不正、貼得漂不漂亮、乾不乾淨，就可知這人的腦筋清不清楚。耳垂豐厚又大者，思慮清楚有條理，耳朵小而豎立或不齊整者，腦筋就較不靈活了。

耳朵有光澤、亮麗的人可以坦白對話，但如果耳朵黑黑黯黯的，話點到為止，太陽穴飽滿與否反映所有的腦神經功能。耳朵上面的髮際如果乾淨漂亮、整齊者，腦筋清楚；如果蓬頭垢髮，腦筋就較不靈光了。耳朵後面有乳突骨、前面有莖突骨，到舌頭間有莖突舌骨肌與下頜舌骨肌，耳朵裡的三小骨〈砧骨、鐙骨、鎚骨〉都是很小的骨頭，老化從這裡開始。人老了，聽神經在老化，耳咽管多會慢慢縮小而塞住，耳咽管與鼻咽是相通的，耳咽管下來之處的胸鎖乳突肌，這部位是生命最重要的關鍵，耳咽管下乳突的蜂巢是空的，與耳咽管相通，到了八、九十歲，耳朵仍亮麗結實，未來日子還很長，生活品質相對較好。

1. 耳輪是耳朵外緣捲曲部分，望診目前的肝腎功能、疲累狀況，枯萎焦黑者，顯示最近過勞。

2. 耳輪腳是耳輪向上深入耳腔內的突起部，耳輪腳望診橫膈膜，枯萎焦黑者，過勞已久。紅潤結實的人，精神飽滿；枯瘦乾澀的人，精疲力竭。

3. 對耳輪位於耳輪內側，與耳輪相對的隆起部位。望診脊椎骨，近耳垂處望診頸椎，近對耳輪上腳處望診骶椎。

4. 對耳輪上方有兩個分叉，向上分叉的一支叫內耳輪上腳，望診膝踝關節。

5. 對耳輪上方有兩個分叉，向下分叉的一支叫內耳輪下腳，望診坐骨神經與交感神經系統。

6. 對耳輪的上腳和下腳之間的三角形凹窩，望診生殖與排泄系統。

7. 耳輪與內耳輪之間的溝道稱耳舟，望診頸臂關節，近耳垂處望診肩關節，近尖處望診腕指關節。

8. 耳廓最底部，無軟骨部叫耳垂，望診頭腦與視覺、觸覺、味覺。

小博士解說

耳朵由四對腦神經運作，外耳由第十對腦神經控制，中耳有鼓膜，鼓膜有鎚骨、砧骨、鐙骨，由第五與第七對腦神經控制，內耳迷路由第八對腦神經控制，一個耳朵有四對腦神經在控制，幾乎是腦幹的完全反應。耳朵裡面有點蒼白，表示內臟並沒有那麼健康或熱情，上耳甲大，下耳甲較小，表示心懷很傲，心胸氣魄很夠，但行動力不夠。

九、耳輪腳以上的上耳甲看心肺，以下的下耳甲看腹腔臟器。

十、耳屏與對耳屏之間的耳屏間切跡，是聽診器的掛置位置。耳屏望診咽喉，耳屏紅潤結實的人，耳聰目明，聽力好；枯瘦乾澀的人，耳不聰目不明，聽力不好。對耳屏望診食道與氣管，對耳屏紅潤結實的人，反應敏捷，理解力好；枯瘦乾澀的人，反應遲鈍，理解力不好。

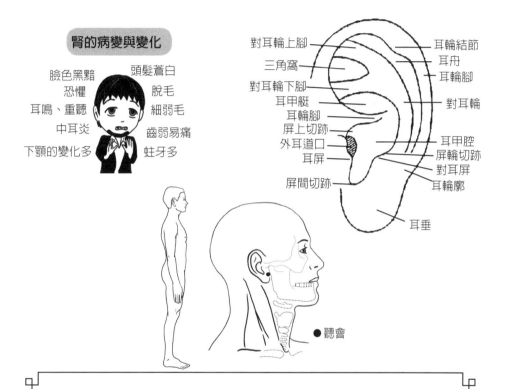

腎的病變與變化

臉色黑黯　　頭髮蒼白
恐懼　　　　脫毛
耳鳴、重聽　細弱毛
中耳炎　　　齒弱易痛
下顎的變化多　蛀牙多

對耳輪上腳
三角窩
對耳輪下腳
耳甲艇
耳輪腳
屏上切跡
外耳道口
耳屏
屏間切跡

耳輪結節
耳舟
耳輪腳
對耳輪
耳甲腔
屏輪切跡
對耳屏
耳輪廓
耳垂

● 聽會

＋ **知識補充站**

　　耳朵正上方的穴道有頷厭、懸顱、懸厘、曲鬢、率谷，耳後有天衝、浮白、頭竅陰、完骨（膽經脈）等，頭耳的穴道群關係著免疫疾病，望診耳朵在診治免疫疾病方面非常重要，淋巴也包含在內。不少免疫系統的疾病、腦心血管疾病，一開始會從耳朵起水泡或疹子，或出血、或潰爛。耳後沒有毛髮的地方是三焦經脈，情緒低潮時顳骨區會浮現青筋，以胃經脈的頭維穴為主。眉尾是三焦的絲竹空穴，往下眼尾是膽經脈的瞳子髎穴；耳前由上而下有小腸經脈的聽宮穴、三焦經脈的耳門穴及膽經脈的聽會穴。耳上頭骨沒毛髮處有三焦經脈的角孫穴，往下耳後有顱息穴、瘈脈穴、耳下有翳風穴。耳朵周圍有很多穴位，穴位範圍很小也很密集，惟這些穴道都通往全身，針灸按摩耳朵，相當於運動全身經絡臟腑。

1-19 看眼睛──少林銅人簿點斷診法

《少林銅人簿・點斷診法》是依據眼睛與十二經脈十二時辰的關係，來診治內傷。眼白出現血絲與斑塊，黑色是目前症狀進行中，咖啡色是過去的問題，淡紅色是快要發生了。眼睛紅有兩個現象，一是充血，很快就退了，二是出血，就退得慢。眼出現紅絲，開始都是心經脈與肺經脈循環有障礙，初期的眼白混濁與眨眼，多體液循環有問題。從生活作息來看，肝膽（23:00~3:00）區域會有黑點出現，多腋下痛或肩頸僵，常因「熬夜或睡眠品質差」或「憂懼或易怒」。脾胃（7:00~11:00）區域會出現黑點，多「飲食方面問題」、「白天辛苦過勞」或「脾氣修養很差」，多胃部痛，如出現脾胃兩點，多有潰瘍現象。五十歲以前血液循環較活絡，較準確；五十歲以後因眼部老化，眼白部分變較混濁，無法表達完整的血液循環，比較不準了。至於，嬰幼兒時期就開始出狀況，都是父母的生活作息不規律，或體質虛弱等烙下痕跡。眼部位：眼之血絡依其血行部位對應時辰之感應變化，由此可確定因經脈、臟腑循環上之病變，所導致腰痛的病本脊椎部位。從眼睛之血絡顏色可測知，所感應的腰病之輕重、病期長短及預後狀況。其他經脈臟腑可依此類推。

海綿靜脈竇是一對重要硬腦膜竇，位在蝶竇和垂體兩側，左右海綿靜脈竇環繞垂體。海綿靜脈竇內有頸內動脈和部分腦神經通過，其外側壁的內層中由上而下，有第三對腦神經動眼神經，源自中腦，支配眼球外肌肉的內直、上直、下直、下斜肌，與提上眼瞼肌；第四對腦神經滑車神經，為最細的腦神經，負責支配上斜肌；第五對腦神經三叉神經（除了視神經之外的最大一對腦神經），由橋腦側面發出，之後分成三個分支，眼支、上頜支、下頜支，供應臉、牙齒、口腔、鼻腔及舌頭前 $\frac{2}{3}$ 的感覺外，還支配源自於第一對咽弓的骨骼肌，如顳肌、嚼肌。當海綿靜脈竇栓塞時，會出現眼球僵直、不靈活，海綿靜脈竇內的結構或功能多有狀況。

頸內靜脈，分成顱內枝與顱外枝，顱外枝收集面靜脈血，因缺少靜脈瓣，通過眼上、眼下靜脈與顱內的海綿竇相通；通過面深靜脈經眼下靜脈、翼靜脈叢與海綿竇相通，海綿竇症候群是面部感染、發炎、血管病變、外傷、腫瘤等因素造成，主要出現眼球疼痛、突出、眼肌麻痺、結膜水腫、眼壓增高、視力喪失等眼部疾病。下關、頰車、承泣、四白、巨髎、地倉等穴，其色澤、斑點、彈性都關係著眼睛與海綿竇的循環狀況。

小博士解說

觀看眼睛六到十二點的方向，先是眼球上直肌與下直肌，結構上與動眼神經、間腦、中腦牽繫的角膜、虹膜、網膜、眼球結膜息息相關。眼瞼有提上眼瞼肌（即眼皮），由動眼神經控制。眼外肌的上直肌、下直肌、內直肌、下斜肌屬於動眼神經，外直肌屬於外旋神經，上斜肌屬於滑車神經。外旋神經的線路很長，涵蓋了間腦與中腦間的四條神經，如果神經鏈的營養不夠，眼睛就會比較木澀，壞得比較快。中國相書上以龍眼、鳳眼看眼尾，因這種眼睛的人外直肌與外旋神經及腦很強，眼睛才能靈活運轉。

眼外肌的上直肌、下直肌、內直肌、下斜肌、外直肌、上斜肌

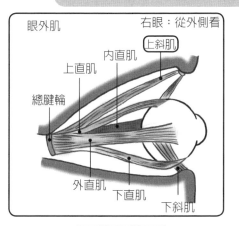

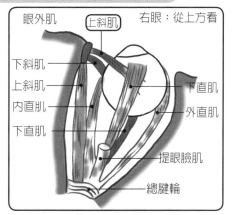

眼睛的神采望診

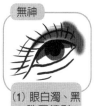

(1) 眼白濁、黑珠不精彩：無精打采

(2) 眼白清楚、黑珠精彩：神采奕奕

眼睛局部望診

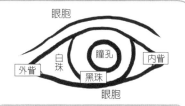

五眼部：眼胞（脾）、眼眥（心）、白珠（肺）、黑珠（肝）、瞳孔（腎）(1) 內眥眼眥紅：心火；(2) 眼白紅：肺火；(3) 眼瞼紅：脾火；(4) 眼瞼枯暗：腎虛；(5) 黑眼珠腫：肝火；(6) 眼白黃：濕痰、黃疸；(7) 眼白濁：濕邪

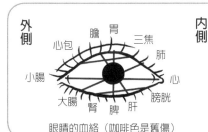

眼睛的血絡（咖啡色是舊傷）

血絡的顏色	病證
濃黑色	痛證、實證
薄黑色	新證、實證、痛證
白色	虛證、寒證
淡紅色	虛證、熱證

＋ 知識補充站

　　《傷科大成》：「犯五兇象者不治，犯一、二兇象者尚可治。(1) 兩眼白睛有瘀血之筋：血筋多者，瘀血必多；(2) 手招其手指甲，少頃始還原色者傷重，手指甲紫黑者不治；(3) 腳趾甲與手指甲同法；(4) 手掌與腳底，黃色者難治；(5) 舌頭與陽物（及睪丸），縮者難治。婦人乳縮者不治。」

1-20 舌診（一）

《傷寒論》

「陽明病面緣緣正赤」，舌苔老黃，肺（呼吸器官與橫膈膜）受胃（消化器官）濁，氣不化津也。《內經》論諸臟溫病，獨肺溫病有舌苔之明文，餘則無。舌苔乃胃中濁氣，薰蒸肺臟，肺氣不化而然。甚則舌苔黑，舌苔起芒刺，苔久不化，熱極而起堅硬之刺；芒刺刺軟者，非實證。」舌苔老黃，甚則黑有芒刺，脈體沉實則燥結痞滿。濕熱薰蒸不一定是舌絳而兼有滑苔，可能舌色灰滯，或舌淡黃而滑，或似是而非，舌苔與舌色望診，雖然是很重要，但是，很難精準的拿捏，不宜誇大其望診之獨到，而本末倒置。

《溫病條辨》

臨床上，舌診是溫病診治方向的重要指標，但不能只用舌診就直接治療處方，〈中焦篇〉強調「承氣非可輕嘗，舌苔老黃，甚則黑有芒刺，脈體沉實的燥結痞滿，方可用之」，是《溫病條辨》八綱辨證最重要的治病要領。舌苔老黃，甚則黑有芒刺，多燥結痞滿。舌診除舌苔外，舌頭的舌體長短大小厚薄也很重要，如《內經・五閱五使》：「心病舌卷短顴赤」，與腦心血管疾病息息相關。《溫病條辨》中，以「舌白」、「舌黃」與「舌絳」等用方，反觀病症與病因，更能知其所以然。

1. 「舌白與口感」：舌白口渴，濕甚為熱，瀉心湯。舌白渴飲，咳嗽頻仍，寒從背起，杏仁湯。舌白不渴，清絡飲加杏仁薏仁滑石湯。舌白滑或無苔不渴，椒桂湯。舌白渴不多飲，安宮牛黃丸。舌白不渴，形衰脈弦，加味參苓白朮散。

2. 「舌白與胸脘」：舌灰白，胸痞悶，杏仁滑石湯。舌白脘悶，寒起四末，厚樸草果湯。舌白滑，胸滿，小青龍湯。

3. 「舌白與肛趺」：舌白滑甚則灰，寒濕自利，四苓加木瓜草果厚樸湯。舌白腐肛墜痛，寒濕，附子理中湯去甘草加廣皮厚樸湯。舌白不飢，肢體若廢，杏仁薏苡湯。舌白腐，胃不喜食，朮附湯。舌白苔，身痛，趺腫，鹿附湯。

4. 「舌黃與口感」：舌苔淺黃而渴、或舌苔紅，瀉心湯類。舌黃渴甚，脈浮洪，大汗面赤，惡熱者，白虎湯。

5. 「舌黃與胸脘」：舌上苔黃多濕熱，白虎湯、梔子豉湯、竹葉石膏湯等。舌苔深黃厚而乾燥，用承氣湯類。舌黃燥肉色絳，清營湯（舌苔白滑、灰滑、淡黃而滑，不渴者，不得用清營湯）。舌苔老黃而乾者，小承氣湯。舌黃燥之痞滿之症小承氣湯各等分下之（舌黃而不燥，仍可宣泄，小陷胸湯加枳實）。舌（燥）色金黃苔焦，脈躁，小陷胸合承氣湯。舌黃脘悶氣機不宣，穢濕著裡，久則釀熱，三加減正氣散。舌苔乾黑或金黃色，護胃承氣湯防護其陰，或增液湯救之。

6. 「舌絳苔少」：舌頭本身是紅色的，舌絳是舌色更紅。舌絳苔少，熱搏血分，加味清宮湯。舌絳苔少，脈雖數而虛，桃花粥。舌絳苔少，脈陰陽俱減則細（脈俱虛弱），大定風珠。

舌的劃分（臟腑關係）

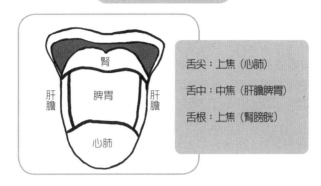

腎

脾胃

肝膽　　　　肝膽

心肺

舌尖：上焦（心肺）

舌中：中焦（肝膽脾胃）

舌根：上焦（腎膀胱）

苔色的望診

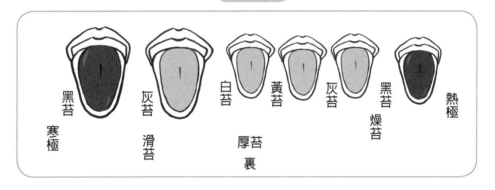

黑苔　寒極

灰苔　滑苔

白苔

黃苔

灰苔

黑苔　燥苔

熱極

厚苔　裏

表證裡證、寒熱虛實的舌苔與脈象關係

類屬	表證	裡證
寒	「舌苔薄白」，「脈浮緊」	「苔白滑」，「脈沉遲」
熱	「舌質偏紅」，「脈浮數」	「舌質紅、苔黃燥」，「脈洪數或沉數」
虛	「舌質淡胖嫩、苔白」，「脈沉弱」	「舌體稍胖」，「脈浮緩無力」
實	「舌苔白」，「脈浮緊或浮而有力」	「舌苔厚、燥焦」，「脈沉實」

1-21 舌診（二）

　　《內經‧經脈》中，十二經脈的是動病、所生病，與《傷寒論》條文互爲輝映，尤其是口苦咽乾、咽燥口苦、口乾「舌燥」。舌苔是舌背部散布的一層苔狀物，正常是薄白而潤。舌頭本身是紅色的，舌絳是舌色更紅，與舌黃燥有差異外，舌苔於八綱辨證是很重要的，望診舌苔，主要就是看白與紅和黃苔《溫病條辨‧中焦篇》：「舌見黃燥方可議下，舌黃而不燥仍可宣泄」，臨床上的臨界就是「舌燥」與否。舌苔老黃，或黑有芒刺，臨床上較少見，一見多是重症。《溫病條辨‧中焦篇》「火盛者，口鼻舌焦黑，酷喜冷飲，眼眵尿痛，溺赤，脈洪滑，內熱實病」，「陽明溫病，下後微熱，舌苔不退者薄荷末拭之」。

1. 舌診觀察法

　　(1) 舌的劃分（臟腑關係）；(2) 舌的姿勢；(3) 染苔；(4) 舌診的內容；(5) 照明。

2. 舌苔望診

　　(1) 白苔：薄白苔、白滑苔（白苔、濕潤）、白乾苔；(2) 黃苔：淡黃色、深黃色、焦黃色；(3) 灰苔：滑苔、燥苔；(4) 黑苔：滑苔、燥苔、龜裂、芒刺。

3. 苔質的望診

　　(1) 厚薄：薄苔、厚苔、厚薄變化；(2) 有根、無根：有根苔（眞苔）、無根苔（假苔）；(3) 潤燥：滑苔、燥苔（乾苔）、假燥苔、糙苔、潤燥預後（燥潤、潤燥）；

(4) 腐膩：膩苔、腐苔；(5) 少苔；(6) 剝離苔、花剝苔、地圖舌；(7) 光剝苔。

4. 舌質診察

　　(1) 神的望診：有神、無神；(2) 色的望診：淡紅舌、淡白舌（胖大濕潤的淡白舌、血色惡的淡白舌）、紅舌、絳舌（內傷病、外傷病）、紫舌（紫舌＋乾燥、薄紫舌或青紫舌＋濕潤）。

5. 舌形的望診

　　(1) 老舌；(2) 嫩舌；(3) 胖大舌；(4) 齒痕舌；(5) 瘦薄舌、瘦小舌：淡白舌、絳紅舌；(6) 裂紋舌：絳紅舌、淡白舌；(7) 腫脹舌：絳紅舌、青紫舌；(8) 光滑舌、鏡面舌：絳紅舌、淡紅舌；(9) 點刺、芒刺；(10) 瘀點、瘀斑：內傷病、外感病；(11) 舌下靜脈怒張、舌下脈絡細絡。

6. 舌態的望診

　　(1) 強硬舌：口目歪斜、半身不遂、絳紅舌、乾燥、高熱、高熱＋譫語；(2) 歪斜舌；(3) 顫動舌：淡白舌、絳紅舌、紅舌＋乾燥＋手足蠕動；(4) 吐弄舌：輕度吐弄舌、吐舌、吐舌＋紫紅舌、弄舌＋紅舌、弄舌；(5) 痿軟舌：新病（紅舌、乾燥）、久病（痿軟舌＋淡白舌）、絳舌；(6) 短縮舌：淡白舌或青紫舌、胖大舌、絳紅舌、乾燥；(7) 舌麻痺。

7. 內傷外感舌的變化

　　(1) 內傷病舌的變化；(2) 外感病舌的變化：寒邪、熱邪、燥邪、濕邪。

舌質圖

圖示	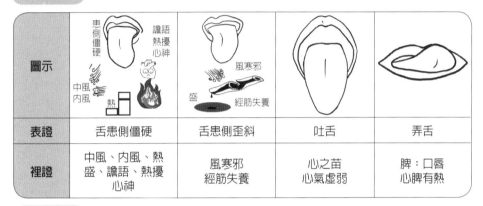					
表證	舌尖芒刺· 點刺	舌中芒刺· 點刺	舌邊芒刺· 點刺	瘀斑· 瘀點	舌下靜脈 怒張	顫動舌
裡證	心火亢盛	胃腸熱盛	肝膽火盛	瘀血	瘀血	內風 熱盛

舌態圖

圖示				
表證	舌患側僵硬	舌患側歪斜	吐舌	弄舌
裡證	中風、內風、熱 盛、譫語、熱擾 心神	風寒邪 經筋失養	心之苗 心氣虛弱	脾：口唇 心脾有熱

舌體圖

圖示	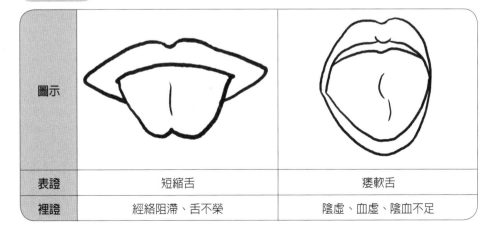	
表證	短縮舌	痿軟舌
裡證	經絡阻滯、舌不榮	陰虛、血虛、陰血不足

1-22 鼻唇──消化排泄

消化器官的疾病是逐漸形成的，鼻唇周圍色澤、組織……，都會隨著病況而改變胃經脈起於鼻之交頞中（承泣穴），旁納太陽之脈（睛明穴屬膀胱經脈），下循鼻外（迎香穴屬大腸經脈），入上齒中（人中穴屬督脈），還出挾口環唇下（地倉穴），交承漿（屬任脈），卻循頤後下廉，出大迎（穴），循頰車（穴），上耳前（下關穴），過客主人（上關穴屬膽經脈），循髮際（頭維穴）至額顱（神庭穴屬督脈）；其支者，從大迎前，下人迎，循喉嚨（水突穴與氣舍穴）入缺盆。胃經脈循行宛如顏面靜脈與頸外靜脈，從頭面回心臟，消化不良則顏面無華，嚴重時鼻唇色灰黑，下唇紅腫或乾裂，最後紫黑乾潐，胃經脈循行路線上含括諸多相關的生理作業。

鼻腔內黏膜佔據臉部相當大的空間，是氣管起始部，負責嗅覺與構音，及加濕、加溫、除塵等空調作用，肺泡才能交換空氣。鼻腔黏膜下有豐富靜脈叢以進行空調作用，鼻腔上面以篩板與大腦額葉作分界，通過上矢狀靜脈竇、海綿靜脈竇、淋巴管、神經的交流，使得鼻與腦關係密切。刺激交感神經使鼻黏膜血管收縮，刺激副交感神經擴張血管，促進鼻腺分泌。

鼻腔鼻塞，變動性鼻塞如鼻塞過敏症（過敏性鼻炎）與呼吸道發炎初期；固定性鼻塞如肥厚性鼻炎（鼻中膈彎曲症）與慢性鼻竇炎、上咽頭腫瘤等咽頭疾病的鼻塞，可能併發滲漏性中耳炎（耳道機能障礙）。鼻子非過敏，鼻子會出現不自覺的蠕動或蹙動，多是情緒起伏不定的表現，情緒平和的情況下，鼻子出現不自覺的蠕動或蹙動，情緒容易被影響，或是運動量維持很大的人。反之，鼻子不蠕動或蹙動，甚至還不會蠕動或蹙動，一定是活動量很小，生活多簡單平淡，較容易罹患過敏性鼻炎與呼吸道發炎。

大腸經脈循行從缺盆（穴屬胃經脈）循頸（天鼎穴與扶突穴）、上頰車（穴屬胃經脈）、入下齒（承漿穴屬任脈）、交人中（穴屬督脈）、上挾鼻孔（迎香穴）。大腸經脈有如頸動脈與顏面靜脈，上行頭面供應五官生理作業所需，大腸排泄順暢則鼻唇乾淨明亮；排泄不暢則上唇與人中部位膚質、色澤隨之不佳。平常，唇舌常常會不自覺的嚼動或蹙動，甚至舔唇或咬唇，臟器火氣大或身心不和諧，多見焦慮不安，或自律神經失調。

脾的病變與變化：臉色黃、口氣不佳（包含口臭、說話口氣）、濕疹、胖大舌、舌苔膩、鼻頭鼻翼紅、鼻尖枯黯。

鼻的望診：鼻色與形態

鼻大：肺氣充實
鼻腫：肺、胃腸熱

鼻翼張縮　小孩：肺熱
　　　　　久病：肺腎虛弱

心

膽　肝　膽

胃　脾　胃

淺層　表

位置

深層　裏

青・黑・寒・痛
白　　寒・血虛
黃　　濕
赤　　熱

預後不良　　不良 ◄─────► 優良　　預後良好
　　　　　　　　光澤色度

鼻分泌物
(1) 清涕：肺氣虛證、風寒束肺證、足陽明胃經病證、足太陽膀胱經病證
(2) 濁涕：肺陰虛證、風熱犯肺證

口唇色的望診

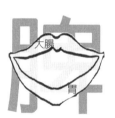

青：瘀血　赤：熱　黃：濕
白：血虛、寒
黑：寒、腎虛

齒的望診：
容易蛀牙、牙齒易碎裂，肝腎虛弱

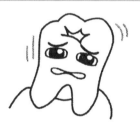

牙齒鬆動、牙齦減少：腎精不足、虛火上炎
牙齒乾燥：津液損傷
乾燥沒有光澤：腎陰枯渴
乾燥但有一點光澤：胃熱傷津

齒齦的望診

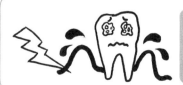

淡白：氣血兩虛
赤：肝胃火上炎
腫痛出血：氣虛、脾氣虛
腫痛出血：實熱、胃火上炎

1-23 女人中──膀胱子處

《內經·五色》：「女子在於面王為膀胱子處之病，散為痛，搏為聚，方圓左右，各如其色形。隨而下至骶（會陰區），為淫（生殖器官-鼻棘），潤如膏狀（消化器官-鼻翼），為暴食不潔。」女子生殖（子處）機能與泌尿（膀胱）功能，望診鼻子與唇口的「面王區」，約略看出膀胱與子宮和陰道，生命功能狀況的端倪，不純然是結構尺寸大小，最重要的是生活的情況，其中關係最密切的是胃經脈，女人的心肝（喜怒哀樂）寶貝（悲歡離合）感覺，或多或少於此顯露底心事。《金匱要略》論及「陰中蝕瘡爛者」愈嚴重的時候，鼻棘區「至骶為淫」愈焦枯萎黑黯；十女九帶，盆腔靜脈回流受阻，不論感染與否，多易有帶下之症。

胃經脈起於鼻之交頞中（承泣穴）即山根區（鼻骨與鼻軟骨間），旁納太陽之脈之睛明穴（膀胱經脈），即眼輪匝肌、皺眉肌和眉毛下制肌的共同制約區。承泣穴下循鼻外之迎香穴（大腸經脈），入上齒中之齦交穴與人中穴（屬督脈），上唇感應大腸與腰椎部分的功能。迎香穴與人中穴的「性能三角區」，是口輪匝肌、提上唇鼻翼肌和提上唇肌等，屬於女人的身體機能成熟區（功能現況）。觀看武則天與慈禧太后的機能成熟區，當七、八十歲時，臉上表現出來的「性能三角區」，無庸置疑是不服老，她們兩個人都是性能力大異常人。人生中最引人注目的「性能三角區」，每個人都有全然不同的呈現，「女子在於面王，為膀胱子處之病，……潤如膏狀，為暴食不潔。」人中水溝深淺大小鬆緊，幾乎寫實橫膈膜、腹直肌和腹斜肌群等的當下功能。「子處」是陰道與子宮，陰道是體外到子宮頸的通道，約10公分長的肌纖維性管道，有黏膜覆蓋著；陰道黏膜延續來自子宮的黏膜，陰道的表層外膜是疏性結締組織，聯繫著陰道前方的尿道與膀胱，與後方的直腸與肛門管。陰道的黏膜，可以影響子宮、膀胱和直腸；子宮圓韌帶從子宮起始，經過腹股溝終止於外陰唇和陰蒂，幾乎所有的盆腔疾病，多會波及整個子宮圓韌帶。總而言之，「性能三角區」就是「女子在於面王」的心底深處的聲音。

胃經脈還出挾口環唇下之地倉穴，交承漿穴（任脈），此口輪匝肌、頸闊肌及頦肌的色澤虛實，反映股內肌群與相關血脈循環。「聚散而不端，面色所指者」主要就是觀察臉上與頸部靜脈青筋。胃經脈之支脈，從大迎穴前下人迎穴（頸動脈跳動處），地倉穴至人迎穴的下頜部與頸部。下頜部會出現幾條青筋，但多不明顯；一旦頸部靜脈血回流稍微受阻，頸部靜脈青筋就很明顯。胃經脈循行宛如顏面靜脈與頸外靜脈，從頭面回心臟，消化不良則顏面無華，情緒失控則臉上無光，日久多鼻唇色灰黑，下唇紅腫或乾裂，甚至紫黑乾癟。胃經脈循行路線上含括諸多生理作業，鼻唇周圍色澤起變化，一開始多因為腸胃消化道有問題，人體的免疫系統70%在腸道，腸道中70%的組織可以製造免疫細胞族群，腸道由口腔到肛門皆屬之。「明堂」與「面王」交織成一幅生命交響樂章的畫面，「性能三角區」與「胃口之素葷多少」吶喊著心底深處共鳴的聲音。

《素女經》五欲

五欲	身體反應
意欲得之	屏息屏氣
陰欲得之	鼻口兩張
精欲煩者	振掉而抱男
心欲滿者	汗流濕衣裳
其快欲之甚者	身直目眠

《素女經》五徵

五徵	身體反應
面赤	徐徐合之
乳堅鼻汗	徐徐內之
嗌乾嚥唾	徐徐搖之
陰滑	徐徐深之
尻傳液	徐徐引之

《素女經》十動

十動	身體反應
兩手抱人者	欲體相薄陰相當
伸其兩臂者	切磨其上方
張腹者	欲其淺
尻動者	快善
舉兩腳拘人者	欲其深
交其兩股者	內癢溶溶
側搖者	欲深切左右
舉身者	迫人搖樂甚
身巾縱者	支體快
陰液滑者	精已洩

✚ 知識補充站

　　《素女經》的「五欲與五徵」就是生命與生殖（子處）機能的表現，啟動機制就是《內經》的「五色獨決於明堂」，「欲與動」就是要看「明堂（鼻）骨」的結構與色澤，這幾乎如煙囪與爐火的關係一樣，山根位於鼻骨與鼻軟骨間，山根與眼神的微微變化，一五一十反映呼吸與循環系統，呈現在「明堂」（看血色）與「鼻孔」（觀氣勢）。看五欲「屏張抱汗眠」：屏息與鼻張是第一欲與第二欲，是呼吸系統啟動機制的情況，謂之觀「明堂」（看血色）；五徵「面乳嗌陰尻」：面赤與乳硬是第一動與第二動，是循環系統啟動機制的情況，需察「鼻孔」（觀氣勢）。「五欲與五動」好或不好，主要是看生命與生殖（子處）機能的功能狀況，努力的女人，多可大力活化盆膈膜的肌肉群，盆膈膜的肌肉群（尤其是提肛肌），含括恥骨尾骶骨肌、恥骨陰道肌、腸骨尾骶骨肌、恥骨直腸肌等，這是陰道肌肉群最深層的部位；同時也活化了往陰道口方向的深會陰窩脂肪組織、外尿道括約肌、尿道陰道括約肌，及深會陰橫肌等，因此，努力勤奮的女人特別的美麗。

1-24 男人中——腹卵莖

《內經・五色》：「男子色在於面王，爲小腹（膀胱）痛，下爲卵（睪丸）痛，圓直爲莖（陰莖）痛，高爲本，下爲首，狐疝㿗陰之屬。」男子生殖機能與泌尿功能，可以從鼻子與唇口的面王區，約略看出端倪，膀胱、睪丸和陰莖的功能狀況，不純然是結構尺寸大小，關係最密切的是大腸經脈。大腸經脈始於食指之端，循頸上行入下齒中，下唇中央二寸有承漿穴（任脈），任脈從喉結下的廉泉穴上行至承漿穴（口輪匝肌、莖突舌骨肌、下頜舌骨肌和頦舌骨肌），還出挾口交人中，左之右，右之左。人中是水溝穴（鼻錐肌與鼻中膈下制肌），其下上唇中央爲兌端穴（督脈），往下二寸有承漿穴（任脈），嘴角是地倉穴（胃經脈），地倉穴區在嘴角（口輪匝肌、顴大肌和顴小肌），當上唇方肌、下唇方肌交接區，地倉穴與鼻頭素　穴的「性能三角區」，是口輪匝肌與鼻中隔下制肌等，此爲男人的身體機能成熟區（功能現況），望診男人臉部，是僅次於鼻頭的重點區。成熟男性的陰莖勃起後約長 9 cm 至 16 cm，勃起後周長約 8 cm 至 14 cm。陰莖的大小與身材的高矮並無一定關係。男性在到達青春期後期（約 20 歲），陰莖便已完全發育。基因和環境因素決定陰莖的大小。「性能三角區」看不到陰莖的大小，卻可以看到陰莖的功能現況。

大腸經脈上挾鼻孔，鼻翼是迎香穴（提上唇鼻翼肌、提上唇肌和提嘴角肌），往下一寸爲禾膠穴（大腸經脈），禾膠穴在水溝穴與迎香穴之間，人中是水溝穴，其下爲上唇中央的兌端穴（督脈），其上爲鼻孔內的經外奇穴的內迎香穴，兌端穴與內迎香的三角區是「生活活力區」，是口輪匝肌、顏面表情肌群和咀嚼肌群等的整體表現，每個人都有全然不同的呈現，男人生命的努力與慵懶態度，呈現在人中的水溝深淺大小鬆緊，也幾乎如實反映出橫膈膜與腰方肌、髂腰肌的當下功能。

「男子色在於面王，爲小腹痛，……潤如膏狀，爲暴食不潔。」鼻尖有素膠穴，鼻翼旁有迎香穴，是提上唇鼻翼肌和提上唇肌的終止區。若潤如膏狀，右側迎香穴區很嚴重者，多便秘；上唇紫黑者，多半見痔瘡。大腸經脈的頸部扶突穴，與胃經脈地倉穴，註解著男人的頸項似強熊或如弱雞。地倉穴區在嘴角的顴大肌和顴小肌終止區，反映出腰膝的幹勁，愈鬆垮乏力，性功能的障礙多。左側的地倉穴區鬆垮乏力，左側的腰膝較弱；若鼻棘枯黑暗，則左側的睪丸與攝護腺和提肛肌，可能有大問題。若上關與下關穴區也枯黑暗，症狀的嚴重性遠在想像之外，十之八九都是生活的態度非常不良，斯人也有斯疾也，若加上了頸部靜脈青筋散布在扶突穴區，不是久病之人，就是很懶得運動的人。

肺的病變與變化

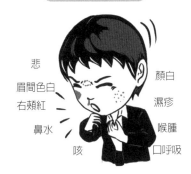

悲
眉間色白
右頰紅
鼻水
咳

顏白
濕疹
喉腫
口呼吸

人中、膀胱子處

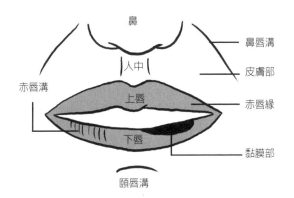

鼻
鼻唇溝
皮膚部
人中
赤唇溝
上唇
赤唇緣
下唇
黏膜部
頤唇溝

✚ 知識補充站

　　《金匱要略》：「唇口青，身冷，為入臟，即死；唇口青，身和，汗自出，為入腑，即愈。」望診臉色變得更有彈性，看到了「唇口青」要注意「身冷」與「身和」之生死關頭。眼輪匝肌與口輪匝肌，鼻翼肌與鼻橫肌，在臉上的表現，一定會活化盆膈膜的肌肉群，盆膈膜的肌肉群包括恥骨尾骶骨肌、提前列腺肌、腸骨尾骶骨肌、恥骨直腸肌等，尤其是提肛肌。努力的運動或活動，鼻橫肌會努力的收縮鼻孔，甚至可以啟動了犬齒肌與咬肌，生活機能必佳，臉上的笑容多光澤亮麗。長期慵懶過度，或處於疲憊的人，此區多呈黑青色。努力持恆強化呼吸系統，氣血運行加強，明堂與鼻骨及臉色會亮麗登場，隨之提升生命品質。

1-25 皮膚──人體防線

《孝經．開宗明義》子曰：「身體髮膚，受之父母，不敢毀傷，孝之始也；立身行道，揚名於後世，以顯父母，孝之終也。夫孝始於事親，中於事君，終於立身。」皮膚是人體最大的器官，總面積成人為1.5~2平方米，厚度0.5~4mm（不包括皮下脂肪層），重量約為2.5~3公斤，約占體重16%。通常，男人的皮膚比女人厚，眼瞼、外陰等部分的皮膚最薄，頸項、手掌和足跟等部位皮膚最厚。健康的皮膚具有柔潤光滑、良好彈性的特點，表面呈弱酸性反應，pH值在4.5~6.5之間。皮膚由三部分組成，由外往裡依次為表皮、真皮和皮下組織。皮膚位於人體的表面，是人體的第一道防線。皮膚還有豐富的血管、淋巴管、神經、肌肉和皮膚附屬器毛髮、毛囊、皮脂腺、汗腺、指（趾）甲等。

表皮分為五層（由外向內），角質層、透明層、顆粒層、棘層、基底層，其中棘層、基底層合稱生髮層。表皮內無血管，但有游離神經末梢。角質層位於表皮的最淺面，由多層已經死亡的角質化細胞（無細胞核）所組成，有防止體外化學物質和細菌侵入的作用，再生能力極強。透明層呈無色透明狀，只有手掌足底等角質層厚的部位才有此層，具屏障作用、折光作用。顆粒層在掌趾等部位分布明顯，防止異物侵入，過濾紫外線。棘層是表皮中最厚的一層，具有細胞分裂增殖的能力，儲存「淋巴液」供給細胞營養。基底層位於表皮最深處，是表皮中唯一可以分裂複製的細胞，每10個基底細胞中有1個透明細胞，細胞核很小，是黑色素細胞，它位於表皮與真皮交界處，主要作用是產生黑色素顆粒，黑色素顆粒數量的多少，影響基底層細胞和棘細胞中黑色素含量的多少。黑色素細胞產生的黑色素是皮膚的染色劑，人體的皮膚內約有400萬個黑色素細胞，各人種的黑色素細胞數量是相同的，但黑色素顆粒的大小是不一樣的，黑種人顆粒大，白種人顆粒小。

真皮可分為乳頭層與網狀層，真皮主要由結締組織組成，包括膠原纖維、彈力纖維及基質。其中還有其他組織如神經、血管、淋巴管、肌肉、毛囊、皮脂腺及大小汗腺等。乳頭層內有纖維和細胞外，還有豐富的毛細血管和淋巴管，及游離的神經末梢和觸覺小體。網狀層主要有粗大的膠原纖維組成，膠原纖維之間有較多的彈性纖維。彈性纖維使皮膚伸展後能恢復正常。老年時彈性纖維變性或減少，失去彈性，皮膚呈鬆弛狀態，出現皺紋。網狀層內的細胞成分較少，有血管、淋巴管、神經以及感受器、腺體、毛髮、汗腺、皮脂腺、豎毛肌等。

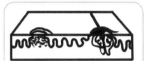

疹的種類

丘疹：稍隆起

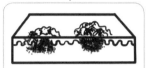

結節：直徑 1cm 以上的充實性隆起

腫瘤：直徑 3cm 以上的隆起

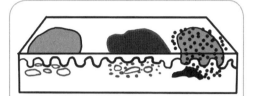

皮膚的望診

血管的擴張　　充血　　色素沉著

斑疹：瘀血、血寒、汙濁體液

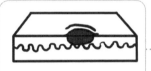

膿皰：中膿、黃色隆起

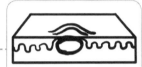

囊腫：真皮內空洞

皮膚望診

主要症狀	皮膚狀態	中醫診斷
浮腫	浮腫、指壓痕	陽虛濕盛，脾、腎、心病
乾燥	（1）乾燥、粗糙、小片狀的鱗屑 （2）廣泛粗糙、毛囊一致角化性丘疹	（1）血虛證、瘀血證 （2）傷津、脾虛、津液不宣
潮紅	（1）局部潮紅角化、搔癢 （2）兩頰有紅色丘疹，顏面潮紅	（1）血熱化燥、燥邪 （2）血分熱盛
痤瘡	毛孔有粟粒大的丘疹，壓之有白色脂狀物排出	肺熱、胃熱、氣分熱盛
丘疹	（1）米粒大的丘疹、丘疹頂點小囊胞、陷凹性瘢痕、橘皮性皮膚 （2）丘疹、囊腫、脂漏性皮膚炎	（1）鬱熱 （2）濕熱

＋ 知識補充站

　　真正破壞皮膚兇手，常常是自體免疫系統，乾癬、異位性皮膚炎、糖尿病搔癢症、肝功能異常的皮膚搔癢……，這些都不是「皮膚病」，不能單純只治療皮膚，而是要診治血液中破壞皮膚真正的問題。

1-26 頭髮──腎華血餘

　　髮爲腎之華，髮爲血之餘，頭髮跟體內兩條經脈的氣血最爲相關，即腎氣和肝血。肝經脈與督脈會於巔頂，膀胱經脈與膽經脈，隨侍在兩旁，頭髮與肝經脈與督脈關係密切，頭髮與膀胱經脈與膽經脈更密切。從肝經脈與督脈的循環狀況，幾乎可以看成生命表現在腦海中不斷地呼喚；而膀胱經脈與膽經脈的循環狀況，可以說是生活機能的表現，如秀髮絲絲好似心底深處的呢喃自語，又如煩惱過多而頭髮脫落不停。《內經》奇經八脈與十二正經脈是不一樣的系統，奇經八脈是輔助十二正經脈的系統，十二正經脈是我們人體正常的生理系統。肝腎虛多會頭髮白，任督衝脈虛多會鬍子變白。禿頂是一種典型的脫髮疾病，禿頂的男性普遍性慾比較旺盛，意味著腎氣過度耗散。罹癌治療的掉頭髮，則與肝血跟脾胃有關。

　　《內經》：「女子到了三十五歲出現白髮」，從此，女性胃脈開始出現衰落，胃脈走前額，額頭就會出現白髮，女性這時還容易長抬頭紋和魚尾紋。男子的頭部除了頭髮外還有鬍鬚，有的男人是鬍子白了，頭髮沒白：有的卻是頭髮白了，鬍子沒白。衝脈起於會陰，男子聯繫著兩個睪丸；女子聯繫著兩個卵巢。衝脈沿著人體正中線任脈的兩邊慢慢上來，女子的陽氣不足，衝脈就散在胸中長乳房；男子陽氣足，衝脈不會停留在胸部，繼續往上走，停留在下巴、嘴唇邊、人中這些部位，在這些地方長鬍子。男人的鬍鬚樣子可看出一些性格特點。如張飛的鬍鬚呈張開狀，性格比較粗獷、豪放，理性不足，比較情緒化。關公號稱爲美髯公，鬍鬚很長很漂亮，先天元氣很足，氣血非常足的一個現象，性格比較柔順，比較忠厚，特別講義氣、善良，比較可靠。《內經》提過一種天生不長鬍鬚的人，叫作天宦，收斂的自控力特別強，性格特點是心計比較多，比較老謀深算。

　　皮下組織又稱爲「皮下脂肪層」，由脂肪小葉及小葉間隔所組成，脂肪小葉中充滿脂肪細胞，細胞漿中含有脂肪，核被擠至一邊。皮下脂肪組織是一層比較疏鬆的組織，它是一個天然的緩衝墊，能緩衝外來壓力，同時它還是熱的絕緣體，能夠儲存能量。除脂肪外，皮下脂肪組織也含有豐富的血管、淋巴管、神經、汗腺和毛囊。毛髮遍布全身，紅唇、掌跖、部分生殖器皮膚等無毛髮。分硬毛之長毛（如頭髮）與短毛（如眉毛），和毫毛（體毛、無髓質）。毛髮由角化的表皮細胞所構成，從裡向外由髓質、皮質、毛小皮三層構成，有頭髮、鬍鬚、腋毛、陰毛、眉毛、睫毛、鼻毛、汗毛等。毛髮可分爲毛幹、毛根、毛球、毛乳頭、毛囊幾部分。毛囊從上到下可分爲三部分：毛囊漏斗部、毛囊崤部、毛囊下部。自皮脂腺開口至毛囊口稱爲毛囊漏斗部，皮脂腺開口至立毛肌附著處之間稱爲毛囊崤部，以下則是毛囊下部。

頭髮的望診：毛髮異常

毛髮末端異變、頭全體平均粗、頭髮細
脆、乾燥、艷、分岔：氣血兩虛證

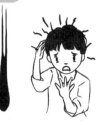

氣血兩虛證

毛髮根部異變、毛髮斷裂、頭頂兩鬢部脫
毛、持續性脫毛、頭髮油狀光澤：虛熱、
肝腎陰虛證

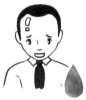

熱：肝腎陰虛證

頭髮的望診：脫髮

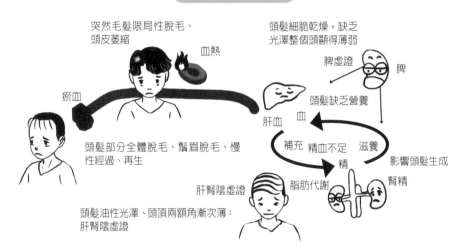

突然毛髮限局性脫毛、
頭皮萎縮

血熱

瘀血

頭髮部分全體脫毛、鬚眉脫毛、慢
性經過、再生

頭髮油性光澤、頭頂兩額角漸次薄：
肝腎陰虛證

肝腎陰虛證

頭髮細脆乾燥，缺乏
光澤整個頭顯得薄弱

脾虛證　脾

頭髮缺乏營養

肝血　血

補充　精血不足　滋養

精　腎精

脂肪代謝

影響頭髮生成

＋ 知識補充站

頭髮黑不黑、是否潤澤，跟腎氣相關。髮為腎之華，頭髮是腎的花朵，是腎的
外現。腎主黑色，所以頭髮是否烏黑亮麗，跟腎氣虛實密切相關。頭髮是否滋潤也跟
腎有很大的關係，因為腎主收斂，如果一個人腎氣的收藏能力強，頭髮就滋潤，還不
容易脫髮。反之，如果腎虛，腎精收藏的力量不夠，就容易脫髮。頭髮的生長速度跟
肝血相關，因為肝主生髮。頭髮還有一個別名，叫作血餘，即為髮血之餘。所以肝血
不足，頭髮會變白和乾枯，並導致脫髮。

第2章

聞診

《內經·陰陽應象大論》：「善診者『視喘息，聽音聲，而知所苦』，知病所生以治；無過以診，則不失矣。」

《內經·五藏別論》：「凡治病必察其下，適其脈，觀其志意與其病也。拘於鬼神者，不可與言至德。惡於鍼石者，不可與言至巧。病不許治者，病必不治，治之無功矣。」

《內經·脈要精微論》：「五藏中之守(1)中盛藏滿，氣勝傷恐者，聲如從室中言，中氣濕；(2)言而微，終日乃復言，奪氣；(3)衣被不斂，言語善惡不避親疏，神明亂；(4)倉廩不藏者，門戶不要；(5)水泉不止者，膀胱不藏，得守者生，失守者死。」

《史記·扁鵲倉公列傳》：「虢太子死，當聞其耳鳴而鼻張，循其兩股至陰當尚溫。」《說苑·辨物》「太子股陰當溫，耳中焦焦如有嘯者聲然者。」

聞診分為聽聲音診和嗅氣味診。聽聲音診是藉醫者的聽覺器官，辨別病人的語言、呼吸以及咳嗽等聲音；嗅氣味是藉醫者的嗅覺器官，分辨病人體膚、口鼻氣息及大小便等排泄物中散發的氣味。

《圖解中醫診斷學》第二章〈聞診〉，第一到第六節嗅氣診，六節各自獨立，獨領風騷，嗅氣診是四診的聞診，其中的第一個診斷方法，醫師從修身養性要求，所謂「曾子有疾，孟敬子問之。曾子言曰：『鳥之將死，其鳴也哀；人之將死，其言也善。君子所貴乎道者三：動容貌，斯遠暴慢矣（苗之感觸）；正顏色，斯近信（秀之感覺）；出辭氣，斯遠鄙倍矣（實之感受）。籩豆之事，則有司存。』」（《論語》）；又所謂「關關雎鳩，在河之州」（《詩經》），是指兩隻鳥在河的對岸，對看合眼，就飛上天在空中交配，燕子、麻雀也都一樣，鳥類都有這種慣性。「色斯舉矣，翔而後集。山梁雌雉，時哉時哉！子路共之，三嗅而作。」（《論語》）真知道時宜呀！好似西洋歌曲〈Knock Three Times〉同樣的意思。

聞診了解病情的寒熱虛實及病邪所在部位，結合望問切三診，加以綜合分析，作全面、正確的診斷。

2-1 聽聲音

《金匱要略》：「語聲：(1) 病人語聲寂然喜驚，骨節間病；(2) 語聲喑喑然不澈者，心膈間；(3) 語聲啾啾然細而長者，頭中病（痛）」。

正常的聲音自然、音調和諧、語言表達清楚。人之聲音，猶天地之氣，輕清上浮，重濁下墜。始於丹田，發於喉，轉於舌，辨於齒，出於唇，實與五音相配。音者聲之餘，與聲相去不遠，從細微中見眞章。辨別正氣盛衰爲主。診察與發音有關器官的病變，與診察體內各臟腑的變化。新病與小病聲多不變，久病與苛疾聲多變化。聽聲音包括聽語聲、呼吸聲、咳嗽聲、呃逆聲、噯氣聲等。

1. 病人說話聲音的強弱，正氣盛衰和邪氣性質。

    (1) 外感聲音高而有力，初輕後重。

    (2) 內傷聲音低而無力，初重後輕。

2. 語聲高亢洪亮多言，八綱辨證屬實證、熱證；語聲輕微低啞而少言，八綱辨證屬虛證、寒證。

3. 聲音沙啞，與腸胃道黏膜有黏膜下相關淋巴組織，及腎經脈起始於足小趾之下，從腎上貫肝膈，入肺中，循喉嚨，挾舌本息息相關。聲音嘶啞，發不出音稱失音，因外邪襲肺，肺氣不宣，氣道不暢爲實；八綱辨證屬表證。久病失音，八綱辨證屬虛證。因肺腎陰虛，津液不能上承而致的爲虛。新病聲啞，八綱辨證屬實證。妊娠七月而失音，稱爲子瘖，是生理現象，分娩後不治自癒。

4. 語聲重濁，常見於外感或濕邪侵襲，爲肺氣不宣，氣道不暢而致，八綱辨證屬實證。

5. 呻吟爲氣滯，多疼痛，八綱辨證多屬實證。懶言，無法言語，八綱辨證多屬虛證。語言蹇澀、說話不流利、含糊不清、緩慢、詞不達意，多見於中風後遺症或熱病後期，八綱辨證多屬寒證、虛證。

6. 錯語，語言錯亂，精神有問題，多屬心有病變，或神志出狀況，八綱辨證多屬虛證。

7. 躁擾不寧，胡言亂語，狂言妄語是狂證，多爲痰火內擾所致，八綱辨證多屬陽證、實證。

8. 譫語，神識不清，語言顛倒，語詞多支離破碎，聲音高強有力，八綱辨證多屬實證。

9. 獨語，呢喃自語，痴呆靜默是癲證，多爲痰氣鬱閉所致，八綱辨證屬陰證、虛證。

10. 鄭聲，意識不清，神志恍惚，語言重

小博士 解說

上品雅人國士：遠聽聲雄，近聽悠揚，起若乘風，止如拍琴；大言不張唇，細言不露齒；口闊無溢出，舌尖無窈音，開談多含情，話終有餘響。市井之夫：出而不返，荒郊牛鳴；急而不達，深夜鼠嚼；或字句相聯，喋喋利口；或齒喉隔斷，嘈嘈混談。語言蹇澀：說話不流利、含糊不清、緩慢、詞不達意，多見於中風後遺症或熱病後期，八綱辨證多屬寒證、虛證。

複，聲低無力，八綱辨證屬虛證。

「聲主『張』，尋發處見(聲母)；音主『斂』，尋歇處見(韻母)。辨聲之法，必辨喜怒哀樂(聲調)；喜如折竹，怒如陰雷起地，哀如擊薄冰，樂如雪舞風前，大概以「輕」(巧)上。聲雄(陽剛)者，如鐘則貴，如鑼則賤；聲雌(陰柔)者，如雉鳴則貴，如蛙鳴則賤。」

愚鈍(貧賤)者有聲無音，是「禽無聲」；(富貴)尖巧者有音無聲，是「獸無音」。凡人說話，是聲散在前後左右者是也。

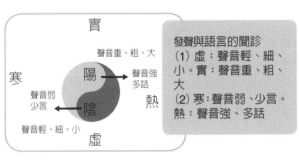

發聲與語言的聞診
(1) 虛：聲音輕、細、小。實：聲音重、粗、大。
(2) 寒：聲音弱、少言。熱：聲音強、多話

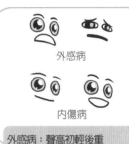

外感病：聲高初輕後重
內傷病：聲低弱初重後輕

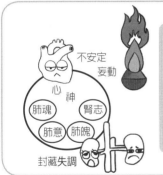

實證
熱擾心神 —— 譫語：意識混迷、語支離破碎、聲高強
痰火擾心 —— 狂言：言語粗魯、不按常軌

虛證
心氣不足 —— 錯語：說話錯亂
心氣損傷 —— 獨語：獨言獨語無脈絡
心氣大傷 —— 鄭聲：意識不清、話重複斷續、聲低弱

＋ 知識補充站

人的長相不同，聲音有所不同，這跟整個人的共鳴腔有關，像頭骨及顏面骨的形狀每個人不一樣，牙齒的排列構造也因人而異，不只人和人之間有這樣的差異性，就連感冒時也能察覺自己個人聲音的不同，因為懸壅垂不能完全閉合，造成共鳴腔發生變化，所以發任何聲音時氣流都會從鼻腔通過(Open nasal)。同理，運用在樂器上也是如此，同樣一種樂器會因為結構、材質不同，導致音色的差別，最好的例子就是小提琴。

2-2 聽呼吸聲

臨床上，聽呼吸聲，主要分呼吸有力與呼吸無力、少氣和短氣及歎氣等五種：

1. 呼吸有力，聲粗濁，多為熱邪內盛，屬實熱證；呼吸氣粗而快為實熱。八綱辨證屬實證。
2. 呼吸無力，聲低微，多為肺腎氣虛，屬虛寒證。呼吸微弱而慢為氣虛，八綱辨證屬虛證。
3. 少氣，呼吸淺而氣不足，聲微弱無法順暢的持續說話，八綱辨證屬虛證。
4. 短氣，呼吸次數多，呼吸時間短而急迫，八綱辨證屬虛證。
5. 歎氣，情志抑鬱，胸部不舒坦而呼出長氣，八綱辨證多屬實證。

學理上，從《金匱要略》聽呼吸聲，主要透過呼吸與肢體動作，診斷「當下之即愈」與「此皆難治」和「不治」。

《金匱要略》：「息搖肩者，心中堅；息引胸中上氣者，咳；息張口短氣者，肺痿唾沫。吸而微數，其病在中焦，實也，當下之即愈；虛者不治。在上焦者，其吸促（急迫），在下焦者，其吸遠（很吃力），此皆難治。呼吸動搖振振者，不治。息引胸中上氣者，咳；息張口短氣，肺痿唾沫。」

「息搖肩者，心中堅」，食道或氣管的症狀，呼吸問題不大，甚至沒有；「息張口短氣」，乃呼吸方面問題，年少時期張口短氣，多見於鼻過敏，或鼻涕倒流食道；「吸而微數，其病在中焦，實也，當下之即愈」，為消化道問題，當養護胃腸；「呼吸動搖振振者，不治。」肺臟或心臟的結構病化嚴重。上焦部分的心肺功能有問題吸促；下焦者的肝腎功能有問題吸遠，兩者皆難治。呼吸時動搖振振，更難治。

呼吸聲與肺腎等臟器有關，透過呼吸變化可推測臟腑的虛實。鼻腔、喉腔和咽腔，反映頭部、胸腔和腹腔的生理關係。鼻息（鼻腔）粗細診虛實：呼吸鼻息來去俱粗，其粗也平等（呼吸皆力）是實證；若吸粗（吸入為肝與腎，營養狀況）呼不粗（呼出為心與肺，呼吸狀況），或呼粗吸不粗，或呼吸不粗，多虛證（非陽明實證），粗者喘之漸也。喘息（喉腔）診三焦：喘在上焦其息促，喘在中焦其息微數，喘在下焦其息遠。嗢聲（咽腔）診中下焦：連聲嗢者，中焦；嗢聲斷續，時微時甚者，屬下焦。

小博士解說

鼻音重，與呼吸道黏膜有黏膜下相關淋巴組織，及肝經脈起始於大趾叢毛之際循喉嚨之後，上入頏顙，復從肝別貫膈，上注肺，息息相關。口腔和鼻腔靠軟齶和小舌分開。軟顎和小舌上升時鼻腔關閉，口腔暢通，這是發出的聲在口腔中共鳴，叫口音。軟顎和小舌下垂，口腔成阻氣流只能從鼻腔中發出，這是發出的音主要在鼻腔中共鳴，叫作鼻音。

呼吸的聞診

氣粗（呼吸粗）

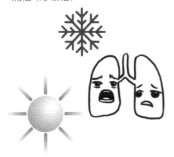

外邪、肺實
實喘：呼氣性呼吸困
難、呼吸粗、呼吸音
高、呼氣用力

水氣、痰火
冷哮：寒證、水飲停滯
熱哮：熱證、痰熱

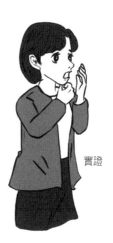

實證

氣微（微弱呼吸）

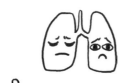

氣虛、肺腎虛

短氣：呼吸次數多

少氣：呼吸氣不足

虛喘：吸氣性呼吸困難、
　　　呼吸短、呼吸音
　　　低、大吸氣

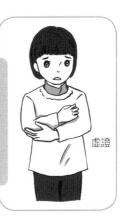

虛證

✚ 知識補充站

一、呼氣狀態與五臟

1. 肝氣鬱結多歎氣。

2. 心血不順多哀聲。

3. 脾氣不好多噯氣（噫氣）。

4. 肺氣礙多噴嚏。

5. 腎氣不足多呻吟。

二、常見聲音失態

1. 一時失音：外邪犯肺、肺氣不宣。

2. 長期病患失聲：肺衰弱。

3. 咽喉乾燥：肺腎陰虛、濕痰瘀血。

4. 呻吟：痛證、氣滯。

2-3 聽咳喘聲

臨床上，聽咳嗽聲，依照表裡寒熱虛實，分為八種：

1. 寒咳，咳嗽，咳聲重濁有力，痰清白，鼻水透明，為風寒束肺；咳聲重濁有力，八綱辨證多屬表證、寒證。
2. 虛咳，無力作咳，咳聲低微，咳出白沫，兼有氣促，為肺虛。咳聲低微無力，八綱辨證屬虛證。
3. 熱咳，咳聲不爽，鼻息熱，痰黃稠，咽喉乾，為風熱犯肺，八綱辨證多屬表證、熱證。
4. 燥咳，乾咳無痰，咳聲清脆，燥邪犯肺；咳嗽乾裂聲短，痰少乾結，為燥邪傷肺，八綱辨證多屬熱證。
5. 濕咳，咳嗽痰聲漉漉，痰稀易吐，舌苔膩，為濕痰蘊肺，八綱辨證多屬裡證、實證。
6. 乾咳，咳聲陣發，發則連聲不絕，面紅目赤，甚則嘔惡，無痰，為肝火犯肺。
7. 頓咳，咳嗽連聲不斷，咳停，呼吸急迫，吸氣帶吼聲，或痰黃稠，舌苔黃膩，八綱辨證多屬裡證、實證。
8. 咳聲嘶啞，呼吸困難，咳嗽無力，咳不出痰，是喉風，屬危急證候。

哮喘聲，哮證呼吸困難，聲高氣粗，喉中有痰鳴音，是痰阻氣道；喘證，呼吸急促困難，發作急驟，多呼出為快，聲高氣粗，短促急迫，甚者不能平臥，喉中無痰鳴音；哮與喘多同時出現。

臨床上，聽哮喘聲，依寒熱虛實分為四種：

1. 實喘發作急，一般為形體壯實，脈實有力，多屬肺有實熱，痰飲內停，八綱辨證多屬實證。
2. 虛喘發病緩慢，一般為形體虛弱，脈虛無力，屬肺腎虛損。聲低息微，呼多吸少，氣不接續，或痰鳴不利的，八綱辨證屬虛證。
3. 冷喘，痰淡白色，八綱辨證多屬寒證。
4. 熱喘，痰黃色黏稠，八綱辨證多屬熱證。

學理上，從《內經·欬論》聽咳嗽聲，主要透過手二陰肺心（胸腔）咳影響聲音，肺咳，欬而喘息有音，甚則唾血；與心咳，欬則心痛，喉中介介如梗狀，甚則咽腫喉痺。足三陰肝脾腎（腹腔）咳不影響聲音「五臟六腑，皆令人欬，非獨肺也。五臟之久欬，乃移於六腑，脾欬不已，則胃受之；肝欬不已，則膽受之；肺欬不已，則大腸受之；心欬不已，則小腸受之；腎欬不已，則膀胱受之；久欬不已，則三焦受之，治臟者，治其俞；治腑者，治其合；浮腫者，治其經。」

白天不咳晚上咳，多為細支氣管出問題或支氣管氣喘，嚴重者需類固醇，鎮咳藥是無效的，急性支氣管氣喘以西藥為主，慢性支氣管氣喘以中藥為佳。長期夜咳，多先天體質不良；若後天生活習慣不良，多能誘發大病。

小博士解說

肺痿是支氣管或肺泡乏力「重亡津液，故得之。」肺靜脈血液無法充分供氧給心臟。《金匱要略》：「甘草乾薑湯以溫之」。肺癰是支氣管或肺泡出現發炎症狀，「血為之凝滯，蓄結癰膿」，肺靜脈血液必須超負荷供氧給心臟，《金匱要略》：「葶藶大棗瀉肺湯主之。」

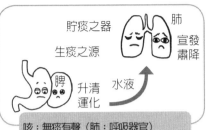

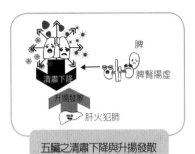

咳：無痰有聲（肺：呼吸器官）

嗽：有痰無聲（脾胃：消化器官）

五臟之清肅下降與升揚發散

清肅下降病證

病因	病證
痰濕阻肺證	濕咳、膩苔、重低音咳、咳出痰
風寒束肺證	寒咳、咳音重苦、痰水樣白、鼻閉、鼻水透明
肺氣虛	無咳、白沫咳出
肺氣不宣	咳嗽與痰
肺實	發作強、咳聲重濁
風熱犯肺證	咳熱、鼻息、咳熱、咳出黃色黏稠痰、咽喉乾痛
燥邪犯肺證、肺陰虛證	燥咳、乾咳無痰、少量黏稠痰
痰熱壅肺	咳音、氣喘、黃色黏稠痰、黃膩苔

五臟欬之症狀及治療（五臟六腑皆令人欬）

五臟	欬之症狀	代表藥方	診治要穴
肺	欬而喘息有音，甚則唾血	小青龍加石膏湯	尺澤
心	欬則心痛，喉中介介如梗狀，甚則咽腫喉痺	半夏瀉心湯	內關
肝	欬則兩脇下痛，甚則不可以轉，轉則兩胠下滿	柴胡桂枝湯	絕骨
脾	欬則右脇下痛，陰陰引肩背，甚則不可以動，動則欬劇	越婢加半夏湯	三陰交
腎	欬則腰背相引而痛，甚則欬涎	八味腎氣丸	照海

> ╬ **知識補充站**
>
> 　　咳嗽中樞在大腦皮質的指示下，隨意的咳嗽是可控制的，精神情緒方面引起的咳嗽與大腦邊緣系統有關。咳嗽在正常人身上多是無害、一時性的，患者方面則要鑑別急性或慢性，咳嗽一次消耗 2 卡（kcal）熱量，一分鐘咳嗽一次，一小時就要消耗 120 kcal，持續咳嗽 10 小時就要消耗 1200 kcal，加上睡不著的話，體力消耗至鉅，體弱多病者，咳嗽也是會致命的。

2-4 聽嘔呃噯鼾欠

一、臨床上，聽嘔吐聲，依虛實分爲二種：

　　1. 嘔吐徐緩，聲低無力，八綱辨證多
　　　屬寒證、虛證。

　　2. 嘔吐勢猛，聲高有力，八綱辨證多
　　　屬熱證、實證。

二、臨床上，日常嗝逆，俗稱打嗝，聲音
　　不高不低，無其他不適，多因一時咽
　　食急促而致，不屬病態。聽嗝逆聲，
　　依寒熱虛實分爲三種：

　　1. 呃聲高亢，短促響亮有力，八綱辨
　　　證多屬熱證、實證。

　　2. 呃聲低沉，氣弱無力，八綱辨證多
　　　屬寒證、虛證。

　　3. 久病呃逆不止，短促低微，斷斷續
　　　續，是胃氣衰敗的危重之象。

三、臨床上，噯氣聲，俗稱打飽嗝，古稱
　　噫氣。爲宿食不化，肝胃不和。病人
　　口氣臭穢屬胃熱，消化不良，或口腔
　　不潔，口氣酸臭。聽噯氣聲，依寒熱
　　虛實分爲三種：

　　1. 若是飽食之後，因食滯腸胃不化而
　　　致噯氣聲，可有酸腐味，聲音較響，
　　　八綱辨證多屬熱證、實證。

　　2. 若是胃氣不和或胃氣虛弱引起噯氣
　　　聲，則無酸腐味，聲音低沉，八綱
　　　辨證多屬寒證、虛證。

　　3. 若是情志變化而致噯氣聲，則聲音
　　　響亮，頻頻發作，噯氣後脘腹舒適，
　　　屬肝氣犯胃，常隨情志變化而噯氣
　　　減輕或加重。

　　人在吃喝時吞入空氣，一部分從胃中
反流到食道爲噯氣；吃太飽也會打嗝，一
部分氣體會被吸收，大部分氣體會到結腸，
結腸中的氧氣被吸收。氫氣、硫化氫、二
氧化碳及甲烷等，加上結腸中細菌產生的
氣體，成了胃腸氣，以放屁排出體外。胃
腸道內氣體約 200ml，腸內的氣體會造成
腹部痙攣、腹部不適及腹鳴等，通常吃多
了豆類食物不好消化，較容易脹氣。

四、噴嚏聲：

　　1. 噴嚏是由肺氣上衝所致，外感風寒
　　　多見此證，八綱辨證多屬寒證、表
　　　證。

　　2. 外邪入表日久不癒，忽有噴嚏者，
　　　爲病癒之兆，八綱辨證多屬裡證、
　　　虛證。

五、鼾聲如昏睡不醒，鼾聲不斷多因神志
　　昏迷，氣道不利。多見熱入心包，
　　或中風入臟之危證，八綱辨證多屬熱
　　證。打鼾的原因，以「歲數增大」，
　　「體重超重」，「過敏反應」或「鼻
　　中膈偏移的鼻阻塞」等，令空氣通過
　　氣道不暢，氣道內軟組織或肌肉會發
　　生振動，出現打鼾。或進入深度睡眠
　　時，舌頭、咽喉和口腔根部（軟顎）的
　　肌肉群會鬆弛，使咽喉部組織下垂，
　　會使氣道變得狹窄，並發生振動或顫
　　動，發出鼾聲，氣道愈窄，振動愈大，
　　鼾聲愈響。

六、哈欠聲，八綱辨證多屬腎虛證。打哈
　　欠，是因爲大腦缺血、缺氧，大腦缺
　　氧時會傳遞給下丘腦信號，而出現打
　　哈欠的動作，來增加腦部的供氧。如
　　果不停的打哈欠，就不是正常現象，
　　可能有「高血脂」、「頸椎病」、「心
　　血管疾病」、「過度用腦」或「室內
　　缺氧」等。

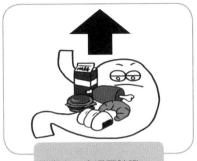

酸腐臭：食滯胃脘證

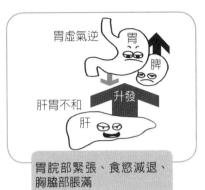

胃脘部緊張、食慾減退、胸脇部脹滿

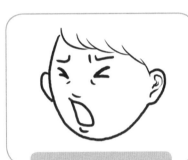

鼾聲：濕痰、濕熱噴嚏

嚏：肺氣上衝、腎病

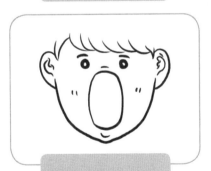

打哈欠：腎病

＋ 知識補充站

　　日常生活當中常常會聽到的聲音呃逆（打嗝）：

　　(1) 實呃：胃實，音高短良、響力連續；(2) 虛呃：胃虛，音小弱無力、連續性；

(3) 噯氣（噫氣）：胃氣上逆：心病；(4) 吞酸：胃氣上逆：脾病。

2-5 嗅體氣

老人味不是因爲他老，是活動量太少。「滿頭大汗」是導靜脈排的汗爲主；所以導靜脈溝通顱內與顱外的靜脈血（頭皮跟腦部的血管），運動量大，滿頭大汗就流出去。如果跟烏龜一樣縮著，很懶不動，還要吹冷氣、吃得飽飽的，那就會往下沉，造成大腦的排泄物沒辦法排出腦部，但它不見得會回到心臟，正常情況應該要流汗排出去，或者隨著頭殼的上矢狀靜脈回流來。

臨床上，嗅體氣，包括汗、排泄物、氣味、痰、涕、大小便、月經、白帶等。

一、汗

1. 正常人體汗液無強烈刺激性氣味，它本是人體生理活動的代謝產物，由陽氣蒸騰津液而成，病理情況下，汗液又是邪氣外出的途徑，只因感受的外邪不同，汗液的氣味也不盡相同。

2. 病體汗出有腥味或腥膻味，甚或爲黏汗，常爲濕熱蘊蒸肌膚所致。汗出稠黏，有腥膻氣或色黃者，風濕熱久蘊於皮膚，津液爲之蒸變。

3. 病體汗出量多，聞之有酸腐氣或腐臭氣，可能有瘡瘍。酸性汗味常見於風濕熱或長期服用水楊酸、阿斯匹林等解熱鎮痛藥物的患者，或爲氣分實熱壅盛及久病陰虛火旺之人。病體汗出臭穢，或僅爲兩腋下汗出臭穢，令人不可接近，又稱「狐臭」或「腋臭」。多由瘟疫或暑熱火毒侵入人體所致。狐臭則多爲濕熱內郁或遺傳所致。病人汗出有尿臊氣味，多見於陰水證患者，往往是病情轉危的險候，是腎陽久衰，不能化氣行水，濁氣不泄，毒液由汗液排出所致。

二、排泄物

1. 氣味微有腥臭，多屬虛寒或寒濕。
2. 氣味酸腐穢臭，大多爲實熱或濕熱。

三、痰涕

1. 穢臭而黃稠，爲肺中有熱。
2. 色黃而黏，多屬實熱、濕熱。
3. 無味，脾胃虛寒；或腥味，肺中有邪。
4. 色白而質清稀，多屬虛寒、寒濕。

四、大便

1. 酸臭爲腸胃顯熱。
2. 腥氣而溏稀，爲大腸虛寒。
3. 屁出酸臭，是宿食停滯。
4. 孕婦懷孕時，因胎兒壓迫大腸，造

小博士解說

頂漿汗腺是油脂性汗腺，位於臉部十字區、乳頭、腋下、腹股溝、恥骨、陰部、肛門等區塊，在青春期有了性賀爾蒙後才會出現，之後一直到死都存在。一個人在緊張狀態下，一開始冒汗，24小時後頂漿汗腺孔才會恢復，皮質腺會跟著頂漿汗腺走，同一個毛孔出來。汗腺除少數部位，如脊椎沒有外，全身都有。運動出汗，這些腺就會把身體內的礦物質排得更乾淨。汗腺由間腦控制，因此不太流汗的人都是間腦的問題；不流汗肝易傷、汗太多腎易損。

成嚴重便秘，產後排便就可通暢。

五、小便

　　1. 臊臭混濁，多屬濕熱。

　　2. 色白而清稀，多屬虛寒、寒濕。

六、白帶

　　1. 色黃而臭，爲濕熱下注。

　　2. 味腥而清稀，爲寒濕下注。

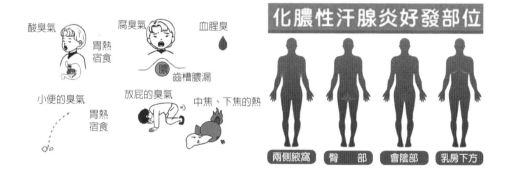

排泄物、分泌物臭的聞診：味道輕薄淡多寒，味道重厚濃多熱

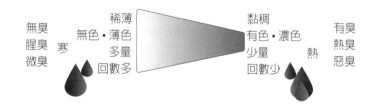

✚ 知識補充站

　　正常人體汗液無強烈刺激性氣味，它本是人體生理活動的代謝產物，由陽氣蒸騰津液而成，病理情況下，汗液又是邪氣外出的途徑。只因感受的外邪不同，汗液的氣味也不盡相同。

　　正常代謝最好的方式就是排汗，中國醫學上說「汗吐下和溫清消補」八字，就是在讓你身體乾淨。

2-6 嗅口氣

　　臨床上，嗅口氣，包括《論語》注重的言語口氣，與病體之氣的口氣等；病體之氣的口氣，就是口腔有異味。

1. 口氣臭為消化不良、齲齒、口腔不潔。是胃熱，或有齲齒，咽喉，口腔潰瘍，口腔不潔等。
2. 口氣酸臭氣為內有食積，多因宿食不化。
3. 口氣腐臭氣，多為潰腐瘡瘍。
4. 口氣腥臭、咳吐膿血是肺癰。

　　中國傳統的《論語》注重口氣，「言未及之而言，謂之躁。言及之而不言，謂之隱。」《內經》中的〈憂恚無言〉及〈五音五味〉講到，當憂愁生氣時，聲門及會厭會沒有聲音，那是腎經脈的影響。口氣，正常人說話時不會發出臭氣，人與人溝通最重要是口氣，口氣比字句還重要。雖然有些人語言粗鄙，卻讓人覺得溫馨。有些人，讚美別人，但沒有真誠的口氣反而讓人覺得不舒服。

　　嘴泡泡(po po)多是舌咽神經有礙，當口中淡而無味，是舌根有狀況，人老了或很累的時候多有此現象，就會沒有食慾。舌頭的舌尖負責鹹與甜的感覺，舌頭中段兩側負責酸的感覺，舌根負責苦的感覺，酸苦甘辛鹹在舌頭上都會有感覺，由腦室的脈絡叢分泌與代謝，以鹹甜酸苦的感覺最明顯，辣是到喉嚨後才有感覺。

　　大自然中都有其相生相剋的道理，例如五嗅中焦剋腐＝火剋水，會腐爛(腎)之物要燒乾(心)才不會壞。五味反應五臟，從痰或口水中的味道，可以檢查自己身體狀況。嗅覺靈敏者，可以聞出城市油煙、市場腥臭味(肺)、乾燥味(肝)，或郊區青草(脾)的清香味。

　　五臟各一腑，三焦是一腑。腐熟水穀之氣的氣血循環，即自體免疫系統的運作。喉癢或不順暢，不久多會開始喉嚨疼痛，進而感冒發燒，甚至頸痛、四肢關節疼痛，這都是三焦自體免疫系統的反應。人體有 600 個淋巴結，多散布在腋下、胸部與腹股溝，很重要的淋巴小節，則位在耳鼻咽喉部與盲腸，是全身臟器最重要的防衛組織；腸胃道黏膜有黏膜下相關淋巴組織(Mucosa associated lymphoid tissue, MALT)。耳鼻咽喉部的淋巴小節與相關淋巴組織(Broncha associated lymphoid tissue, BALT)會最先感應體外病毒，與反應體內臟器功能不良情形。

　　口腔咽喉的癢與痛，常與外生殖器官上下相關，外生殖器官癢的時候，常是長瘡疹痘的徵兆，出現時多疼痛，快好時多會癢。MALT 的機制在人體消化器官、呼吸器官、排泄器官裡面穿梭來去。

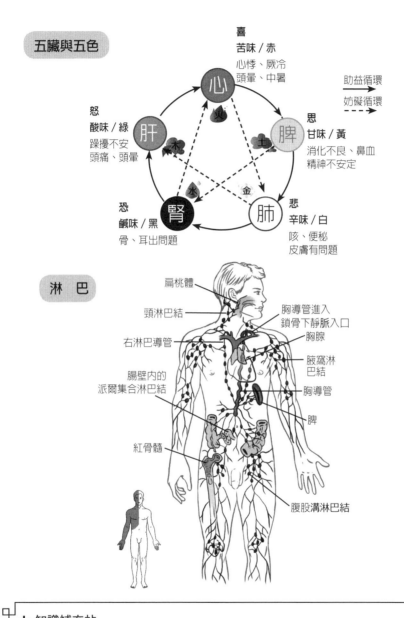

五臟與五色

淋 巴

助益循環
妨礙循環

喜
苦味 / 赤
心悸、厥冷
頭暈、中暑

怒
酸味 / 綠
躁擾不安
頭痛、頭暈

思
甘味 / 黃
消化不良、鼻血
精神不安定

恐
鹹味 / 黑
骨、耳出問題

悲
辛味 / 白
咳、便秘
皮膚有問題

扁桃體
頸淋巴結
右淋巴導管
腸壁內的
派爾集合淋巴結
紅骨髓

胸導管進入
鎖骨下靜脈入口
胸腺
腋窩淋
巴結
胸導管
脾
腹股溝淋巴結

＋ 知識補充站

　　痰分白痰及黃痰，其顏色及味道不同，有腥臭味，也有點甘甜；綠色濃痰有綠膿桿菌等，分類相當清楚。白色痰屬寒，感冒風寒為多；黃色痰屬熱，兼有腸胃問題。黃色痰嚴重時，痰既黏又稠，咳得很深，是肝腎不足或長期煩惱內傷。工作時，會經常輕咳，多為肺部有老化或纖維化的現象。

2-7 嗅病氣

　　嗅病氣味分爲病體氣味和病室氣味，嗅病室氣味以辨邪氣之虛實變化爲主。臨床上，嗅病氣，聞由病體及其室內所散發的氣味。以下是不同病體的氣味：

1. 瘟疫病人的病室多充滿霉腐臭氣。
2. 瘡瘍潰爛者，室內有腐爛惡臭味。
3. 若室內有血腥氣味，多爲失血證。
4. 尿臊味，多見於水腫晚期患者。
5. 爛蘋果樣氣味爲糖尿病。

以上均爲危重病證候。

　　第一對腦神經負責嗅覺，第八對腦神經負責聽覺，人出生時，嗅覺是最早出現的；死亡時，聽覺是最後消失的。第三、七、九、十對腦神經都是副交感神經爲主，負責口腔咽喉的感覺，嗅覺與口腔咽喉的感覺愈好的人，生命品質愈好，嗅病氣的能力就愈好。所謂「入芝蘭之室，久而不聞其香；入鮑魚之肆，久而不聞其臭」，人人都是一樣的。

　　舉例來看，句踐與班超等類型的人，自我要求很高，因此其嗅覺與味覺常會處於較佳的狀態。診察「視覺」、「嗅覺」和「味覺」，都是層層交疊，聞診以嗅覺和聽覺爲主，像句踐臥薪嚐膽正是經常張嘴，開口肌肉群比較強，成了長頸鳥喙，似老鷹，較狠。班超則因在沙漠中，得經常咬緊牙關，他的閉口肌肉群（咬肌、顳肌、內翼狀肌）必定有超人的耐力。兩人的咀嚼肌肉群與胸鎖乳突肌都很優質，他們受控於頸臂神經叢與第五～第十二對腦神經。兩人的三大類營養也很均衡〈蛋白質、脂肪、碳水化合物〉，生命活動中，

德智體群美發展優於常人。十二對腦神經從第一對腦神經嗅神經開始，到與味覺相關的第十二對腦神經舌下神經爲止，醫生的嗅氣診與病人的病氣都在十二對腦神經展現無疑。

　　如歌詞所唱「春風它吻上了我的臉」，人的觸覺感覺最敏感的部位是臉部與唇部。嗅覺、味覺、觸覺都在前面，聽覺在顳葉、視覺在枕葉。五覺在頭部、腦神經、腦內泌是完全吻合作業。我們愈願意去動它，腦部就會愈健康、敏捷。子曰：「隱居以求其志，行義以達其道」，每人都有無限的潛能，要把認爲不可能的做到可能。

　　蝴蝶以味道尋找食物，牠的第一對腦神經也是嗅覺，嗅覺愈好的蝴蝶，生命品質愈好。蝴蝶有趨光性；交配時看對方的色彩，以視覺爲主；蝴蝶靠嗅覺活著與傳承生命。人類各依其性，或喜歡色彩、或喜歡聽、或喜歡味道各有不同。到了老年，個人喜好的個性更加明顯。古賢所言「近朱者赤，近墨者黑」直指人性的常習，就是人際關係的薰染；於醫師而言，就該常常提醒自己「入芝蘭之室，久聞其香，入鮑魚之肆，久聞其臭，但求不與之化矣。」每一個病人，都應該視之爲醫師生涯中，第一次看到的病人，何其珍貴，即便是最後的一個病人，還是很珍貴，這個想法就是「但求不與之化矣，而渡化之矣。」以濟人爲職志。

腦神經

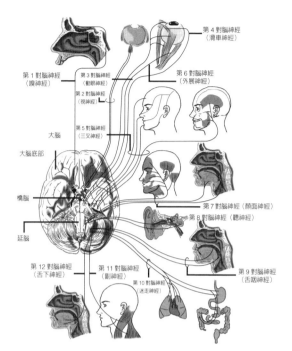

第 4 對腦神經
（滑車神經）

第 1 對腦神經
（嗅神經）

第 3 對腦神經
（動眼神經）

第 6 對腦神經
（外展神經）

第 2 對腦神經
（視神經）

大腦

第 5 對腦神經
（三叉神經）

大腦底部

橋腦

第 7 對腦神經（顏面神經）

第 8 對腦神經（聽神經）

延腦

第 12 對腦神經
（舌下神經）

第 11 對腦神經
（副神經）

第 10 對腦神經
（迷走神經）

第 9 對腦神經
（舌咽神經）

閉口肌肉群：咬肌、顳肌、翼內肌

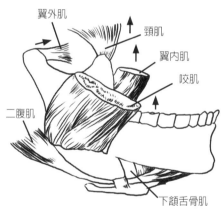

翼外肌

頸肌

翼內肌

咬肌

二腹肌

下頜舌骨肌

✛ 知識補充站

　　《孔子家語》：「孔子曰：『吾死之後，則商也日益，賜也日損。』曾子曰：『何謂也？』子曰：『商也好與賢己者處，賜也好說不若己者。不知其子，視其父；不知其人，視其友；不知其君，視其所使；不知其地，視其草木。故曰：與善人居，如入芝蘭之室，久而不聞其香，即與之化矣。與不善人居，如入鮑魚之肆，久而不聞其臭，亦與之化矣。丹之所藏者赤，漆之所藏者黑，是以君子必慎其所與處者焉。』」

2-8 嗅氣診理論

氣很奇妙，嗅氣診是完全用腦聞診，這是醫師面對病人的第一道感覺，稍縱即逝，需以誠摯的心與感恩的情來進行嗅氣診。譬如面對一個態度不友善（甚至是有敵意）的病人，氣場無法順暢對上，我的聲音是卡卡而脆弱的，大腦皮質、基底核及邊緣系統無法正常運作。相對而言，面對一個不排斥（善意）的病人，我可以感覺得到聲音是完整的，大腦皮質與基底核及邊緣系統可以正常運作。排斥與不排斥對大腦皮質大有影響，腦下視丘也大不同。這兩者之間，可以用奇妙的氣場，去感應，來分析。

嗅氣診從動容貌（鼻唇）開始，出辭氣（口腔與頸部）結束，三五下呼吸就作初部結論。鼻尖的素髎穴與鼻翼旁的迎香穴，是嗅氣診的開關三穴。嗅神經經由大腦過來，它的位置在視神經前面。第一對嗅神經聞到、第二對視神經看到，嗅氣診道理很簡單，願意去做就能做到。動容貌就要用到大腦皮質、正顏色用下視丘、出辭氣用到腦幹，腦幹與呼吸關係密切。步驟為：緩慢勻和地呼吸，動容貌（鼻唇）啟動了第一對與第二對腦神經→好好地呼吸，正顏色（整個臉部）啟動了第二對～第十對腦神經→出辭氣（口腔與頸部）啟動第九對～第十二對腦神經→好好地吞嚥。

人的腦部構造粗分為，大腦、間腦、腦幹（中腦與橋腦和延腦）與小腦。腦幹上接間腦下接脊髓，位於大腦下方，小腦前方。腦幹負責調節複雜的反射活動，包括調節呼吸作用、心跳、血壓等，對維持機體生命有重要意義。十二對腦神經之中，除了嗅神經和視神經，外腦幹還有動眼神經、滑車神經、三叉神經、外旋（外展）神經、顏面神經、聽（前庭蝸）神經、舌咽神經、迷走神經、副神經及舌下神經，共十對處理腦神經訊息的神經核。因此，醫學常以「腦幹死亡」為一個人失去生命的標準。動容貌，由嗅神經和視神經控制，以之端詳是否呼吸順暢。出辭氣，由第三至第十二對腦神經控制，以之端詳是否吞嚥自然自在。

嗅覺、視覺、聽覺、光覺、痛覺或肢體搖動的感覺等，都會刺激腦幹的網狀賦活系統，網狀賦活系統接到訊息後，會通知大腦皮質。大腦皮質有直覺（感覺）野、運動野、聯合野（記憶、人格特質、知性等統合機能）、基底核（大腦與肌肉動作的協調）及邊緣系統（生存行動與情感相關的機能）等系統。基底核反應大的動作，小腦反應小的動作。賦活系統告訴大腦訊息，通過間腦視丘，再告訴大腦開始要「做事了」；小動作的嗅氣診，是大腦通知小腦開始作業。這樣的作業系統，如果血液循環愈順，各腦幹網狀賦活系統的動作就愈順暢。嗅氣診主要是從「動容貌」端詳是否呼吸順暢，到「出辭氣」端詳是否吞嚥自然自在，從醫師自身的「呼吸順暢」與「吞嚥自然自在」的狀況，都一定可以感應（感覺）到病人的問題，進而提高整體診治療效。

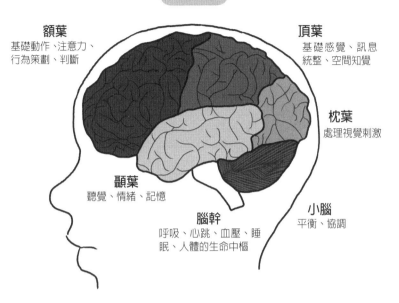

大腦皮質

額葉
基礎動作、注意力、
行為策劃、判斷

頂葉
基礎感覺、訊息
統整、空間知覺

枕葉
處理視覺刺激

顳葉
聽覺、情緒、記憶

腦幹
呼吸、心跳、血壓、睡
眠、人體的生命中樞

小腦
平衡、協調

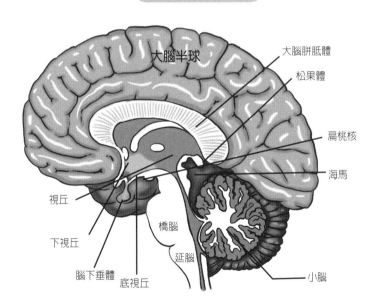

大腦皮質邊緣系統

大腦半球

大腦胼胝體

松果體

扁桃核

海馬

視丘

橋腦

延腦

小腦

下視丘

腦下垂體　底視丘

2-9 嗅氣診入門

《內經・九針十二原》：「刺之而氣不至，無問其數；刺之而氣至，乃去之，勿復針。針各有所宜，各不同形，各任其所爲。刺之要，氣至而有效，效之信，若風之吹雲，明乎若見蒼天，刺之道畢矣。」動容貌是從呼吸的動作，去感覺呼吸狀況是否順暢，就是感應大腦皮質與延腦等控制中樞，以及與胸腔機能互動的情況。鼻腔內有黏膜，是呼吸系統的氣管起始部，也負責嗅覺與構音，構音也影響出辭氣，這一樣受控制於大腦皮質與延腦等控制中樞。鼻腔黏膜下分布有豐富的血管來作空調作用，鼻腔上部的天庭區域以篩板與大腦額葉作分界，通過這些的血管（特別是上矢狀靜脈竇、海綿靜脈竇）、淋巴管、神經的交流，使得鼻與腦密切關聯。上矢狀靜脈竇位於頭顱表面硬膜的部位，從雞冠開始，終止於內枕隆突起，此區域的上矢狀靜脈竇、直靜脈竇、枕靜脈竇、左右橫靜脈竇等，合成靜脈竇交會。嗅氣診從動容貌（鼻唇）開始，如呼吸順暢與否、鼻子舒服與否，就可以初診病人的頭腦與胸腔機能的情況。

出辭氣吞嚥的感覺，是感應消化與腹腔機能的情況，和下頜骨的肌肉群及腦部息息相關。下頜骨的肌肉群包含舌骨上肌群、舌骨下肌群、咀嚼肌、咬肌、翼內肌、額肌、翼外肌、二腹肌、下頜舌骨肌、骸舌骨肌、莖突舌骨肌、胸骨舌骨肌、肩胛骨舌骨肌、甲狀舌骨肌、環狀舌骨肌等。醫師自己這部位的瞬間感覺，常常會是一個病人完整的反應。十二經脈中，有十三條路線通過橫膈膜，健康的人，呼吸順暢且吞嚥自然自在。不健康的人，如胸悶是呼吸不順暢；如腹脹則是吞嚥不自然不自在，十二經脈中，胸悶者「循喉嚨（氣管）」的路線出問題，腹脹者「咽（食道）」的路線出問題，兩者以橫膈膜爲楚河漢界，最常見的問題是胃酸逆流食道。用心感覺診斷之，就可以瞭解病人的消化與呼吸機能的情況。

有五個感覺：第一對嗅神經、第二對視神經屬於靜的腦神經，聞到、看到，神經傳導是從外面進去的，不會放出來，屬求心性——往內心求——入力、in put；就是動容貌，感應胸腔循環系統與呼吸系統

小博士 解說
《內經・氣交變論》：「善言天者，必應於人，善言古者，必驗於今，善言氣者，必彰於物，善言應者，同天地之化，善言化言變者，通神明之理，非夫子孰能言至道歟！乃擇良兆而藏之靈室，每旦讀之，命曰《氣交變》，非齋戒不敢發，慎傳也。」我試驗過，台東縱谷精製梅肉精與一般的青梅精，各取一匙加等量熱開水，梅肉精立即可溶又勻整而烏黑，青梅精完全不可溶又清澈。嗅聞比較兩種的差異，輪流各聞三次，聞了梅肉精後我的音量大又清澈，右後腦與左額微微冒熱汗，青梅精則沒有感應。梅肉精之於嗅聞診，正是「善言氣者，必彰於物，善言應者，同天地之化」。

的感覺。另外，三條屬於動的腦神經，第十一對副神經是胸鎖乳突肌與斜方肌屬動的，神經傳導是從裡面放出來的，負責頸項部分重要肌肉的動作。第九對舌咽神經與第十二對舌下神經負責舌頭的動作。屬於遠放——出力、out put；關係著吞嚥自然不自然，這樣就是要來出辭氣，感應腹腔消化系統與排泄系統的感覺。

　　小腦負責肌肉，延腦負責呼吸，是生命中樞。十二對腦神經，從嗅神經開始，嗅神經的結構不同於其他十一對腦神經，

幾乎與頭腦和肢體生息與共，身體運動夠則小腦與延腦優勢展現。體能好，大腦控制的嗅覺就會更敏銳。容易中風及感染濾過性病毒的人，大多腦幹區域比較弱；四肢不好的人，小腦比較弱；呼吸不好的人延腦比較弱；健忘或比較笨的人大腦比較弱，每個人都有其弱點。生活機能佳，則腦幹優質，十二對腦神經有十對在腦幹上；生活機能好的人，第九對腦神經舌咽神經、第十對腦神經舌下神經也會隨之優良。

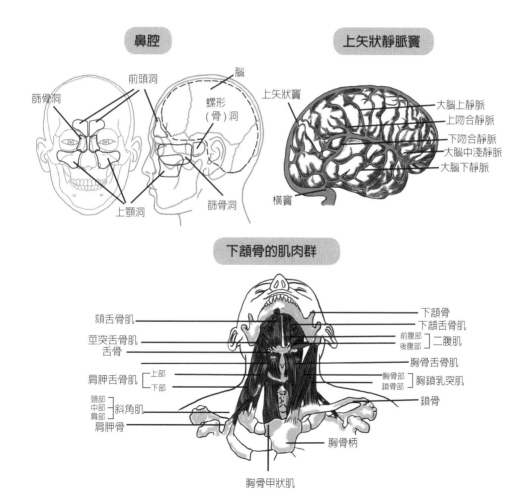

鼻腔

篩骨洞
前頭洞
腦
螺形（骨）洞
上顎洞
篩骨洞

上矢狀靜脈竇

上矢狀竇
大腦上靜脈
上吻合靜脈
下吻合靜脈
大腦中淺靜脈
大腦下靜脈
橫竇

下頷骨的肌肉群

頦舌骨肌
莖突舌骨肌
舌骨
肩胛舌骨肌　上部　下部
頸部　中部　肩部　斜角肌
肩胛骨

下頷骨
下頷舌骨肌
前腹部　後腹部　二腹肌
胸骨舌骨肌
胸骨部　鎖骨部　胸鎖乳突肌
鎖骨
胸骨柄
胸骨甲狀肌

2-10 嗅氣診一道

　　動容貌呼吸的感覺，嗅氣診一道一來是「感觸」到「表裡」善惡多少，感觸眉心印堂穴直上入髮際五分的神庭穴區；再評比左右兩側的頭維穴區，頭維穴位於神庭穴旁四寸五分，爲飲食脈氣所出之處，當兩側額角入髮際處。頭指頭部，維指邊際，有維護頭部和思考的意義。

　　頭殼正中央有兩條靜脈，上矢狀靜脈在上面，下矢狀靜脈在下面，通常，上矢狀靜脈走右側的頭部，下矢狀靜脈走左側的頭部，上矢狀靜脈是把腦脊髓液收回來（腦脊髓液大約 30~140 毫升），下矢狀靜脈將海綿靜脈竇等血液收回來。嗅氣診一道先是感觸到神庭穴區，再評比左右兩側的頭維穴區，即評比上矢狀靜脈與腦脊髓液，以及下矢狀靜脈與海綿靜脈竇等的優劣。

　　通常「滿頭大汗」是導靜脈排出體外的，所以導靜脈溝通顱內與顱外（頭皮跟腦部的血管）。因爲導靜脈沒有瓣膜，所以流出去也可能流進來，如果運動量大者，滿頭大汗就流出去；如果縮著都不動，還要吹冷氣、吃得飽飽的，那它就會往下沉，造成大腦的排泄物沒辦法排出腦部。但它不見得會回到心臟；正常情況應該要流汗排出去，或者隨著頭殼的上矢狀靜脈或下矢狀靜脈回來。若左邊的頭維穴區微微冒汗，是下矢狀靜脈與海綿靜脈竇等有問題，多是飲食方面有小狀況；若右邊的頭維穴區微微冒汗，是上矢狀靜脈與腦脊髓液等有小狀況，多是臟器方面的問題。

　　動容貌呼吸的感覺，嗅氣診一道二來是「感覺」到「寒熱」多少，以通天穴爲主導，百會穴爲輔，輔助診治旁開各一寸五分的通天穴，通天穴處膀胱經脈至高之位（通，指通達；天，指位高）。通天穴後一寸五分爲絡卻穴（卻，退還。經氣從巔入絡腦），此五穴區通天絡腦。嗅氣診一道再來是再緩緩呼吸用心感覺，評比左右兩側百會穴、通天穴和絡卻穴等，左側穴區微微冒汗或刺刺的，是下矢狀靜脈與海綿靜脈竇等有問題，多是飲食方面的問題稍大；右側穴區，微微冒汗或刺刺的，是上矢狀靜脈與腦脊髓液等有問題，多是臟器方面的問題稍大。

　　動容貌呼吸的感覺，嗅氣診一道三來是「感受」到「虛實」多少，以玉枕穴爲主導，玉枕穴位於玉枕骨處（入寢時頭枕之處）。絡卻穴、玉枕穴、天柱穴、腦戶穴、啞門穴等八穴區，絡卻穴下一寸五分爲玉枕穴，玉枕穴下爲天柱穴（天，上部；柱，指支柱。喻人體之頸項。穴位於頸椎骨上，支撐頭顱）。玉枕穴在腦戶穴旁一寸三分；天柱穴在啞門穴（項正中入髮際五分）旁開一寸三分，五穴環環相扣，病證之輕重，從此五穴即能綜覽無遺。

頭維、百會、天柱、啞門、絡卻、玉枕穴位圖

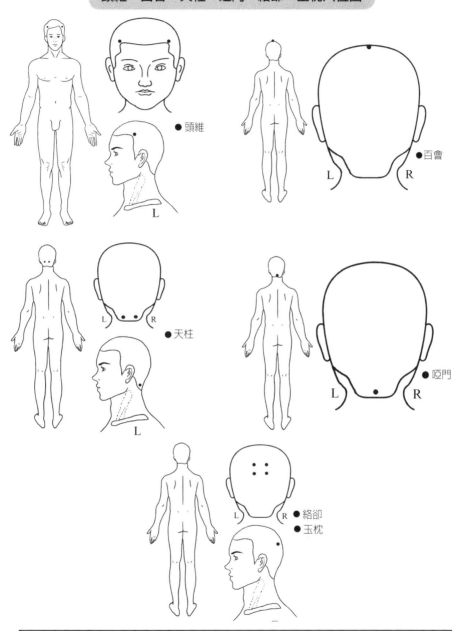

● 頭維

● 百會

● 天柱

● 啞門

● 絡卻

● 玉枕

✚ 知識補充站

　　曹劌論戰：「夫戰，勇氣詞解也。一鼓作氣，再而衰，三而竭。彼竭我盈，故克之。夫大國難測也，懼有伏焉。吾視其轍亂，望其旗靡詞解，故逐之。」一盛，二衰，三竭。伏懼，轍亂，旗靡。一滯留，二障礙，三堵塞。

2-11 嗅氣診二道

嗅氣診二道一來是感覺陽白穴區(陽，指頭額部；白，光明之意)，輕盈或凝滯，所屬的額竇與相關的海綿靜脈竇，必然與之生息相映。陽白穴在眉毛中央上方約一寸，直對瞳子髎；四白穴(四，四方、寬闊之意；白，光亮)在目下一寸，直對瞳子，位於顴骨孔內，是顴骨最高點下側的凹洞，與通過海綿靜脈竇的第五對腦神經(三叉神經)生息與共。嗅氣診時需面對病人，從動容貌鼻尖的素髎穴與鼻翼旁的迎香穴開始，進行三到五下的緩和呼吸，就評比陽白穴區與四白穴區，四穴的輕靈與僵滯，若脈象趨於陰陽平和，嗅氣診四穴愈輕靈，必然身心歡愉；反之，嗅氣診四穴愈僵滯，腹腔與腦心血管問題愈多，如此，必有助診治越加精確。

鼻竇的內裡襯有呼吸上皮(假復層纖毛柱狀上皮)，使鼻竇的自然通氣率極慢，可以避免其黏膜表面過於乾燥，而且是一個高二氧化碳、最少病原體可以進入的近無菌環境。其中，上頜竇裡氣體的組成類似靜脈血液中的氣體組成，和一般呼吸的空氣相比，上頜竇裡的二氧化碳含量高，氧含量低。上頜竇配合免疫系統，可防止致病原入侵。每個人都有四對鼻竇，分別是：(1)上頜竇：位於眼睛之下的上頜骨(開口在鼻子後方的篩竇半月裂孔)，是四對鼻竇中體積最大的一對；(2)額竇：位於眼睛之上的額骨(額骨是形成前額堅硬部位的骨頭)；(3)篩竇：是在鼻子和眼睛之間、篩骨附近的數個獨立氣室；(4)蝶竇：位於頭顱骨底部中心的蝶骨。

嗅氣診理論上分：一道是入門，二道是登堂，三道是入室。實際運用上，分類一來是基礎運用，二來是進階運用，三來是精準運用。嗅氣診二道二來是，感覺到「陽白穴額骨區」，與「四白穴顴骨區」；若四白穴顴骨區輕靈，陽白穴額骨區僵滯，頭腦部的生理運作較不良；相對而言，若陽白穴顴骨區輕靈，四白穴額骨區僵滯，體軀部的生理運作較不良。醫師在緩緩呼吸時需好好進行嗅氣診，尤其是評比陽白穴額骨區與四白穴顴骨區的時候，要緩緩吞嚥口水，用心感受；通常，喉部的廉泉穴、天突穴與胸部的璇璣穴三穴區僵滯的話，陽白穴額骨區與四白穴顴骨區也會僵滯，體軀部的生理運作問題也隨之較大；相對而言，若毫不僵滯，體軀部的生理運作多半沒有問題。

嗅氣診二道三來是感覺比較左側的陽白穴額骨區，與右側的陽白穴額骨區，感應著額竇與額部的靜脈循環。頭殼正中央有兩條靜脈，頸內靜脈分成顱內枝與顱外枝，顱內枝上端於頸靜脈孔處與乙狀竇相續，匯集腦部的靜脈血。上矢狀靜脈在上面走右側的頭部，把腦脊髓液送回頸內靜脈，腦脊髓液常與右頸靜脈朝夕與共；下矢狀靜脈將海綿靜脈竇等血液送回頸內靜脈，海綿靜脈竇等常與右頸靜脈朝夕與共。醫師在緩緩呼吸與用心嗅氣診時，要感受他自己左側的陽白穴額骨區，與右側的陽白穴額骨區，兩者之間的輕靈與僵滯差異，同時看病人頸部「人迎」動脈區，從亮度了解心臟情形。右頸亮、左頸較多靜脈突顯而枯暗，表示頸靜脈回流比較不順暢，心臟主動脈出來比較不良。

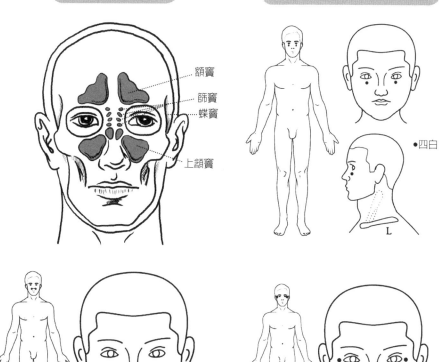

鼻腔有四個鼻竇

額竇
篩竇
蝶竇

上頜竇

四白、迎香、瞳子髎穴位圖

●四白

●迎香

●瞳子髎

✚ 知識補充站

　　通常，人呼吸平均一分鐘約 12~15 次，吞嚥口水平均一分鐘約 16 下，而一天正常是吞 400 下，吃東西 150 下、睡覺時 50 下、其他及講話等 200 下。醫師緩緩呼吸時與用心嗅氣診時，感受到自己的左側的陽白穴額骨區，與右側的陽白穴額骨區，一定要把握「緩緩呼吸」狀態。吞嚥的感覺自然自在，可感應旁人的情況，確認是否付諸行動，計畫是否能夠落實。從醫師自身的感覺，去感應與感覺病人的問題，感同身受落實執行醫師的父母心。

2-12 嗅氣診三道

嗅氣診三道一來是評比感覺頭上五行的輕靈僵滯，當醫師緩緩呼吸時與用心嗅氣診時，第一次緩緩呼吸感觸特別真確。頭上五行二十五穴中從強間穴到風府穴共約三寸的腦幹，是嗅氣診遇到問題時最先有感覺的，若是輕靈可能是體軀臟器的問題；若是僵滯可能是腦部或精神上的問題；第二次緩緩呼吸感覺更真確，第三次緩緩呼吸的感受則是最真確。

嗅氣診三道二來是評比感覺尻上五行的輕靈僵滯，尻上五行二十五穴中，從命門穴、腰俞穴和長強穴三穴的腰骶幹，是嗅氣診尻上五行，若是輕靈則多半有消化方面的問題；若是僵滯則可能是排泄方面的問題；通常，三次之後再繼續進行嗅氣診，準確率會低下。

嗅氣診三道三來是評比感覺頭上五行的輕靈僵滯，與尻上五行的輕靈僵滯，孰輕孰重，當醫師緩緩呼吸與用心嗅氣診時，頭上五行較僵滯，可能是腦部或精神上的問題；尻上五行較僵滯，可能是體軀臟器的問題；兩者都僵滯，可能是大病或久病，少部分是身心俱疲。

人體的手腳動作，控制於脊髓的頸膨大與腰膨大，實際作業的是頭臂神經叢控制上肢，腰骶神經叢控制下肢，前者與因為胸椎後彎而造成的駝背關係很大，後者與腰骶椎後彎而彎腰關係密切。生活品質與腦及脊髓是一致的；日常生活活動功能，與四肢及周圍神經共同作業，頭上五行與尻上五行就是這一切的基礎。自我要求優良的生活習慣，才可以讓長相、體態優良。

頭部有頭上五行，五五二十五，共有二十五個穴道，後腦下的枕骨與第一頸骨間有風府穴，其上三寸有強間穴，強間穴下一點五寸是腦戶穴、再下一點五寸是風府穴，再下零點五寸是啞門穴（在第一、二頸椎間）。從強間穴到風府穴共約三寸的腦幹，是我們遇到問題時最常摸的後腦杓，頭上五行二十五個穴道，以此穴群為主幹。《內經・骨空論》：「腰痛不可以轉搖，急引陰卵，刺八髎與痛上，八髎在腰尻分間。」會陽穴屬於膀胱經脈，在督脈的長強穴旁，上面有重要的八髎穴，男女的盆膈膜，多反映在這些穴區，女人的子宮骶骨韌帶的活力與老化狀態，更加反應在這些穴區，光澤亮麗的人活得輕鬆愉快，會陽穴區與八髎穴區枯黯乾澀的人，活得一定很辛苦。

《內經・水熱穴論》：「五十九穴」中之上星、囟會、前頂、百會、後頂等五穴，加上五處、承光、通天、絡卻、玉枕、頭臨泣、目窗、正營、承靈、腦空等二十穴，共二十五穴，稱為頭上五行。

《內經・水熱穴論》：「水（腎）俞五十七穴」中之脊中、懸樞、命門、腰俞、長強、大腸俞、小腸俞、膀胱俞、中膂俞、白環俞、胃倉、肓門、志室、胞肓、秩邊等，共二十五穴，稱為尻上五行。

頭部重要氣穴

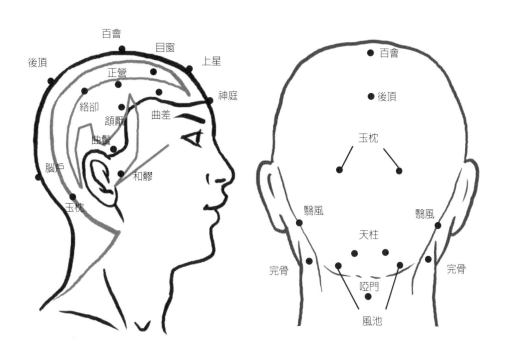

+ **知識補充站**

　　《玉房秘訣》中提及五徵觀其變：「一面赤，則徐徐合之；二乳堅鼻汗，則徐徐內之；三嗌乾咽唾，則徐徐搖之；四曰陰滑，則徐徐深之；五曰尻傳液，徐徐引之。」又五欲知其應：「一意欲得之，則屏息屏氣；二陰欲得之，則鼻口兩張；三精欲煩者，則振掉而抱男；四曰心欲滿者，則汗流濕衣裳；五曰其快欲之甚者，身直目眠。」

2-13 嗅氣診針砭道

嗅氣診針砭道，從動容貌（鼻唇）開始，出辭氣（口腔與頸部）結束，從醫師自身的感覺，感應與感覺病人的問題，落實執行醫師父母心，感同身受。醫師緩緩呼吸時，用心感受璇璣穴、華蓋穴、紫宮穴、玉堂穴與膻中穴的輕靈與僵滯，這些穴道幾乎都與心臟的情況裡外相關。病人心臟的問題與腹腔的問題，多會與之呼應。

主動脈與左心室相通，肺動脈幹與右心室相通，主動脈是身體最大的動脈，直徑有 2.5~3.5cm。形如拐杖，弓形開端，向下直到骨盆區，主動脈分為胸主動脈（位於胸腔），營養食道、心包、肺部和氣管的動脈。胸主動脈可以再分成升主動脈、主動脈弓和降主動脈等部分。升主動脈整個位於胸腔，數厘米長。冠狀動脈起於主動脈瓣上方的動脈底端，營養心肌。

主動脈弓是升主動脈的延伸部分。也位於胸腔，下接降主動脈。主動脈弓營養頭部和手臂。主動脈弓處有壓力感受器，它能感受血壓的變化，透過傳入衝動到中樞，實現神經調節。

主動脈峽即主動脈弓的末端，是降主動脈的開始。主動脈弓下降到橫膈為止，位於心臟之後。它的上端在食道之前，而下端在食道之後。

緩緩吞嚥口水時，好好地感同身受廉泉穴、天突穴與璇璣穴的輕靈與僵滯；頸動脈體、頸動脈竇與主動脈竇及頸總動脈等，多少會感應在廉泉穴、天突穴與璇璣穴區，愈不舒順或僵滯者問題愈多，關係著頸動脈竇與主動脈竇功能的物理性血壓機制，強化了頸動脈體與延髓功能的化學性血壓機制。頸動脈竇位於頸總動脈分叉內頸動脈血管壁的周邊感壓接受器，能經由舌咽神經輸入神經纖維，將訊號傳入延腦的孤立束核，再改變自主神經系統活性，調節全身血壓。交感神經興奮引發心跳變快、血管收縮、周邊阻力及血壓上升；副交感神經（第十對腦神經迷走神經）興奮則使心跳變慢與血壓下降。

醫師緩緩呼吸時，面對病人，感受璇璣穴、華蓋穴、紫宮穴、玉堂穴與膻中穴。醫師緩緩吞嚥口水時，一樣感受廉泉穴、天突穴與璇璣穴；兩者都以璇璣穴為樞紐，璇璣穴在天突穴下一寸六分，膻中穴上六寸四分，胸骨正中線上，璇璣（星宿名，或測天文之儀器、儀上樞軸亦名璇璣，司全儀之運作）。當肺之位而應天象，下臨紫宮穴以應心君，如儀上璇璣居樞紐之位。針灸診治前的不舒順或僵滯，針灸診治過程當中，醫師緩緩呼吸與吞嚥口水舒順度，幾乎都與病人氣脈舒順或僵滯的情況相呼應。

小博士解說

《內經・方盛衰論》：「診有大方，坐起有常，出入有行，以轉神明，必清必淨，上觀下觀，司八正邪，別五中部，按脈動靜，循尺滑澀寒溫之意，視其大小，合之病能，逆從以得，復知病名，診可十全，不失人情。」臨床上，嗅氣診針砭道，醫師緩緩呼吸與好好感受時，先決條件是「坐起有常，出入有行」，多可以透過這些學習，練好嗅氣診針砭道。

主動脈的全體像

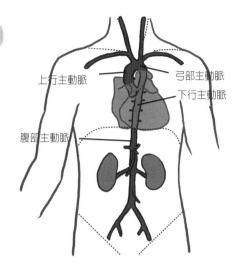

上行主動脈　　　弓部主動脈
　　　　　　　　下行主動脈

腹部主動脈

胸部任脈要穴

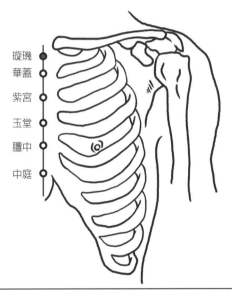

璇璣
華蓋
紫宮
玉堂
膻中
中庭

✚ 知識補充站

　　人腦的呼吸中樞在橋腦與延腦，其中的韻律調節中樞只有在吸氣時有作用，很自然的刺激橫膈膜及肋間外肌，呼氣時不動（一般人吸氣 2 秒，呼氣 3 秒）。頸動脈體則是重要的化學感受器，位於頸內、頸外動脈分叉處的後方，頸動脈體接受動脈小分支的血液供給，是全身血液供應最豐富的器官，每百克組織，每分鐘約 2400 毫升，頸動脈體檢知血中 CO_2 的分壓，透過副交感（第九對腦神經舌咽神經）傳送血中的情報給延腦（呼吸中樞）增加呼吸數。嗅氣診針砭道，醫師緩緩呼吸，針砭之前與之後，仔細感受評比自己診治病人的情況。

第3章

問診

　　醫生在關注患者生理疾病的同時，更要關注患者的生活狀況對疾病的影響，稍不用心，多會成為瞎子摸象。患者不是單純的生物機體，是有著複雜社會關係，和豐富心理活動的人。醫生如果能付諸關愛的問診語言刺激，可以消除患者因病引發的消極心理狀態，增加對醫生信任程度，從而積極配合治療，並提高大腦及整體神經系統的張力，激發機體的潛力，增強對疾病的抵抗力，和對環境的適應能力。醫生能在患者疾病早期明確問診的話，在治療疾病時能少走彎路，減少漏診或誤診，這是醫生的職責，也是功德。

　　《內經·陰陽應象大論》：「善診者，察色按脈，先別陰陽；審清濁，而知部分；『視喘息，聽音聲，而知所苦』；觀權衡規矩，而知病所主。按尺寸，觀浮沉滑澀，而知病所生；以治無過，以診則不失矣。故曰：病之始起也，可刺而已；其盛，可待衰而已。故因其輕而揚之，因其重而減之，因其衰而彰之。形不足者，溫之以氣；精不足者，補之以味。其高者，因而越之；其下者，引而竭之；中滿者，瀉之於內；其有邪者，漬形以為汗；其在皮者，汗而發之；其慓悍者，按而收之；其實者，散而瀉之。審其陰陽，以別柔剛，陽病治陰，陰病治陽，定其血氣，各守其鄉，血實宜決之，氣虛宜掣引之。」

　　問診包括疾病的發生、發展、演變和診治全程：

1. 起病情況及時間，是急起或緩起。
2. 主要癥狀部位、性質、持續時間和程度、緩解或加劇因素。
3. 病因與誘因，有助診治和預防。
4. 病情發展與演變，癥狀加重、減輕或新的癥狀。
5. 伴隨癥狀常是鑑別診斷的依據。
6. 診治經過，就診前接受過其他醫療單位診治。
7. 全面評估患者病情，預後及採取什麼輔助治療。

　　問診是醫生對患者或陪診者詢問，獲取病人病情的診察方法。問診內容，病人一般情況、主訴、現病史（包括發病情況、病程經過、診治經過、現在症狀

等）、既往史、個人生活史、家族史等，問診是了解病人病情，診察疾病的重要方法。人有所惡，與所不喜，投其所好，不失人情與病情。

「五臟病各有所得者愈，五臟病各有所惡，各隨其所不喜者為病。」問清楚，想明白，自覺症狀主要靠問診，問診並有助於他覺症狀的發現。問診的一般內容及主訴大致與西醫問診相同，首先抓住主訴，即病人就診時自覺最痛苦的一個或幾個主要症狀及時間，圍繞主訴的症狀，深入詢問現病史，則需根據中醫的基本理論，從整體出發，按辨證要求，搜集資料，與西醫問診的重點有所區別。

一、一般問診

包括姓名、性別、年齡、婚姻、職業、籍貫、住址等，了解一般情況，可取得與疾病有關的資料，不同的年齡、性別、職業、籍貫等可有不同的生理狀態和不同的病證，如麻疹、水痘，百日咳多見於小兒；青壯年患病以實證多見；老年人體弱久病以虛證多見，婦女除一般疾病外，還有經、帶、胎、產等特有疾病。矽肺、鉛中毒、汞中毒與職業病有關。

二、現病史

1.起病到就診時疾病的發生、發展、變化及治療經過：起病的原因、過程及症狀，發生症狀的部位及性質，突然發病或起病緩慢，發病的誘因。了解疾病的經過和主要症狀的特點及變化規律，例如是持續性還是間歇性，加重還是減輕，性質有無變化，病程中是否經過治療，曾服何藥，有何反應等等。了解起病的過程，對於掌握疾病發生、發展和變化規律，指導辨證治療，有重要意義。

2.現在症狀：小兒患者病史依靠詢問家屬及陪帶人員，除一般內容外，還應詢問出生前後，生長和發育狀況，父母、兄妹等健康情況，預防接種史，傳染病史等。

三、過去史及個人史、家族史

了解病人既往健康情況，曾患過何病，作過何種治療。素有肝陽上亢者，可引起中風。素有胃病、癲癇、哮喘、痢疾等，均易復發。

個人和生活起居習慣、飲食嗜好、婦女的孕產情況對病情會有一定影響，對患傳染性和遺傳性疾病者，詢問病人的家族史，有助於診斷。

如何在醫患的關係中，改善了患者的生活的習慣。睡眠的習慣一定影響睡眠的品質，進而妨害飲食習慣，恐造成內分泌失調，導致飢餓與口渴，問診食飲之渴餓，之有所安與有所不安，習慣性晚睡的影響，多帶有宵夜的問題；早午餐多見於晚起來的人，這兩個族群的重疊性很高。日夜輪班工作的人，會出現生理韻律混亂，具有發癌性，造成內分泌代謝與行動方面概日韻律機構無法相互同調，此時褪黑激素就很重要，褪黑激素（睡眠）有防治癌症的效果；反之，韻律週期紛亂日久，對健康影響很大，必會造成多重的韻律機構紛亂。

3-1 寒熱

《傷寒論》都是陽與陰的論析，人是陽，天地就是陰，生命的生理作業，評估心臟的脈動是很 Local（當地、當事人）的觀點，體溫寒熱變化必受外界影響，是很 Global（太陽、宇宙）的觀點，現代的內科學有時間內科學，就是從 Local 與 Global 的協調觀點 Glocalization，甚至自律神經方面的疾病，可靠心率回饋儀（Heart Ratio Variablity, HRV）看出端倪。近來生理回饋儀、EEG 腦波（2~32Hz）、HRV 心率（1~300次/分）、EMG 肌電（3~32Uv）回饋等都與生理時鐘息息相關，腦下垂體前葉釋出的褪黑激素（Nelatonin）是 24 小時律動的分泌，關係著體溫調節，與自律神經方面的調節，賦予人體相當的免疫機能。太陽病發燒很快都超過 38℃，脈浮以寸口脈太淵穴區為主；少陰病發燒較慢，多不超過 38℃，脈微細以少陰脈（太溪穴區）為主。

問寒熱：惡寒、發熱常是某些疾病的主要表現，注意有無惡寒、發熱、時間、發作特點和惡寒發熱的關係及輕重。

1. 惡寒發熱：惡風輕度發熱感、惡寒發熱、寒邪、濕熱邪、發熱輕度惡寒。
2. 但寒不熱：畏寒不發熱，怕冷，手足發涼，體溫低，為陽虛裡寒證。顏面蒼白、四肢冷、畏寒、寒氣病變部位冷痛、脘腹部冷痛。
3. 但熱不寒：發熱不惡寒，多為裡熱證。高熱、口渴、尿赤，便秘，為裡實熱證。
4. 陰虛潮熱（骨蒸潮熱）：久病潮熱，五心煩熱，骨蒸勞熱，多為陰虛內熱證。
5. 濕溫潮熱。
6. 陽明潮熱（日晡潮熱）。
7. 長期微熱：夏期發熱、陰虛發熱、氣虛發熱。
8. 五心煩熱。
9. 寒熱往來：定期或不定期的寒熱往來。
10. 寒熱挾雜：惡寒發熱同時並見，多為表證或半表裡證。惡寒重，發熱輕，多為表寒證；發熱重，惡寒輕，多為表熱證；惡寒與發熱交替出現，稱寒熱往來，多為半表半裡證。表寒裡熱、表熱裡寒、上熱下寒、上寒下熱、真熱反寒、真寒反熱。

感冒發燒不會有倦怠感，而有咳嗽、流鼻水、咽喉痛，稍微發燒，明顯的倦怠感可能是心肌炎。急性病毒性肝炎發燒、多噁心、食慾低下。感染性心內膜炎發燒多盜汗。急性腎炎發燒多惡寒、背痛、噁心、嘔吐。化膿性膽管炎發燒、惡寒、戰慄、右季肋部痛。微發燒而有倦怠感只要不是感冒，就有可能是急性肝炎或急性心肌炎，發燒又噁心、嘔吐可能是腸胃炎，老弱者可能是心肌梗塞或腦血管障礙，發燒又關節痛是關節炎。臨床上，除了局部內臟細菌感染發燒之外，蜂窩性組織炎、牙髓炎、髓膜炎等都有可能發燒。

風熱病證

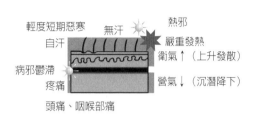

輕度短期惡寒　無汗　熱邪
自汗　嚴重發熱
病邪鬱滯　衛氣↑（上升發散）
疼痛　營氣↓（沉潛降下）
頭痛、咽喉部痛

陽明（日晡）潮熱

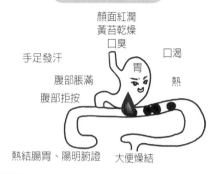

顏面紅潤
黃苔乾燥
口臭
手足發汗　　　口渴
腹部脹滿　　　熱
腹部拒按
熱結腸胃、陽明腑證　　大便燥結

起潮

a 陰虛（骨蒸）潮熱

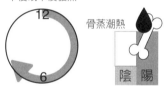

午後或半夜發熱

骨蒸潮熱

陰　陽

五心煩熱、盜汗、頰赤、口咽乾燥、
紅舌少津

b 濕溫潮熱

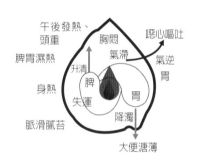

午後發熱、　胸悶　　噁心嘔吐
頭重　　　氣滯
脾胃濕熱　　　　　　氣逆
升清　　　　　　胃
身熱　　脾　胃
降濁
脈滑膩苔
大便溏薄

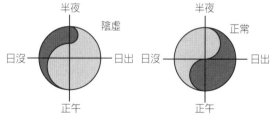

半夜　　　　　　半夜
　　陰虛　　　　　　正常
日沒　　日出　日沒　　日出
正午　　　　　　正午

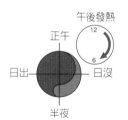

午後發熱
正午
日出　　日沒
半夜

＋ 知識補充站

　　發燒病理機轉，發熱物質的產生源是吞噬細胞、淋巴球等，它的介質分內因性發熱物質，與外因性發熱物質（病毒、細菌），透過下視丘等刺激體溫中樞，但是惡性症候群則會使得體溫調節機轉失常，發燒同時伴見的症狀是最重要的診斷資料。　疾病的第一警覺線，不外乎發燒（體溫升高或低溫、怕冷）、血壓（過高或過低）、血糖（食前、食後），血脂肪三高等。

3-2 汗

吃辣流汗：屬肝胃的汗；跑步流汗：屬心臟的汗；泡 spa 流汗：以肝臟爲主，皮膚等周圍神經先感覺；天氣熱流汗：以肺臟爲主，因熱刺激腦下垂體流汗來控制體溫，熱過容易引起休克；緊張流汗：以腎臟爲主；半夜流汗：屬肝，爲虛汗；清晨胸口出汗：屬肺，虛汗，多運動不足。

一、汗的種類：(1) 自汗；(2) 盜汗；(3) 戰汗；(4) 大汗；(5) 汗出多少及特點。

二、出汗時間：(1) 無汗；(2) 自汗；(3) 發汗。

三、發汗部位
1. 頭汗
   (1) 汗頭部：煩熱、身體不揚、耳鳴、顏面紅潮
   (2) 重病末期突然頭額部汗出
2. 半身的汗
3. 手足的汗

四、發汗的溫度：冷汗、熱汗、汗與預後
1. 外感病發熱惡寒而有汗者，爲表虛證；發熱惡寒而無汗者爲表實證。高熱大汗出而不惡寒者爲裏熱盛。
2. 日間經常出汗，活動後更甚，汗後自覺發涼，氣短乏力，稱爲自汗，多爲氣虛陽虛。
3. 入睡後出汗，醒來汗止，稱盜汗，多屬陰虛。
4. 出汗局限於頭部，可見於熱不得外泄，鬱蒸於上的濕熱證；半身出汗、多屬氣血運行不周。全身汗出，大汗淋漓不止並見身涼肢冷，屬陽氣欲絕的亡陽證。

體溫調節最重要的是下視丘與腦底部的視索前野（Preoptic area）。視索前野反應溫度變化，溫度上升，肢體活動增加靠「溫神經元」。溫度低下，肢體活動減少靠「冷神經元」，體溫調節反應的回饋信號很重要。視索前野的溫度感受性神經元負責加溫應答，身體其他溫度感受部位（延腦、脊髓）隨之反應出皮膚的溫度變化，視索前野稱爲「體溫調節中樞」。

《內經‧上古天眞論》春夏秋冬的生活起居活動要領，少陰欲解時辰與厥陰欲解時辰，隨著太陰欲解時辰作調整。睡覺方面，春夏之季要晚睡，將「太陰」欲解時辰移往少陰欲解時辰；秋冬之季早睡就固守太陰欲解時辰。醒來方面，春夏秋都是早起，固守「太陰」欲解時辰，冬季晚起，則彈性調整將「太陰」欲解時辰移往「少陰」、「厥陰」欲解時辰。體溫的變化幾乎在 36.0~37.5 度，最高是上午 4~6 點（寅卯時辰），最低是在下午 4~6 點（申酉時辰），通常，年輕力壯多可以晚睡早起，年老體弱則一定要早睡晚起。

腦的呼吸中樞在橋腦與延腦，有三個呼吸中樞：
1. 韻律調節中樞，只有在吸氣時有作用，很自然的刺激橫膈膜及肋間外肌，呼氣時不動〈一般人吸氣 2 秒，呼氣 3 秒〉，就像植物人仍能有韻律的呼吸。
2. 呼吸調節中樞，腦子令呼氣加快、加多。像中風半身不遂者需要呼吸調節中樞來加強呼氣。
3. 持續性吸氣中樞，像跑馬拉松者需要持續性吸氣中樞以加強吸氣，練功者亦同。問診患者的呼吸安與不安，具有高度診斷價值，有利於醫患良性溝通，是醫師正確施治的前提。良好有效的醫患溝通始於問診。多數患者對醫學知識知之甚少，問診語言可助患者增強治病信心。

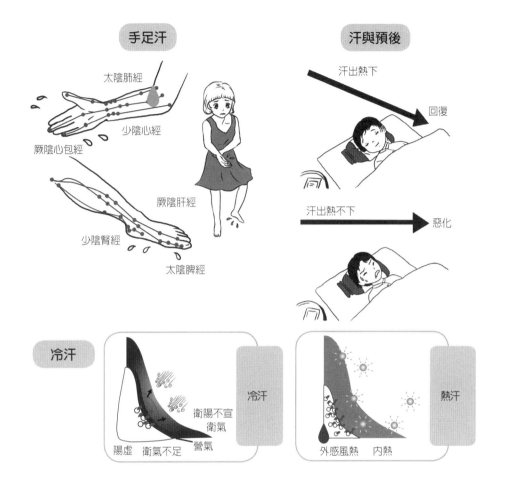

手足汗

太陰肺經

少陰心經

厥陰心包經

厥陰肝經

少陰腎經

太陰脾經

汗與預後

汗出熱下

回復

汗出熱不下

惡化

冷汗

衛陽不宣
衛氣

陽虛　衛氣不足　營氣

冷汗

外感風熱　內熱

熱汗

＋ 知識補充站

　　人主要靠流汗排毒，體溫升高有助於流汗排毒，增強自體免疫力。人體溫每升高一度，基礎代謝也跟著增高 14%，這是在消耗不需要的能量。飲食碳水化合物或脂肪經消化後變成乳酸、焦性葡萄酸。乳酸在血液循環中，為心臟所需要的乳酸脫氫酶，用來轉化成焦性葡萄糖。活動時，肌肉會產生乳酸與焦性葡萄酸，焦性葡萄酸才能消化成 CO_2 與 H_2O，以維繫生命的運作。適當的飲食與運動，有助於流汗排毒；活動與運動的汗流得愈多，身體愈乾淨。但，相對的，也要補充適量的水分。

　　特殊汗的種類：

　　1. 戰汗：發熱惡寒、惡寒戰慄、病變轉換期、體溫過度放出、皮膚血管收縮。

　　2. 大汗：實熱證、亡陰、體熱、煩渴、好冷飲。

　　3. 絕汗：虛寒證、亡陽、冷汗、四肢冷、畏寒、口渴、好溫飲。

3-3 疼痛與頭痛

疼痛（Pain）是一種主觀的經驗，疼痛往往無法客觀測量，而每個人對疼痛的感受與描述亦有其個別之差異。疼痛是一種感覺上與情緒上的不愉快經驗，它可能與現存性或潛在性組織受到傷害有關，疼痛屬於一種保護機轉，主要在表達損傷的訊息，可提醒尋求協助與避免更多傷害。四診頭、身、胸、脇、腹、少腹、腰、關節等不同部位的疼痛反映不同臟器的病變。

一、疼痛的性質

  1.實痛拒按：(1) 脹痛；(2) 刺痛；(3) 重痛；(4) 絞痛。

  2. 虛痛喜按：(1) 隱痛；(2) 掣痛。

  3. 寒熱痛：(1) 灼痛；(2) 冷痛。

二、疼痛的時間分類：(1) 卒痛；(2) 持續痛；(3) 時痛；(4) 緩痛。

三、疼痛的部位

  1.頭：(1) 外感頭痛；(2) 內傷頭痛；(3) 虛頭痛與虛中挾實的頭痛；(4) 六經頭痛。

  2. 胸痛與心痛。

  3. 腰脇痛與腹痛。

四、疼痛性質與程度

  1.身痛、全身痠痛，發熱惡寒，多屬外感。

  2. 久病身痛，多屬氣血不足、內傷。

  3. 冷痛、怕涼，痛劇，多寒證；喜溫為寒證；熱痛，怕熱，紅腫，多熱證；喜涼為熱證。

  4. 隱痛、綿綿痛，時痛時止，多虛證；久痛多虛，喜按為虛證。

  5. 疼痛脹滿，持續不解，多實證；暴痛多實，疼痛拒按為實證。

  6. 竄痛、脹痛、時重時輕，多氣滯。

  7. 刺痛、劇痛、痛有定處，持續痛，多血瘀。

  8. 沉重、困頓、腫脹，多濕證。

  9. 遊走疼痛，多風證。

頭痛與病證是可大可小，可能是一時的小問題，也可能是重大疾病的前兆，經由《內經·厥病》的診治，有機會化險為夷。

  1. 頭痛而臉腫又煩心，脾胃病。

  2. 頭痛而頭血管抽痛，心悲善泣，肝經脈病。

  3. 頭痛如針刺而重，心腎經脈病。

  4. 頭痛而常健忘，痛處按不到，脾胃病。

  5. 頭痛而後項先痛，腰脊也痛，膀胱經脈病。

  6. 頭痛且很痛，耳前後會發熱，膽經脈病。

小博士 解說

額竇炎是常見疾病，前額部悶脹，患側較明顯。額竇引流受阻，出現頭痛，三叉神經分布區反射性頭痛，鼻塞明顯，多上午較重，多持續性患側鼻塞；鼻分泌物為黏膿性或膿性；嗅覺減退。額竇炎開始為全頭痛，逐漸局限在患側眼眶內上角和前額部。疼痛有明顯時間規律，每天晨起後發作，漸加重，中午最重，午後逐漸緩解，至晚上頭痛消失，次日重複發作。觸壓眼眶內上角有明顯壓痛。鼻竇炎本身可以向外擴散，引起中耳炎、咽喉炎、扁桃腺炎等，持恆大量的有氧運動，都可以改善，甚至痊癒。

六經頭痛

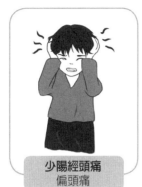

少陽經頭痛
偏頭痛

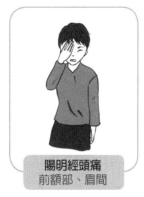

陽明經頭痛
前額部、眉間

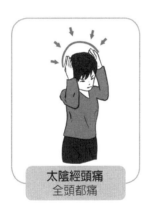

太陰經頭痛
全頭都痛

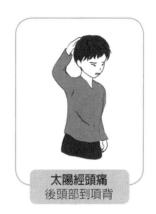

太陽經頭痛
後頭部到項背

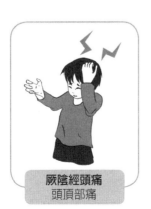

厥陰經頭痛
頭頂部痛

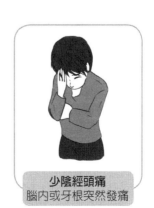

少陰經頭痛
腦內或牙根突然發痛

3-4 疼痛——胸痛、心痛和慢性疼痛

胸痛若伴隨發熱咳喘，咳痰多爲肺熱；久病胸痛反覆發作，多爲胸陽不振，夾有氣血痰飲瘀阻。脇痛，屬少陽證，或爲肝氣鬱結。上腹（胃脘）疼痛，多爲脾胃病或食滯。腹痛多爲腸病、蟲積、或大便秘結。少腹疼痛，多爲肝脈鬱滯，或爲疝氣、腸癰、婦科疾病。腰痛多屬腎虛。關節疼痛多爲病邪客於經脈。

食後脹痛加重爲實證，如胃潰瘍；食後疼痛緩解爲虛證（空腹疼痛），如十二指腸潰瘍。

頭痛，以後頭部、枕部爲重，連及項背，爲太陽經病，多感冒風寒。前額疼痛連及眉稜骨爲陽明經病，多消化器官問題。顳側頭痛、偏頭痛，爲少陽經病，多消化附屬器官問題。巔頂痛牽引頭角，爲厥陰經病，多新陳代謝功能的問題。

胸痛分爲五大類：

1. 肺動脈的肺栓塞症與肺高血壓症等「肺血管的知覺疼痛」。
2. 帶狀疱疹、炎症、腫瘍的胸壁浸潤、肋骨骨折、外傷、Tietze 症候群、乾性及濕性胸膜炎、氣胸，壁側胸膜引起肺炎、肺梗塞、癌性胸膜炎等，都可能出現「胸膜痛與橫膈膜疼痛」。
3. 狹心症在胸骨裡側有緊縮感的胸骨後痛，心肌梗塞是心肌的血流斷絕造成心肌壞死狀態，常出現「左肩及左上肢的放射性疼痛」。
4. 主動脈剝離等狀況，會引起劇烈的「撕裂性胸痛或背痛」。
5. 逆流性食道炎、放射性食道炎、食道癌等「胸部深部疼痛」，胃、十二指腸潰瘍、膽結石、慢性膽囊炎、胰臟炎等腹部消化器官疼痛多是胸部下部的疼痛，但也會牽連導致胸部上部的胸痺、胸痛。

心痛的病症，或是小問題，或是重大疾病的前兆，藉由《內經·厥病》的診治問診，有機會化險爲夷。問診是雙向溝通協調，問診總要跟隨著望診。通常，心痛不已的臉色大變，是肝經脈病（腹腔爲主）；心痛躺不住，一動心更痛，臉色不變是肺心痛，是肺經脈病（腹腔爲主）；問診心痛，一定要確實配合望診。

1. 心痛得躺不住，一有動作，心更痛，臉色不變，肺心痛。
2. 心痛如錐針刺其心，心痛甚者，脾心痛。
3. 心痛而腹脹胸滿，心非常疼痛，胃心痛。
4. 心痛與後背相扯觸心痛，傴僂或發狂不已，心腎經脈病。
5. 心痛而臉色蒼蒼如死狀，終日不得太息，肝心痛。

小博士解說

聞診是科學性與生理學性的診斷，問診則是較具文學性與心理學性的診斷，醫師不可能視而不見，充耳不聞。臨床問診中貫徹生物—心理—社會醫學模式，是現代醫學發展的需要，其要點在於從生理—心理—社會和自然環境的總體上分析患者及其存在的疾病狀況，問診作爲診察疾病的重要方法，可以彌補其他三種診察方法（即望、聞、切診）之不足。問診充分收集其他三種診察方法無法取得與病證關係密切的資料，這些常是病證中不可缺少的重要證據。富有關愛與同理心的問診，對於疾病的診察更具重要意義，尤其是在疾病的早期或某些情志因素所致疾病，患者只有自覺常見癥狀，臨床上有的病理信息目前還不能用儀器測定，只有透過問診才能獲得真實的病情。

胸痛

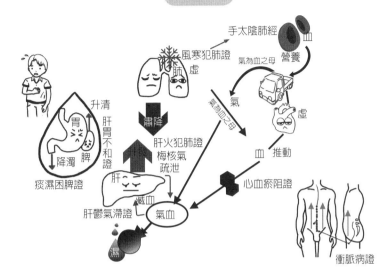

痛與五臟之慢性疼痛

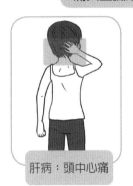

肝病：頭中心痛

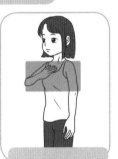

心病：胸脇中心痛

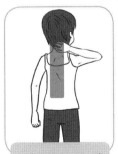

脾病：脊柱中心痛

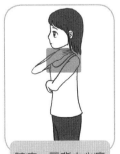

肺病：肩背中心痛

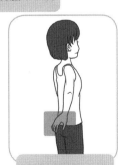

腎病：腰股中心痛

3-5 疼痛──腹痛、腰痛和脇痛

柴胡桂枝湯是小柴胡湯加桂枝湯，用來調營氣理衛氣，助益肝門靜脈循環。《傷寒論》柴胡桂枝湯治肢節煩疼，《外臺》柴胡桂枝湯治心腹卒中痛；腹部脹滿感、腹部膨脹、肚子脹得不舒服，都是消化道的氣體緊張造成；「上腹部不舒服」（心下、心中）、「胃呆」、「胃很難過」等不舒服的感覺，常見於慢性胃炎、萎縮性胃炎、胃食道逆流及胃癌等患者身上，嚴重者多會出現一種的內臟疼痛。「小腹滿，按之痛」有可能是泌尿器官問題，膀胱、輸尿管或腎臟之病症都可能產生腹脹，因腹腔內或腹壁後腹膜容積增加造成腹脹，分持續性與間歇性腹脹。間歇性腹脹多腹腔外容積增加，如肥胖伴隨腹壁脂肪沉澱，上了年紀、體弱、活動量很少，多會併見便秘與腹脹。另外，突然尿量減少的腹脹，是某些特殊疾病的腹水造成體重及腹圍增加。

腹滿與腹痛的問診，一定要配合切診的腹診，才能獲得最佳診斷資料，病者腹滿，按之腹不痛為虛，按之腹痛者為實，病者自覺腹滿時減時滿。解剖學以九領域劃分右下肋部、右側腹部（腰部）、右鼠蹊部（髖骨部）、左下肋部、左側腹部（腰部）、左鼠蹊部（髖骨部）、胃上部、臍部、下腹部（恥骨部）等，以兩側乳頭（胃經脈）畫出兩條垂直線，上水平線是肋骨下緣線，下水平線是髂結節關節線，四條線畫出九個區域。當以上九區域的任何一區域出現異常的時候，以肚臍垂直線與水平線畫分成四區域，左上腹部、左下腹部、右上腹部、右下腹部，無論是診斷紀錄或治療上，更方便確實。問診配合腹診的切診，有助診治療效。

《金匱要略》：「腹痛，邪正相搏，即為寒疝。」寒疝乃下腹部氣血循環滯礙。「(1) 寒疝繞臍痛，若發則汗出，手足厥冷（氣血鬱滯），大烏頭煎主之。(2) 寒疝腹中痛，及脇痛裡急者（氣血虛寒），當歸生薑羊肉湯主之。(3) 寒疝腹中痛，逆冷，手足不仁，若身疼痛，灸刺、諸藥不能治（氣血紛雜），抵當烏頭桂枝湯主之。」腹中疞痛與揪心之痛互為關聯，女人情緒鬱結的嚴重後果，就是揪心之痛，不開心的孕母腹中疞痛的機率就高。

小博士解說

疼痛是很主觀的感覺，因人而有差異。根據醫學量表，斷指是天下第一痛，癌症第二痛，接下來才是生小孩。疼痛指數量表，把疼痛感區分成十級：

0～3分：輕微疼痛，是絕大多數人都可以忍受的疼痛，如抽血、打針、小擦傷、咬到舌頭等。止痛用藥：用非鴉片類藥物治療即可，例如阿斯匹靈、Nsaids、cox-2 抑制劑等，即可止痛。

4～6分：中度疼痛。

7～10分：劇烈疼痛。

腹痛

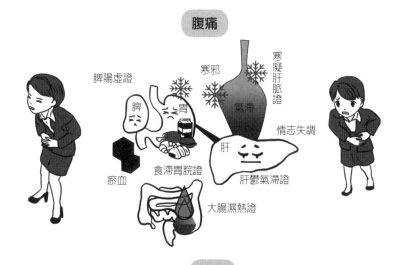

脾陽虛證

寒邪

寒凝肝脈證

脾

胃

氣滯

情志失調

肝

瘀血

食滯胃脘證

肝鬱氣滯證

大腸濕熱證

脅痛

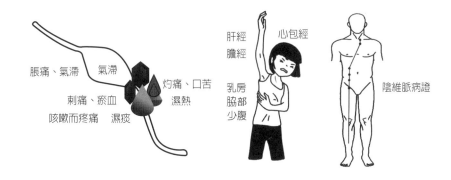

脹痛、氣滯　　氣滯

刺痛、瘀血

咳嗽而疼痛　濕痰

灼痛、口苦

濕熱

肝經
膽經

心包經

乳房
脅部
少腹

陰維脈病證

腰痛

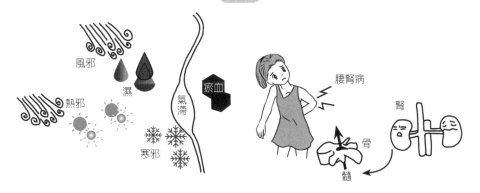

風邪

濕

瘀血

氣滯

熱邪

寒邪

腰腎病

腎

骨

髓

3-6 問食飲（渴餓）

口渴飲水多少，食慾食量，喜冷喜熱，口中異常味覺及氣味等。

1. 口渴與飲水：口渴多飲，且喜冷飲，屬實熱；口不渴不喜飲，或喜熱飲，多屬虛寒證；口渴不喜飲，多為濕熱；口乾咽燥但飲水不多，多屬陰虛內熱。

2. 食慾與進食：食慾減退，久病多為脾胃虛弱，新病多為傷食、食滯、或外感夾濕而致脾胃氣滯；食慾亢進，多食善飢，屬胃火亢盛；飢而不食，多屬胃陰不足。病中能食是胃氣未傷預後較好；病中食量漸增，為胃氣漸復，病雖重也有轉機。

3. 口中異常味覺和氣味：口苦多見於熱證，特別常見於肝膽鬱熱；口酸腐多屬胃腸積滯；口淡無味為脾虛濕盛；口鹹多屬腎虛；口有臭味多屬胃火熾盛。

《內經・宣明五氣》：「五味所入：酸入肝，辛入肺，苦入心，鹹入腎，甘入脾，是謂五入。五藏所惡：心惡熱，肺惡寒，肝惡風，脾惡濕，腎惡燥，是謂五惡。」所得者：因為喜歡而有所得，五臟肝、心、脾、肺、腎喜歡酸、苦、甘、辛、鹹；所惡者：因為不喜歡而有所忌。肝喜歡酸，腎喜歡鹹，少者養之，多則害之。過度疲勞必造成肝、腎不足，真陰虧損，喜歡酸、鹹之味。孕婦孕吐，喜歡鹹、酸、甜的蜜餞，就是養益肝、腎、脾經脈。情緒變化很大與極度勞累的，多喜歡酸辣湯，就是肝魂不守，肝需要酸味；肺魄不寧，表示肺需要辛辣的味道。

肝病，多是飲食出問題，或是休息、睡眠不足，源自於先天體質、基因不良或是感染的比例相對較低。透過肝臟五大生理功能（負責多達五百多項精細的生理功能），生產合成血液供給心臟，加工轉化成優質的血液，儲存調整血液的量，解毒改善血液的品質，排泄血液中的毒素與廢物。肝臟是人體最大的器官，是設備完善的化學工廠（分泌膽汁、代謝、解毒、免疫），人在休息階段，人體一半以上的血液都儲存在肝臟裡。五味以酸味入肝為主。肝臟要將血液送回心臟，肝臟的肝門靜脈要靠消化道吸收了營養，消化道就是廣義的脾臟，肝臟未病將要生病，如果是營養不良者，要從飲食著手，五臟肝、心、脾、肺、腎的生理作業，最重要的是要靠新陳代謝中心—肝臟來帷幄運籌，即是要調整飲食與均衡營養以實脾。因此，「見肝之病，知肝傳脾，當先實脾。」

五臟六腑感受著天地暖熱涼寒的變化，都會有喜惡之情，腦部血液循環也難免隨之變快變慢；臟腑之邪「隨其所得而攻之」，身體的得失之間，如飲食之飪（烹飪、熟食），「飪之邪，從口入者，宿食」，屬於消化性問題，但究竟是飲不當，一時無法消化吸收，還是消化系統機能早有問題，則需要明為辨證。「病者素不應食，而反暴思之，必發熱」是吃不下或毫無胃口時，突然想要吃東西，必是體內發生問題，有發炎狀況，體溫會上升或因此發燒。

小博士 解說

暴聾多為肝膽實火；久聾多為腎虛。耳鳴伴頭暈、腰痠者為腎虛；耳鳴伴口苦、脅痛為肝膽火旺。視力模糊、夜盲，為肝虛；目赤腫痛為肝火。

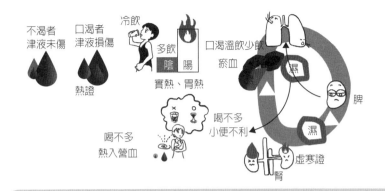

口渴：(1) 不渴者津液未傷；(2) 口渴多飲，且喜冷飲，屬實熱；(3) 口不渴不喜飲，或喜熱飲，多屬虛寒或瘀血證；(4) 口渴不喜飲，多為濕熱；(5) 口乾咽燥但飲水不多，多屬熱入營血，陰虛內熱。

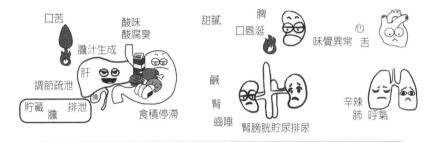

口味：酸入肝，辛入肺，苦入心，鹹入腎，甘入脾，肝喜歡酸，腎喜歡鹹，肺喜歡辛辣，心喜歡苦，脾喜歡甘。少者養之，多則害之。

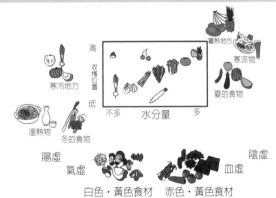

陰陽氣血與嗜味：天氣變化與地理環境不同，食物之色香味，與五臟六腑也隨之因應虛實。

3-7 問小便

臨床上，問診小便，宜參考《溫病條辨》問診病症有關小便方面的「小便赤、小便刺痛，尿如皂角汁狀色正赤」，與身體方面的「目赤、煩渴、小便已灑然毛聳、腹脹、不大便、風濕相搏肢節痠痛」，診治效果就可以更彰顯。

1. 膀胱不開者（淡滲之類，如五苓散等），「四苓加厚樸秦皮湯與五苓散，治腹脹，小便不利」。
2. 上游結熱者，「小便不順暢，譫語先與牛黃丸；不大便，再與調胃承氣湯。大承氣湯治目赤、小便赤」、「導赤承氣湯治小便赤痛，時煩渴甚」、「茵陳蒿湯後服小便當利，尿如皂角汁狀，色正赤，一宿腹減，病從小便去也」，「冬地三黃湯治小便不利，是倍用麥冬甘寒以化熱結潤液乾」。茵陳蒿湯、冬地三黃湯皆以「小便得利為度」。
3. 肺氣不化者，《金匱要略》：「小便已，灑然毛聳，數下，則淋甚」，宜東垣清暑益氣湯治之。

《金匱要略》：「風濕相搏，小便不利，甘草附子湯。」
1. 小便：問小便色、量、次數和伴隨症狀。
2. 小便短赤：小便量少，色黃而熱，多屬熱證；小便短少，不熱，可見於汗吐、下後或其他原因所致津液耗傷。

3. 小便清長：小便量多而色清，多屬虛寒證，也可見於消渴證。
4. 小便頻數不禁或遺尿：多屬氣虛或腎氣不固。
5. 尿痛或尿頻尿急：多屬膀胱濕熱，或伴尿血、砂石則為淋症。
6. 排尿困難：點滴而出為癃證。
7. 小便閉塞：不通無尿為閉證。
8. 突然發生癃閉，點滴外流，尿味臭，兼有小腹脹痛或發熱，屬實證。
9. 尿量逐漸減少，甚至無尿，伴腰痠肢冷。面色光白，屬虛證。

臨床上，問診小便，最重要的是寒證、熱證、表證、裡證、虛證、實證：
1. 寒證小便清長。
2. 熱證小便短赤；《內經·刺熱》：「肝熱病小便先黃」；《內經·評熱病論》：「腎風小便黃」。
3. 小便清澈而多（清長）邪多在表未傳裡。
4. 小便色濁而短（短赤）多邪在裡而病急。
5. 實證多小便數而欠。

虛證多尿色變。《內經·經脈》：肺經脈氣盛小便數而欠，氣虛則尿色變 。

小博士 解說

學理上，要注意西方醫學認為健康成人每 24 小時排尿量在 1000～2000ml 之間，24 小時內尿量少於 400ml 稱少尿，24 小時內尿量少於 100ml 或完全無尿者稱為無尿（或尿閉）。如神經性尿閉、膀胱括約肌痙攣、尿路結石、尿路腫瘤、尿道狹窄、前列腺增生及尿毒症等，多種原因所引起的尿瀦留、無尿症均屬「癃閉」範疇。尿滯留的重要原因為膀胱頸、前列腺包膜和腺體、尿道均有腎上腺 α 受體，該受體突然興奮，使前列腺包膜中平滑肌組織張力劇增，從而使尿道受阻。對前列腺肥大等引起的尿滯留，多採用導尿法，以緩其急。

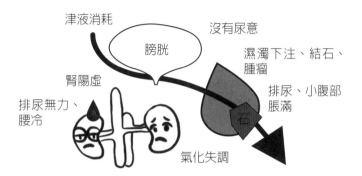

癃閉

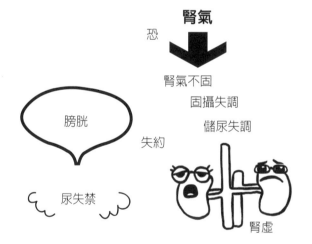

尿失禁

3-8 問大便

問診最重要的是確認病人的症狀，問診排便必問「腹中有無響聲」、「有無矢氣（放屁）」欲便之兆。必要時，需要問「肛墜」感（肛門周圍的感覺），反覆思考生理與病理的交集，從中析解精細的治療。

1. 大便：問排便次數，時間，糞便性狀及伴隨症狀。
2. 便秘：便次減少，排便困難，糞便量少，乾燥而堅硬。
3. 新病便秘，腹滿脹痛，多屬實證、熱證。
4. 久病，老人或產婦便秘，大便難解，多屬津虧血少或氣陰兩虛。
5. 腹瀉：便次多，糞便稀軟不成形。多為脾胃虛寒。
6. 黎明即瀉，多屬脾腎陽虛。
7. 泄瀉如水，為水濕下注。
8. 泄下如噴射狀，肛門灼熱，為濕熱瀉。
9. 大便膿血，裡急後重，為痢疾，多屬大腸濕熱。
10. 大便色黑，為內有瘀血。
11. 便血鮮紅，肛門腫痛，為血熱。
12. 便色暗紅，面黃乏力，為脾不統血。

臨床上，問診「肛墜」感（肛門周圍的感覺），宜參考《溫病條辨》肛墜的六個湯方：「大便不爽而不喜食。面浮腹膨而裡急。肛中氣墜而腹中不痛。尻脈痠。腰胯脊髀痠痛」，診治就可以更好。

《溫病條辨》治肛墜六個湯方：(1)「附子理中湯去甘草加廣皮厚樸湯，治肛墜痛，便不爽，不喜食」；(2)「加減小柴胡湯治面浮腹膨，裡急肛墜」；(3)「朮附

湯治肛門墜痛，胃不喜食」；(4)「斷下滲濕湯方治肛中氣墜，腹中不痛」；(5)「地黃餘糧湯治肛門墜而尻脈痠」；(6)「參茸湯治少腹肛墜，腰胯脊髀痠痛」。「肛墜」下重是肛門重墜的感覺，多伴見肛門管的肛門竇靜脈曲張，「便不爽」與「不喜食」是共通的症狀，不問診患者，是無法了解「痛不痛」與「哪裡痠疼」？醫師父母心，問診務求感同身受。

中醫診治小便不利的病人時，要深思孫思邈與朱丹溪的臨床經驗，「導尿術」與「探吐法」於今並不實用，可是病理機轉確很珍貴：

1. 《孫思邈備急千金要方・膀胱腑》：「胞囊者，腎膀胱候也，儲津液并尿。若臟中熱病者，胞澀，小便不通，……為胞屈僻，津液不通。以蔥葉除尖頭，內陰莖孔中深三寸，微用口吹之，胞脹，津液大通，便愈。」這是最早用導尿術治療小便不通。

2. 《丹溪心法・小便不通》：「小便不通，有氣虛、血虛、有痰、風閉、實熱。氣虛用參、耆、升麻等，先服後吐，或參、耆藥中探吐之。血虛，四物湯先服後吐，或芎歸湯中探吐亦可。痰多，二陳湯先服後吐。已上皆用探吐。若瘀氣閉塞，二陳湯加木通、香附探吐之，以提其氣，氣升則水自降下，蓋氣承載其水也。有實熱者當利之，砂糖湯調牽牛末二三分，或山梔之類。有熱、有濕、有氣結於下，宜清宜燥宜升。」朱丹溪開創運用探吐法來治療小便不通。

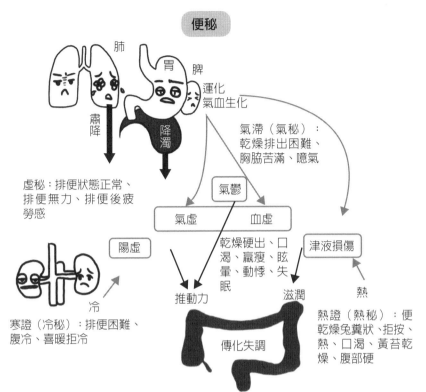

便秘

肺　胃　脾
運化
氣血生化

肅降

降濁

氣滯（氣秘）：
乾燥排出困難、
胸脇苦滿、噫氣

虛秘：排便狀態正常、
排便無力、排便後疲
勞感

氣鬱

氣虛　血虛

陽虛

乾燥硬出、口
渴、羸瘦、眩
暈、動悸、失
眠

津液損傷

冷

推動力

滋潤

熱

寒證（冷秘）：排便困難、
腹冷、喜暖拒冷

傳化失調

熱證（熱秘）：便
乾燥兔糞狀、拒按、
熱、口渴、黃苔乾
燥、腹部硬

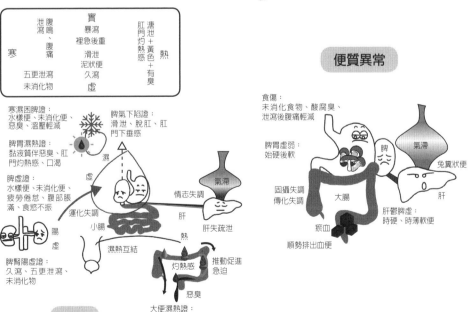

　　　　　　實
泄　腹　　暴瀉　　肛溏
瀉　鳴　　裡急後重　門泄
　　、　　　　　　灼＋
寒　腹　　滑泄　　熱黃　熱
　　痛　　泥狀便　感色
　　　　　　　　　　＋
五更泄瀉　久瀉　　有臭
末消化物　虛

便質異常

寒濕困脾證：
水樣便、末消化便、
惡臭、溫壓輕減

脾氣下陷證：
滑泄、脫肛、肛
門下垂感

食傷：
末消化食物、酸腐臭、
泄瀉後腹痛輕減

脾胃濕熱證：
黏液質伴惡臭、肛
門灼熱感、口渴

濕

氣滯

脾胃虛弱：
始硬後軟

兔糞狀便

脾虛證：
水樣便、末消化便、
疲勞倦怠、腹部脹
滿、食慾不振

虛

情志失調

固攝失調
傳化失調

大腸

脾

肝

運化失調

肝失疏泄

肝鬱脾虛：
時硬、時薄軟便

陽虛

小腸

肝

熱

瘀血

脾腎陽虛證：
久瀉、五更泄瀉、
末消化物

濕熱互結

灼熱感

推動促進
急迫

順勢排出血便

惡臭

下痢

大便濕熱證：
暴瀉、膿血混、腹痛、裡
急後重、肛門灼熱感

3-9 問睡眠有所安，所不安

傳統問診，主要是指問急性病患睡眠情況、生活作息習慣，睡眠多少、深淺及伴見症狀。

1. 難以入睡，睡而易醒以及多夢等，多屬心陰不足，心陽不藏，或心腎不交。

2. 夜睡不安，心煩而易醒，口舌生瘡，舌尖紅赤為心火亢盛，夢中驚呼多為膽氣虛或胃熱。

3. 睡意很濃，常不自主的入睡稱為嗜睡，多為氣虛、陽虛，或濕困於脾，清陽不升，重病患者的嗜睡多為危象；熱性病患者的昏睡，多為熱入心包。

生理時鐘遺傳因子，不只是腦部的視交叉上核（SCN），肝臟、腎臟、心臟血管等，身體的各個部位都有，人體數十兆的細胞，各個都時時刻刻在進行生理作業，因此，SCN 的時鐘稱之為母時鐘（主時鐘或中樞時鐘），存在於末梢組織者為子時鐘（輔時鐘或末梢時鐘），母時鐘與子時鐘一體運作著，構成生理節奏韻律。生命是多重階層構造的集合體，母時鐘與子時鐘聯繫著，負擔交感神經與副腎皮質賀爾蒙，睡眠、覺醒韻律及寒暖等環境因子，這一切都關係著慢性病患睡眠情形；長期的生活作息情況，常常是慢性痼疾的主因。

癌症發生與生理遺傳因子關係密切，夜間工作長的護士，罹患乳癌及大腸癌多，日夜輪班的男性則是罹患前列腺癌與肝癌為多，這都是生理節奏韻律混亂造成。高齡者因為褪黑激素減少，生理的節奏韻律活動減弱，時鐘攪亂之下，罹癌機率加高，因此在有限分泌的褪黑激素下，生活習慣的管理特別重要。一定要照《內經‧四氣調神大論》：「冬季（即使是夏熱的時候）早臥晚起，必待日光（天候不好，心情就會很不好，都不要出門活動）」；治療癌症一定要配合腦部節奏韻律，讓所有與時間節律相關的的神經傳物質──副腎上腺素、乙醯膽鹼、褪黑激素、性激素等，與肝機能、腎機能、藥物通過消化道時間、胃內 pH 質、藥物結合蛋白質等、以及吸收排斥、分布、代謝、排泄等等，都可以達到最好的協同運作關係。

小博士解說

人體的腦時鐘（腦門脈循環系統），依循著下視丘、松果體與腦下垂體的細微運作，影響睡眠最重要的褪黑激素，隨著年齡增加而分泌減少，睡眠也會變得較差，年紀輕的人在早上 3～5 點時睡得最沉，通常體溫隨之下降些，且入眠更深沉；年紀漸大，早上 3～5 點這時因為褪黑激素少了很多，因此會睡不著。

腹時鐘（肝門靜脈循環系統）配合著自律神經系統作業，晚上時副交感神經促進腸道蠕動增強，因此肛溫會隨之升高。規律的生理節奏韻律，較急性陽剛的人如春夏，即有「肛溫」與「腹時鐘」主導早起床而活動；反之，較慢性陰柔的人如冬，由「腦時鐘」主導而不會刻意早起或活動、運動過度，以「緩」為主。

十二時辰的通俗名稱與十二經脈關係

時辰	時間	通俗名稱	十二經脈	欲解時辰
子時	23：00 ～ 1：00	夜半	肺經脈	太陰
丑時	1：00 ～ 3：00	雞鳴	大腸經脈	
寅時	3：00 ～ 5：00	平旦	胃經脈	少陽
卯時	5：00 ～ 7：00	日出	脾經脈	
辰時	7：00 ～ 9：00	食時	心經脈	
巳時	9：00 ～ 11：00	隅中	小腸經脈	太陽
午時	11：00 ～ 13：00	日中	膀胱經脈	
末時	13：00 ～ 15：00	日昳	腎經脈	
申時	15：00 ～ 17：00	晡時	心包經脈	陽明
酉時	17：00 ～ 19：00	日入	三焦經脈	
戌時	19：00 ～ 21：00	黃昏	膽經脈	
亥時	21：00 ～ 23：00	人定	肝經脈	太陰

嗜睡

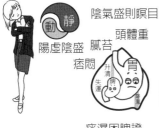

動 靜
陽虛陰盛 陰氣盛則瞑目
頭體重
膩苔
痞悶
升清
失運 胃
痰濕困脾證

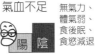

氣血不足
無氣力、體氣弱、食後眠、食慾減退
陽 陰
脾氣虛
脾陽虛

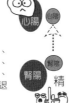

心陰虛證
心陽
心腎陰虛證、心陰虛證 – 精神疲勞、嗜睡欲眠一叫就醒
腎陽 精
心腎陰虛證

＋ 知識補充站

問診時醫生須審慎考量十二經脈與臟腑功能，配合回顧詢問十個器官、系統癥狀：
(1) 頭顱五官，(2) 呼吸系統，(3) 心血管，(4) 消化系統，(5) 泌尿生殖系統，(6) 內分泌與代謝系統，(7) 造血系統，(8) 肌肉與骨關節系統，(9) 神經系統，(10) 精神狀態。

《傷寒論》：厥陰經欲解時分 1:00~7:00（丑寅卯），是人們睡著與起床的交戰時間，常常是勤勞的人起床活動與排泄的時間，也常是懶人睡得最甜美的時候。厥陰謂之兩陰交盡，就是有著身心纏綿悱惻的狀況。六經欲解時分規劃不良，厥陰時分無法落實，則少陽時分就無法晨曦燦爛。

3-10 問診夢有所安，所不安

問診夢，是醫生須審慎考量十二經脈與臟腑功能之道，《內經》的〈脈要精微論〉、〈方盛衰論〉、〈淫邪發夢〉三篇，就是要引導醫師診斷十二經脈與臟腑功能，給予病人更好的治療。由於《景岳全書》的〈十問歌〉沒有問診夢，所以現代中醫應謹慎評估運用問診夢。

二十世紀初，人類開始探究深層的心理活動，使用精神分析，如佛洛伊德（《夢的解析》）及佛洛姆等人蔚為風潮。《內經》文字不若《夢的解析》多，然而《內經》的〈脈要精微論〉、〈方盛衰論〉、〈淫邪發夢〉三篇，有如達爾文密碼，涵蓋身體基因的解說，《論語·述而》：「甚矣！吾衰也，久矣！吾不復夢見周公」，就如當頭棒喝，表示人在現實生活中求取的成果，無法全然實踐時，內心世界就會累積慾望，並透過夢來解放，變成日有所思，夜有所夢。

《內經》「上盛」是心肺方面有問題，就會夢到「飛」；肝脾腎功能失調屬於「下盛」，就會夢到「墜」。日有所思，夜有所夢，孔子之「吾已久未夢見周公」，是自省日有所荒廢，夜就有所失態。上盛還包括頭、上肢；下盛還包括下肢、生殖器。盛與虛，反映循環不順暢與無力。

人的意識（脾主意智）到了睡夢中，潛意識（肝主魂、肺主魄）會得到解放，所有七情（喜怒憂思悲恐驚）六慾全在腦海中奔放，甚至是孩童時期的求知慾、青春期的性慾和中年期的戰鬥生活，孔子的三戒，延伸出來，年少不戒色，多夢雞飛狗跳；年壯不戒鬥，多夢刀光劍影；年老不戒得，多夢流離失所。所有的夢對未來的言語行為，都有可能是預知的資訊。夢有正向之夢，也有逆向之夢，《內經》就以實與虛來解析，用之來看《紅樓夢》十二金釵，這十二美女的十二經脈皆各有盛衰，例如：王熙鳳毒設相思局，是陽經脈盛；林黛玉葬花是陰經脈盛，《紅樓夢》的第一夢中，短劍殺買寶玉，這就是〈淫邪發夢〉：「少氣之厥，令人妄夢，其極至迷。三陽絕，三陰微，是為少氣。是以肺氣虛，則使人夢見白物（刀劍），見人斬血籍籍，得其時，則夢見兵戰。」

佛洛伊德的《夢的解析》膾炙人口，倘若我們從《內經》來作「夢的解析」，意義也是相似。《內經》的〈脈要精微論〉、〈方盛衰論〉、〈淫邪發夢〉三篇論說夢境，全部以陰陽五行經脈學說為基礎，不論是大腦皮質或腦下垂體、下視丘、松果體、腦幹……。從經脈來看夢境，不但可以看出人生之真、文字之美，都是從善如流。我們要如何使用《內經》的資訊呢？就是以現代的醫學理論，去看自己的身體哪個部位可能有問題，再依《內經》陰陽學說、五行學說、經絡學說……，試著「針、灸、砭、藥、導引按蹻」來治療疾病，改善慢性疾病；除非情況不得已，才服用「西藥」，再不得已才進行「手術」。

小博士解說

問診的方法與技巧：

1. 從禮貌性交談開始，使問診能順利進行。
2. 問診從主訴開始，再深入有目的、有層次、有順序的進行詢問。
3. 避免暗示性提問和逼問。
4. 避免重複提問。
5. 問診時醫生語言要通俗，避免使用特定意義的醫學術語。
6. 及時核定患者陳述中的不確切或有疑問的情況。

十二盛夢境

十二盛	夢境	十二盛	夢境
陰氣盛	夢涉大水而恐懼	甚飽（暴飲暴食）	予（給予）
陽氣盛	大火而燔灼	肝氣盛	怒
陰陽俱盛	相殺	肺氣盛	恐懼，哭泣，飛揚
上盛	飛	心氣盛	善笑，恐畏
下盛	墮	脾氣盛	夢歌樂，身體重不舉
甚饑（勞饑過度）	取（拿取）	腎氣盛	腰脊兩解不屬

十五不足夢境

十五不足	夢境	代表藥方	十五不足	夢境	代表藥方
心	丘山煙火	天王補心湯	小腸	聚邑衝衢，高樓大廈	苓桂朮甘湯
肺	飛揚，見金鐵之奇物	補肺湯	膽	鬥訟自刳	溫膽湯
肝	山林樹木	補中益氣湯	陰器	接內	清心蓮子飲
脾	丘陵大澤，壞屋風雨	半夏天麻白朮湯	項	斬首	葛根湯
腎	臨淵，沒居水中	真武湯	脛	行走而不能前，及居深地窌苑中	三痺湯
膀胱	遊行	五苓散	股肱	禮節拜起	茯苓丸
胃	飲食	二陳湯加平胃湯	胞植	泄便	腎氣丸
大腸	田野	越鞠丸			

凡此十五不足者，至而補之立已也。與〈方盛衰論〉的五虛相似。

✚ 知識補充站

　　晉朝陶侃夢飛就是憂心忡忡；《紅樓夢》中王熙鳳、林黛玉有諸多夢境，一如鳳姐的「柳葉掉梢眉，丹鳳三角眼」，黛玉的「似蹙非蹙罥煙眉，一雙似喜非喜含情目」，依《內經》〈五色〉與〈經脈〉，就是心肺功能長期不良，從經脈去找頭緒，對身心靈的認識與養生，延年益壽是很有助益的。吃飽的人會夢到給予、施捨、大放厥詞等夢境；飢餓的人會夢見拿取、乞取、嗷嗷待哺等情境；肝盛（循環不暢）的人會夢見憤怒、生氣、不高興，所以現實生活急需紓解、放鬆和解壓；肝虛（循環虛弱）的人，則會夢到山林樹木，表示現實中急需生長、學習、救助……。舉一反三，小腿循環不順的人（爬山、跑步過累之後），常會夢到腳走不動，或腳被絆住。「客於陰虛則夢性交」，小則因應性生理需求的反應，大則生殖器方面快要出問題。

3-11 問經帶

月經不正常就如同發燒一樣，一般說來，月經的週期是 21 到 40 天，有 2 到 7 天的出血時間，只要規律，月經量在 20~80c.c. 是正常的範圍，失血過量多，會出現頭暈目眩等貧血症狀。統計上，大約有 89% 的育齡婦女，月經是 7 天以內的。如果在初經二年之後，月經不是上述的狀況，就算是不正常的。

1. 月經初潮年齡、停經年齡及週期。
2. 月經的量、質、色澤及行經的天數。
3. 月經時伴見有症狀。
4. 已婚婦女詢問胎產情況，末次月經日期。
5. 月經遲，經血色暗，有血塊，伴痛經，多屬血瘀或寒證。
6. 經量少，色淡，多為血虛；經量多而色淡，多為氣虛。
7. 月經先後無定期，多伴有痛經、或經前乳房發脹，屬肝鬱氣滯。
8. 月經不來潮，先分別是有孕還是閉經。
9. 閉經可能血枯、血瘀、血癆及肝氣鬱結。
10. 如行經突然停止，受寒或鬱怒太過。
11. 白帶的量、色和氣味等。
12. 白帶量多、清稀、色白、少臭或有腥味多屬虛寒。
13. 白帶量多、黏稠、色黃、臭穢，多屬濕熱。

《金匱要略》：「病經水前斷，後病水，名曰血分，此病難治；先病水，後經水斷，名曰水分，此病易治。」血分與水分，分別為機能性月經症候群與器官性月經症候群。兩者之差異，機能性月經症候群屬於原發性，是根本的問題；而器官性月經症候群屬於續發性，非根本問題，是衍生性症狀。機能性（原發性）月經症候群多發生於青春期前後，特別是營養失調、發育不全者。器官性（續發性）月經症候群多發生於更年期之前，尤其是勞累過度者罹患率更高。

經痛分成兩類：一為骨盆腔和子宮內找不到病理原因時，稱為「原發性經痛」，常發生在 20 歲以前。通常發生在月經一開始時，少數會持續好幾天，大多會痛幾個小時就會逐漸消退。疼痛的性質跟生產的陣痛類似，但痛到什麼程度則因人而異。二為子宮內膜異位、骨盆腔細菌感染、子宮肌瘤……等，骨盆腔問題造成疼痛，稱為「續發性經痛」。

經前症候群由於月經週期體內賀爾蒙的變化，導致月經來潮前出現一組身體和心理的症狀，包括腹脹、乳房脹痛、進食及排泄習慣改變、疲倦、頭痛、憂慮等情形。為期數天到數週，長短及嚴重性因人而異。對內生性類固醇過敏、維生素 B_6 的缺乏、泌乳激素過高、體內水分滯留等；嚴重的經前症候群，月經前或經期間，常會不自覺地焦躁不安，單純的情緒低落就能以抗焦慮、抗憂鬱的藥物來控制。大約 30 歲左右的女性有經前症候群的比率最高，重重壓力與肝經鬱熱，多會口乾舌燥，更想吃冰，造成脾胃寒，形成惡性循環。長期吃冰使得體質變差，造成生殖系統寒氣瘀結，嚴重者造成不孕症等。

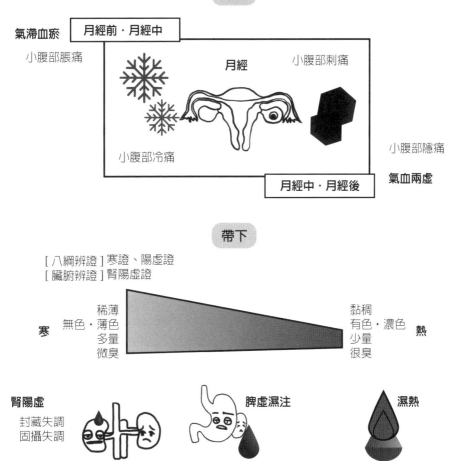

痛經

氣滯血瘀

月經前・月經中

小腹部脹痛

月經

小腹部刺痛

小腹部冷痛

小腹部隱痛

月經中・月經後

氣血兩虛

帶下

[八綱辨證] 寒證、陽虛證
[臟腑辨證] 腎陽虛證

寒
稀薄
無色・薄色
多量
微臭

黏稠
有色・濃色
少量
很臭
熱

腎陽虛

封藏失調
固攝失調

稀薄清冷、多量、終日流出、足腰小腹冷

脾虛濕注

白色淡黃、黏稠、多量、無臭

濕熱

多量、黃色、黃綠色、黏稠混濁、汙濁臭、外陰部搔癢感

＋ 知識補充站

　　月經來潮前都有乳房疼痛、脹氣、經前症候群，或有週期性的排卵性疼痛等等，十之八九都是有排卵的；沒有上述情形，經血又很多，可能是無排卵性的出血。月經的不規則出血，可能與子宮本身病變有關，如子宮頸息肉腫瘤、子宮肌瘤、子宮發炎等等。服用賀爾蒙製劑（服用避孕藥的第一個週期，有 30% 的人會有不正常的出血），泌尿道、腸胃道的問題，如痔瘡、腸胃炎症、膀胱結石等的出血要加以區別。

3-12 問孕產

胎動與胎漏皆下血，胎動有腹痛，胎漏無腹痛；胎動多當臍，胎動在臍上者，爲癥（拉扯腹直肌而胎動），多爲懷孕前就有子宮內膜異位或子宮肌腺症等病史，有習慣性經痛；輕微子宮內膜異位的部位，多表淺的附著在腹腔與骨盆腔，尚不影響懷孕，通常懷孕是防治子宮內膜異位最自然的有效方法，懷孕生產會有一年暫停月經，使子宮內膜不增生或萎縮，孕婦的生活作息比任何藥物治療還重要，早睡（9:00~11:00pm）是最必要的。

腹中疼痛與揪心之痛互爲關聯，女人情緒鬱結的嚴重後果，就是揪心之痛，不開心的孕母腹中疼痛的機率就高。六十日之前噁心嘔吐、食欲不振、喜歡的飲食異於平常等，是常見的妊娠惡阻。

孕婦惡阻發展下去，可能造成尿量減少、尿中出現蛋白，甚至高度體重減少（5公斤以上），這就是重症孕婦惡阻；50%並見肝機能障礙，時而出現黃疸、甲狀腺機能亢進症、精神疾病、糖尿病合併妊娠、多胎妊娠等，這些狀況一定要西醫治療。脫水者需要一天2000毫升的電解質輸液，同時加入維生素 B_5 等，都可漸漸改善症狀。有的孕婦必要住院幾週來調整肝臟機能，維護胎兒正常發育；大體而言，最重要的是要保持身心安靜，特別是家庭問題與經濟問題造成心理壓力反映出的惡阻，必要時，住院隔離環境是最有效的。若要紓解壓力，西醫的心理療法、催眠療法、孕婦瑜珈、孕婦水中療法都很值得考慮；再者，飲食方面絕不可掉以輕心，空腹會誘發嘔吐，避免空腹，少量多餐多變化，均衡攝取高營養食物。惟要尊重孕婦的個人意識，絕不可以強迫。

「妊娠，小便難」是胎氣不順礙到膀胱與下消化道的生理作業。子宮前的膀胱與後面的直腸，各領域的靜脈回流心臟，某種情況下，會出現側副循環路線的靜脈回流；「飲食如故」是消化道正常，妊娠的子宮與直腸關係正常，問題在膀胱與腎，兼及相關的臟腑生理作業不良。

「妊娠小便不利，起即頭眩」是胎氣不順礙到膀胱與腦部的生理作業；「有氣，身重」爲下半身的血液流動不暢，尤其是下腔靜脈與肝門脈回流心臟不良，心臟的動脈血液無法正常送達頭部，起身時頭部血液不足而暈眩。

新產婦常有三病，「病痙」與肢體活動有關，「血虛汗出」導致神經系統與呼吸系統出現問題，免疫力隨之降低。

「病鬱冒」與腦部活動有關，「亡血復汗多寒」以血液循環問題爲主。

「病大便難」與飲食營養方面有關，「亡津液胃燥」以消化系統問題爲主。

小博士 解說

妊娠毒血症，又稱子癇前症，孕婦可能產生全身痙攣，在懷孕期間發生血壓上升，合併蛋白尿、水腫等，這是一系列癥候，不是單一致病因子造成，很多原因都可能引發，不嚴重者（血壓小於160/118）多臥床休息，注意飲食、減少鹽分攝取，多補充蛋白質，如魚類、蛋等；嚴重的孕婦一定要西醫治療，如施以抗血壓藥，及硫酸鎂避免抽筋。很嚴重者血壓很高、尿量減少（每小時小於300毫升）、視力模糊、嚴重頭痛及嘔吐，考慮提早生產，即使胎兒週數不足，也要評估是否終止妊娠。

頭痛、眩暈、耳鳴

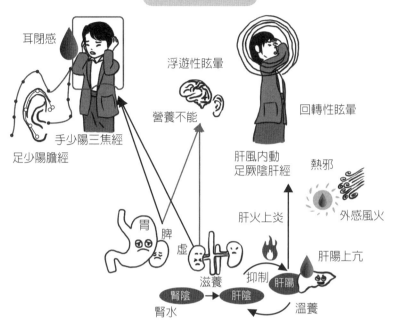

耳閉感

浮遊性眩暈

營養不能

回轉性眩暈

手少陽三焦經

足少陽膽經

肝風內動
足厥陰肝經

熱邪

外感風火

肝火上炎

肝陽上亢

胃　脾　虛

抑制

滋養

肝陽

腎陰 → 肝陰

溫養

腎水

眼睛的症狀

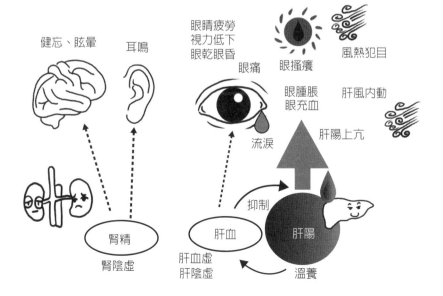

健忘、眩暈

耳鳴

眼睛疲勞
視力低下
眼乾眼昏

眼痛

眼搔癢

風熱犯目

眼腫脹
眼充血

肝風內動

肝陽上亢

抑制

流淚

腎精

腎陰虛

肝血

肝血虛
肝陰虛

肝陽

溫養

第4章

切 診

切虛實《傷寒論》脈診，脈之浮沉輕重從底線省思：

一、「人以指按之，如三菽之重者肺氣；如六菽之重者心氣；如九菽之重者脾氣；如十二菽之重者肝氣；按之至骨者腎氣。假令下利，寸口、關上、尺中，悉不見脈，然尺中時一小見脈，再舉頭者，腎氣也。」各自體質，由脈知其所有，至少，腎氣可覺。

二、「寸口脈，浮為在表，沉為在裡，數為在府，遲為在藏。假令脈遲，此為在藏也。」胖瘦不同，或體況偏勝，人的脈也會因此有別，肥人脂肪多而脈較沉，瘦人脂肪少而脈較浮。

三、「陽脈浮大而濡，陰脈浮大而濡，陰脈與陽脈同等者，名曰緩也」，健康狀況良好。

《傷寒論》診脈最重要的是初持脈，也就是把脈的第一下脈動，需要用心且耐心，以長期累積的經驗來進行。《傷寒論》之脈診從寸口下手：

一、診脈從寸口「三部下手」。

二、初持脈確實「掌握第一下脈動」。

三、衛氣與營氣盛衰，脈動「緩遲的狀況」。

四、病人肥瘦不同，脈動「浮沉的另類價值」。

五、脈浮沉輕重，寫實「肺心肝脾腎」。

六、遲脈（無力）在藏，「不是常人脈」；緩而遲（有力），常人脈。

七、緩脈為陰脈與陽脈「同等」都是「浮大而濡」。衛氣和，名曰緩（身體好），緩則陽氣長，其色鮮，其顏光，其聲高，毛髮長（長得美好），緩者胃氣實，實則穀消而水化（消化好），緩者胃氣有餘（胃口好）。一言以蔽之，「緩」事緩則圓，心緩則安，人一緩就有一「暖」，緩有緩和的本意，若加了「慢」成了遲，則有不足或虛弱之象。緩慢速度則為遲，心跳過慢多見心臟肥大，心臟肥大可能是心臟病，也可能是孕婦懷孕時期的心臟肥大，更可能是大量有氧運動選手，緩慢遲與浮沉之脈診，都要寧心靜氣來診脈才精確。

八、按之來緩，時一止復來者，名曰結（心臟循環有問題），出現時而斷續的脈動，顯示心臟有問題。

4-1 呼吸者，脈之頭

《難經》：(1)「十二經皆有動脈，獨取寸口，以決五藏六府死生吉凶之法」；(2)「寸口者，五藏六府之所終始，故法取於寸口也」；(3)「呼出心與肺，吸入腎與肝，呼吸之間，脾受穀味也，其脈在中」。

《傷寒論》：(1)「呼吸者，脈之頭也」；(2)「脈陰陽和平是寸口脈的寸關尺，大小浮沉遲數一樣」；(3)「脈浮沉遲數知表裡藏府之異」；(4)「初持脈，來疾去遲，此出疾入遲，名曰內虛外實也。初持脈，來遲去疾，此出遲入疾，名曰內實外虛也」。(5)「假令脈來微去大，故名反，病在裡也；脈來頭小本大，故名覆，病在表也。上微頭小者，則汗出；下微本大者，則為關格不通，不得尿。頭無汗者可治，有汗者死。」

《內經・五藏別論》：「氣口何以獨為五藏主，胃者水穀之海，六府之大源也。五味入口，藏於胃以養五藏氣，氣口亦太陰也。是以五藏六府之氣味，皆出於胃，變見於氣口。故五氣入鼻，藏於心肺，心肺有病而鼻為之不利也。凡治病必察其下，適其脈，觀其志意與其病也。拘於鬼神者，不可與言至德。惡於鍼石者，不可與言至巧。病不許治者病必不治，治之無功矣。」

《內經・陰陽應象大論》：「善診者(1)察色按脈，先別陰陽；(2)審清濁，知部分；(3)視喘息，聽音聲，知所苦；(4)觀權衡規矩，知病所主；(5)按尺寸，觀浮沉滑澀，知病所生，以治無過，以診則不失矣。」

《內經・陰陽應象大論》：「善治者(1)病之始起，可刺而已。(2)其盛，可待衰而已，因其輕而揚之，因其重而減之，因其衰而彰之。(3)形不足者，溫之以氣；精不足者，補之以味。(4)其高者，因而越之；其下者，引而竭之；中滿者，瀉之於內。(5)其有邪者，漬形以為汗；其在皮者，汗而發之；其慓悍者，按而收之；其實者，散而瀉之。(6)審其陰陽，以別柔剛，陽病治陰，陰病治陽，定其血氣，各守其鄉，血實宜決之，氣虛宜掣引之。」

《內經・脈要精微論》：「夫脈者，血之府也，……渾渾革至如湧泉，病進而色弊，綿綿其去如弦絕，死。」

小博士解說

氣口獨為五藏主，「有進斯有出」，靜脈血回流右心房多少，左心室的動脈血才能送出多少。右心房有三條靜脈回來，冠狀靜脈竇很小卻很重要，是生命最後的關鍵，一旦無法開啟輸送靜脈血，生命就結束了；上腔靜脈收集上半身的靜脈血，及來自下半身乳糜池胸管的淋巴；下腔靜脈收集下半身的靜脈血，特別重要的是來自肝門靜脈的肝靜脈；冠狀竇則收集來自心臟壁之大部分靜脈血。除了肺臟以外，所有身體部位的靜脈血經由上、下腔靜脈及冠狀竇匯集至右心房。（肺臟定律是「有出斯有進」，能吐氣才能吸氣。）

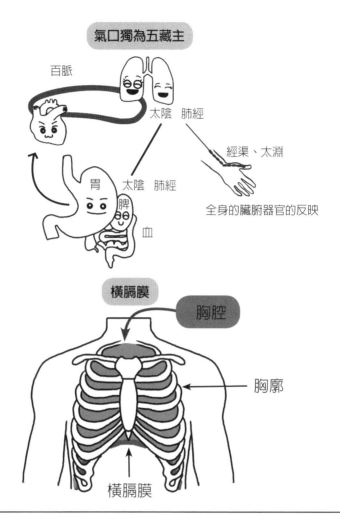

＋ 知識補充站

　　橫膈膜負責 70% 吸氣功能（吸入腎與肝），腹部的臟器腎與肝主導著吸氣功能；沒有呼氣的話（呼出心與肺），胸部的臟器心與肺主導著呼氣功能；橫膈膜與肋間外肌負責吸氣，腹部肌肉群和肋間內肌與肋間最內肌等輔助呼氣，只要腹部的臟器有狀況，就會牽扯到腹部肌肉群，進而影響呼氣不夠順暢，「呼吸者，脈之頭也」。賁門是橫膈膜的食道裂孔，橫膈膜腳收集於裂孔的兩側，構成了下食道括約肌，橫膈膜起始部位，是下位肋骨的韌帶和腰大肌及腰方肌的肥厚筋膜，橫膈膜停止的部位是腱中心，其上是心膜的纖維性心膜等（心包經脈與三焦經脈），因此，很多生理作業，都會影響橫膈膜的運作。

4-2 切脈部位──寸關尺

　　寸口脈（太淵穴區，也就是腕關節橫紋外側），從列缺穴（腕後一寸五分）、經渠穴（腕後一寸）下行，向鼻煙窩走去；其橈動脈及其掌淺支都有小的伴行靜脈。醫生初持脈時，患者手腕置放診墊上，多會調整患者手腕，調整尺側橈側屈腕肌腱，與橈側拇長展肌腱，到最佳診脈位置，並望診伴行靜脈。

　　《內經・脈要精微論》：「尺內兩傍，則季脇也，尺外以候腎，尺裡以候腹中。附上（即關）左，外以候肝，內以候鬲；右外以候胃，內以候脾。上附上（即寸），右，外以候肺，內以候胸中；左，外以候心，內以候膻中。前以候前，後以候後。上竟上者，胸喉中事也；下竟下者，少腹腰股膝脛足中事也。」內與外，是診脈時，指腹前方或偏外側為外，指腹後方或偏內側為內，在內的部位是功能的表現，在外的部位主要是臟腑的結構有乖離不和之象。

　　左寸診察心臟結構、循環系統、左上半身的功能狀況。左關診察消化附屬器官、肝臟、橫膈膜、情緒狀態。左尺診察左腎臟、腎上腺、左側下半身的功能狀況。左腎靜脈比右腎靜脈長，而下腔靜脈在腹主動脈的右側，所以造成左腎靜脈側副行路變化較多，因此，左側下半身若有癌細胞，移轉到骨髓與腦部的機率比較高。

　　右寸診察呼吸系統、免疫系統、右上半身功能狀況。右關診察消化器官、脾臟、胃、思考與腦智狀態。右尺診察右腎臟與腦下垂體的功能，及右側下半身的功能狀況。腹腔主動脈在下腔靜脈左側，右腎動脈就會比左腎動脈長，通常右腎臟的手術會比左腎臟手術的危險性高。

　　《金匱要略》中將寸口關上脈與尺脈對比，如：(1)「寸口脈沉而遲，關上小緊數」；(2)「寸口脈浮而緊，緊則為寒，浮則為虛」；(3)「血痹，陰陽俱微，寸口關上微，尺中小緊，外證身體不仁，如風痹狀」。診脈先診整體脈的浮沉，再診大小、遲速，最後是「上竟上者」（頭頸胸臂上肢事），與「下竟下者」（腰腹膝腳足中事）。

小博士解說

　　《金匱要略》：(1)「脈緊如轉索無常者，有宿食」；(2)「脈緊（寸口脈緊）頭痛風寒，腹中有宿食不化」；(3)「寸口脈浮而大，按之反濇，尺中亦微而濇，有宿食，大承氣湯」；(4)「脈數而滑者，實也，有宿食，下之愈，宜大承氣湯」；(5)「下利不欲食者，有宿食也，當下之，宜大承氣湯」；(6)「宿食在上脘，當吐之，宜瓜蒂散」；(7)「脈數而緊，乃弦，狀如弓弦，按之不移。脈數弦者，當下其寒；脈緊大而遲，必心下堅；脈大而緊者，陽中有陰，可下之」。右關屬消化器官，與左關屬消化附屬器官，診脈右關與左關，察看消化與吸收的情況。

寸關尺的位置

三部	穴道	位置
寸	太淵	腕關節橫紋外側橈動脈中，橈側屈腕肌外側
關	經渠	橈骨莖突內緣，旋前肌中，太淵上量一寸
尺	列缺	橈骨莖突上方，肱橈肌與外展拇長肌之間，太淵上量一寸五分

寸口各部名稱與脈診法

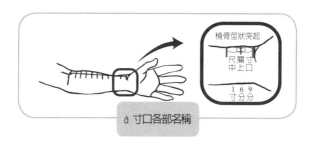

a 寸口各部名稱

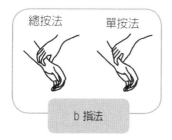

b 指法

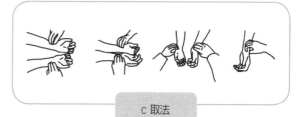

c 取法

＋ 知識補充站

寸口脈分寸、關、尺三部位主要比較：

1. 脈位脈動的位置：寸脈與尺脈，關脈居其中。

2. 脈象、脈動的形象：滑濇大小浮沉。

3. 脈動的速度：疾徐快慢。

臨床上，寸部診察胸喉中事，即胸腔與上肢及頭面，指太淵穴到魚際穴，包括太淵到魚際的血絡（魚際診），細察有無「外」離之脈；尺部診察少腹腰腹膝脛足中事：即腹腔及下肢，指經渠穴到列缺穴。包括經渠到尺澤的血絡（尺膚診），比較寸部與尺部，嚴重者為病本，次者為標。

4-3 初持脈

《內經・脈要精微論》：「來疾去徐，上實下虛，為厥巔疾；來徐去疾，上虛下實，為惡風。」脈動的速度（疾徐快慢），來疾去徐，上實下虛，為厥巔疾（頭痛、思考不清楚）；一摸到脈，脈走得很快，再仔細摸脈，脈走得慢。來徐去疾，上虛下實，為惡風（怕冷、怕風），陽氣受也；一摸到脈，脈走得很慢，再仔細摸脈，脈走得快。

《內經・脈要精微論》：「夫脈者，血之府也，……渾渾革至如湧泉，病進而色弊，綿綿其去如弦絕，死。」至（來）如湧泉，去如弦絕，診脈動之來去之脈象。

《傷寒論》：「初持脈，來疾去遲，此出疾入遲，名曰內虛外實也。初持脈，來遲去疾，此出遲入疾，名曰內實外虛也。」

初持脈是第一個感覺的脈動，血液從心臟出來與回去（進去）的快與慢，反映著心臟的收縮與舒張，亦即初持脈於寸口，就好似聽診器置於胸口聆聽心臟的跳動，初持脈也就如手心貼上左胸口觸及心臟跳動，可以立即感受到心室收縮將動脈血液從主動脈輸出，彈動一下，彈動結束，就是心臟舒張，靜脈血液送回心臟，動脈的動是心臟收縮，動脈的動之後的靜是心臟舒張。

初持脈是最重要的診脈入門，第一個初持脈，是三指指腹一起碰寸關尺脈的第一個感覺，初持脈來急去遲為內虛外實；來遲去急為內實外虛，診表裡虛實。

第二個初持脈，是寸口脈與尺脈的各自表述，脈動瞬間出來微弱，回去較大，為表虛有汗與裡實不通暢；寸口微弱而頭大（指腹一碰到脈動是大脈，按之脈象是微弱），胸腔有問題，表虛有汗。尺脈微弱而尾大（指腹按之脈象是微弱，指腹離開的瞬間是大脈），表示腹腔的臟器有問題，裡實不通暢。《傷寒論》：(1)「寸口脈微，名曰『陽不足』，灑淅惡寒。尺脈弱，名曰『陰不足』，則發熱」；(2)「病按之痛，寸脈浮，關脈沉，名曰『結胸』」；(3)「下利、寸脈反浮數、尺中自濇者，必『圊膿血』」；(4)「『脈陰陽和平』是寸口脈的寸關尺，大小浮沉遲數一樣」。

《金匱要略》：「寸口脈沉而遲，關上小緊數」是初持脈寸口脈沉而遲，再進一步得脈有關上小緊數，此為「胸痺之病，喘息咳唾，胸背痛，短氣」，「咳即胸中隱隱痛，脈反滑數，此為肺癰」，都有胸痛，除了脈不一樣，後者多咳唾膿血。左寸口看心，寸口位於橈動脈來自鎖骨下動脈左橈動脈上的寸口，看心臟，左寸關則看人的心肝。左寸關尺看人的肝心與肝腎。（肝腎與肝心都是很重要的資訊，肝腎不足會真陰虧損。）

小博士 解說

初持脈一定是要配合呼吸，初持脈與呼吸有很密切的關係，《內經・平人氣象論》：「人一呼脈再動，一吸脈亦再動，呼吸定息脈五動，閏以太息，命曰『平人』。平人者，不病也。常以不病調病人，醫不病，故為病人平息以調之為法。人一呼脈一動，一吸脈一動，曰『少氣』。人一呼脈三動，一吸脈三動而躁，尺熱曰『病溫』，尺不熱脈滑曰『病風』，脈濇曰『痺』。人一呼脈四動以上曰『死』，脈絕不至曰『死』，乍疏乍數曰『死』。平人之常氣稟於胃，胃者，平人之常氣也，人無胃氣曰逆，逆者死。」

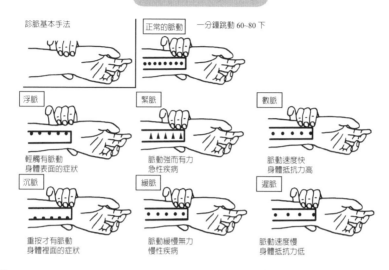

診脈基本手法及脈象

| 診脈基本手法 | 正常的脈動 | 一分鐘跳動 60~80 下 |

浮脈
輕觸有脈動
身體表面的症狀

緊脈
脈動強而有力
急性疾病

數脈
脈動速度快
身體抵抗力高

沉脈
重按才有脈動
身體裡面的症狀

緩脈
脈動緩慢無力
慢性疾病

遲脈
脈動速度慢
身體抵抗力低

初持脈

初持脈	虛實	藥方
出來快回去慢	內虛	小建中湯、理中丸、附子湯
	外實比內虛嚴重，但是仍有內虛狀況	桂枝湯、麻黃湯、小青龍湯
出來慢回去快	內實嚴重	大陷胸湯、大承氣湯、抵當湯
	外虛比內實稍嚴重，仍是有相當內虛的成分	半夏瀉心湯、柴胡加芒硝湯、柴胡桂枝湯

脈象來去上下大小與病證

脈象	病狀
來微去大	病在裡
來頭小本大	病在表
上微頭小	汗出
下微本大	關格不通，不得尿

✚ 知識補充站

　　《內經‧三部九候論》：「九候之相應也，上下若一，不得相失。一候後則病，二候後則病甚，三候後則病危。所謂後者，應不俱也。」人老化時，血管先老，尤其是動脈粥狀硬化的部位；動脈粥狀硬化並非全身血管一起出現，好發於不同的部位，且因人而異。其部位：一、腹部的大動脈及髂動脈。二、胸部，三大腿骨、膝部。四、腦部。五、脊椎部。運動不夠，不足以運轉氧氣而塞住循行路線，容易產生動脈粥狀硬化，出現「所謂後者，應不俱也」。年紀大時血管內皮細胞功能變差，加上結締組織增生，使動脈彈性變差，使血管內皮層增生肥厚，而內皮細胞功能失常，致使動脈硬化逐年加重而發生。

4-4 緊脈轉動如弦索無常

寸口脈陰陽俱緊，要問診清楚，才知道如何決定治療策略。

1. 寸口脈陰陽俱緊，上吐下瀉，只要轉索無常的緊脈消失，就會痊癒。
2. 寸口脈陰陽俱緊又兼見脈遲，而飲食正常，表示快要痊癒。
3. 寸口脈陰陽俱緊又兼見脈遲，且不欲食，是水停飲滯造成，服用小青龍湯或真武湯可利水飲。
4. 寸口脈陰陽俱緊，即浮與沉皆是，整體上來說，即是寸口脈浮沉皆出現轉索無常的緊脈，可能出現「勿妄治也，其人微發熱，手足溫者，此為欲解」，即生活飲食作息正常就會漸漸痊癒，不必特別的治療。發高燒的寸口脈陰陽俱緊，則難治；若惡寒則是上消化道方面的問題，會出現嘔吐；若是腹內痛則是下消化道問題，會出現下痢。

《傷寒論》論脈：

1. 陰陽相搏，名曰動。陽動則汗出，陰動則發熱，形冷惡寒者，此三焦傷。若數脈見於關上，上下無頭尾，如豆大，厥厥動搖者，名曰動也。
2. 脈浮而緊者，名曰弦也。弦者，狀如弓弦，按之不移也。脈緊者，如轉索無常也。
3. 脈有弦、緊、浮、滑、沉、濇。此六脈名曰殘賊，能為諸脈作病也。

「動」很傳神，是重的力量，就是很有分量的脈動，才能稱之為動，數脈見於關上，而不是寸口與尺中，醫者學診脈，一定要從關上下手，反覆體會，寸口是太淵穴區，關上是經渠穴區，尺中是列缺穴區，列缺穴在腕後一寸五分，虎口交叉食指按壓處，換句話說，尺中是在列缺穴之後，關中則在經渠穴上，經渠穴離太淵穴一寸，太淵穴在腕關節橫紋外側橈動脈中，即橈側屈腕肌與外展拇長肌之間。

太淵穴擁有很大的脈動能量，數脈見於關上，上下無頭尾，即寸口的「頭」與尺中的「尾」，幾乎沒有脈動可言，如果出現寸口（上）與尺中（下）無頭尾，只見脈數次如豆子大的跳動，如此厥厥動搖者，名曰動，是陰陽相搏，即橈動脈的跳動，只突顯在關上；總之，經渠穴與列缺穴之間的關上脈動突顯就是陰陽相搏，陽動（浮脈）汗出，陰動（沉脈）發熱，寸口脈微尺脈弱（關上脈動隱而不明顯）是灑淅惡寒後發熱。

小博士 解說

《傷寒論》：「脈弦而大，弦則為減，大則為芤；減則為寒，芤則為虛。寒虛相搏，此名為革。婦人則半產漏下，男子則亡血失精。」芤脈浮大無力按之中空，浮取與沉取有脈，浮沉之間無脈呈中空狀，或是浮大而軟，按之兩邊實而中央空，似蔥一樣，上下或左右按之皆呈中空狀。失血、脫血或血虛，因為心臟血液不夠充分，主動脈輸出也會不充足，橈動脈寸口區出現芤脈與大脈是虛脈，初持脈浮而搏指，再按脈中空，如按鼓皮的脈象，多亡血失精，女人半產崩漏，男人虛勞夢遺，下腔靜脈回流心臟虛弱，導致心臟主動脈輸出也虛弱，才會出現大脈的芤脈。

診脈手法

一	二	三	四
診脈基本手法 浮沉看表裡，緊緩診 急慢，數遲察強弱	數脈 脈動速度快 身體抵抗力高	浮脈 輕觸有脈動 身體表面的症狀	緊脈 脈動強而有力 急性疾病
正常的脈動 一分鐘跳動 60～80 下	遲脈 脈動速度慢 身體抵抗力低	沉脈 重按才有脈動 身體裡面的症狀	緩脈 脈動緩慢無力 慢性疾病

**橈動脈（太淵）、
尺動脈（神門）**

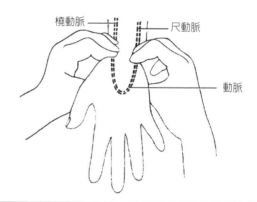

橈動脈　　尺動脈　　動脈

✚ 知識補充站

　　《傷寒論》：(1) 亡汗若吐，肺裡寒，令脈緊；(2) 欬者，坐飲冷水，令脈緊；(3) 假令下利，胃中虛冷，令脈緊；(4) 寸口脈微，尺脈緊，虛損多汗；(5) 寸口諸微亡陽，脈軟而不弱為濡亡血，弱而不軟為發熱（燒）；(6) 緊脈轉索無常為寒，戰而慄。

　　緊脈就更能夠理解運用，寸口脈微，尺脈緊以橫膈膜與胃為左關與右關，人與血管一起老化。

4-5 神門──孕脈

《內經·腹中論》：「身有病，而無邪脈」。《內經·陰陽別論》：「陰搏陽別，謂之有子。」《內經·平人氣象論》：「婦人手少陰脈動甚者，妊子也。」

《傷寒論》：「陰陽相搏，名曰動。上下無頭尾，如豆大，厥厥動搖者，名曰動也。」《內經》：「手少陰脈動甚者，妊子也」，多在懷孕第三週後；正確的情況是，第三週至第五週多可以診孕脈，通常第三週之後多可見手少陰脈動甚，是要注意養胎氣。

《金匱要略》：「婦人得平脈，陰脈小弱，名妊娠，桂枝湯主之。於法六十日當有此證。」關之上的寸部脈是陽脈，如為常人之脈，心肺功能正常。「陰脈小弱」，陰脈是關之下的尺部脈，是脈形小而不大（非虛勞），軟弱無力而不細（非寒）。懷孕八週內，多見寸口（太淵穴區）平脈，陰脈小弱（用力按之，脈動不弱），而手少陰脈（神門穴區）動甚。

心臟在胚胎發育過程當中，是最早成熟與具有生理機能的器官；心臟胚胎發育出現在第三週；第五週初，完成基本心臟外形，心臟內部分膈是在第五週末才宣告完成。在胚胎第三週時，生心區的中胚層內出現圍心腔，在圍心腔的腹側中胚層，會逐漸形成縱向並排且中空的心管。心管的頭端與動脈相連，尾端與靜脈相連，且兩端固定於心包上。心管有三個膨大，依次稱為心球、心室、心房，心室發展為原始左心室，心球的頭端與動脈幹相連，動脈幹上與弓動脈的起始部相通。

《內經·氣交變大論》：「神門絕，死不治」是天候環境狀況不佳，加上生活習慣不良造成。所謂「動氣知其藏也」，注意養胎氣，就是要讓胚胎發育過程，更加盡善盡美、盡如人意，傳統的胎忌，體弱孕婦不可不忌。

《內經·氣交變大論》：「歲水太過，寒氣流行，邪害心火。民病身熱煩心『躁悸』，甚則腹大脛腫，喘咳，寢汗出憎風，腹滿腸鳴溏泄，食不化『渴而妄冒』神門絕者，死不治。」

《內經·至眞要大論》：「太陽司天，寒淫所勝，血變於中，發為癰瘍，厥心痛，嘔血血泄鼽衄，『善悲，時眩仆』，胸腹滿，手熱肘攣，掖腫，心澹澹大動，胸脇胃脘不安，『面赤目黃』，善噫嗌乾，甚則色炲，渴而欲飲，病本於心，神門絕，死不治。所謂動氣知其藏也。」

《內經·至眞要大論》：「太陽之復，厥氣上行。心胃生寒，胸膈不利，心痛否滿，『頭痛善悲，時眩仆』，食減，腰脽反痛，屈伸不便，少腹控睪，引腰脊，上

小博士解說

橈動脈比尺動脈更容易觸診到，橈動脈（太淵穴）和尺動脈（神門穴）都比較淺層。尺動脈比較細，肱動脈（天府穴）與股動脈（五里穴）在深層，因為是大血管，所以比較能摸得到；頸動脈（人迎穴）更可以觸摸得到。正常評估血壓，股動脈在 70 mmHg 以上；頸動脈在 60 mmHg 以上。

衝心，唾出清水，及爲噦噫，甚則入心，善忘善悲。神門絕，死不治。」

　　醫者診脈持拿患者手部時，首先，感覺到患者手部的輕重——老化指數；其次，感覺到患者手腕的靈活度——生化指數的情況，醫者已索取初步資料置放於腦海中；橈動脈走肱橈肌外側，覆蓋在皮膚與筋膜淺層，在肘窩正中的曲泉穴與橈骨莖突的經渠穴連結線上。橈動脈的太淵、經渠、列缺、寸口部診肺臟（中部天手太陰）；橈動脈入鼻煙盒進入手虎口的部分（合谷）診胸中之氣（中部地手陽明）；尺動脈的部分（神門）診心臟（中部人手少陰）。

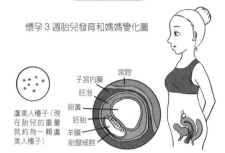

孕期第三週

懷孕 3 週胎兒發育和媽媽變化圖

盧美人種子（現在胎兒的重量就約為一顆盧美人種子）

子宮內膜　宮腔
胚泡
卵黃
胚胎
羊膜
胎盤細胞

太淵、經渠、列缺穴

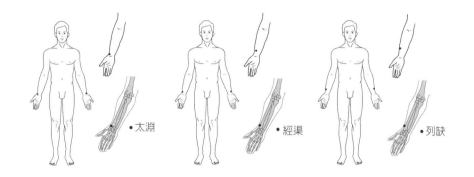

• 太淵　　　• 經渠　　　• 列缺

✚ 知識補充站

　　診已孕婦女之脈，以左關脈最重要，孕婦的肝臟功能，與胎兒命脈所繫的胎盤，會全面呈現於左關脈，左關脈有力與否，可顯示出孕婦的肝臟與胎盤營養狀況。

　　1. 脈動緩和有力居本位，家庭和樂，生活習慣良好。

　　2. 左關脈過本位，脈動有力而乖違，孕婦多不愉快，或心情違和。配合望診太陽穴區，太陽穴區靜脈曲張右側多，是飲食偏頗造成，肝胃經脈不順暢；左側太陽穴區靜脈曲張多，是情緒偏頗造成，極度的缺乏安全感，多產後憂鬱症。

　　3. 左關脈無力或痿弱，臉色萎黃或蒼白，孕母多心情沮喪，醫者與家人務必要多關懷，引領孕母朝向曙光。

4-6 寸口脈——太過與不及

脈診寸口脈與尺脈的相互比較，察知上焦與下焦的病變本末，三部脈的大小是第一道訊息，寸脈浮大，久按之還是浮大，是剛開始生病；久按之不浮大者，不是病將癒，就是病很久了。脈動以緩和有力爲貴。診脈要有耐心，並詢問大致的生活狀況，隨即記錄，診脈之後再比較其他相關診斷資料。

「脈有三部，陰陽相乘，榮衛血氣，……春弦秋浮，冬沉夏洪。察色觀脈，大小不同。尺寸參差，或短或長，上下乖錯，或存或亡，病輒改易。脈有三部，尺寸及關。腎沉心洪，肺浮肝弦。三部不同，太過可怪，不及亦然，審察表裡，三焦別焉，知其所舍，消息診看，料度臟腑，獨見若神。」

《內經 · 平人氣象論》：「脈盛滑堅者，曰病在外。脈小實而堅者，病在內。脈小弱以濇，謂之久病。脈滑浮而疾者，謂之新病。」

《傷寒論》：「脈病人不病，名曰行尸。以無王氣，卒眩仆，不識人者，短命則死。人病脈不病，名曰內虛。以無穀神，雖困無害。」

《傷寒論》：「寸口脈浮而大，浮爲虛，大爲實，在尺爲關，在寸爲格，關則不得小便，格則吐逆。」寸口脈浮而大，是寸口關上尺中三部合起來的脈象，獨見於尺中（列缺穴區）是關（即關閉下面而不得小便）。倘若獨見於寸口（太淵穴區）則爲格關，而會吐逆。醫生以三指腹置於患者寸口脈上，先是中指置於關上（關中），再將食指置於寸口（寸上），然後無名指置於尺中（尺下），除非大病或重病，一般小病初持脈準確率最高，可以快而清晰分辨關上（關中）、寸口（寸上）與尺中（尺下）等上下三部位的脈動不同。

《傷寒論》：「寸脈下不至關，爲陽絕，若陽氣前絕，陰氣後竭者，其人死身色必青；尺脈上不至關，爲陰絕，陰氣前絕，陽氣後竭者，其人死身色必赤。」比較寸口、關上、尺中三部脈，寸口脈浮大而尺中部分明顯，是尺中脈浮大，下半身循環不好，多小便方面出問題；寸口浮大而寸口部分明顯，是寸口脈浮大，上半身循環不好，多食道與胃出問題。陽絕爲寸脈不過關，關尺皆無脈，或寸脈獨強，關尺脈皆弱；陰絕爲尺脈獨強無法上過關與寸，或獨有尺脈而寸關脈無，都是不治之脈。

《內經 · 病能論》：「胃脘癰者，診此者當候胃脈，其脈當沉細，沉細者氣逆，逆者，人迎甚盛，甚盛則熱，人迎者胃脈也，逆而盛，則熱聚於胃口而不行，故胃脘爲癰也。」

小博士 解說

《內經 · 平人氣象論》：

1. 欲知寸口太過與不及，寸口之脈中手短者，曰頭痛。寸口脈中手長者，曰足脛痛。寸口脈中手促上擊者，曰肩背痛。

2. 寸口脈沉而堅者，曰病在中。寸口脈浮而盛者，曰病在外。

3. 寸口脈沉而弱，曰寒熱及疝瘕少腹痛。寸口脈沉而橫，曰脇下有積，腹中有橫積痛。寸口脈沉而喘，曰寒熱。

陽絕陰絕

脈象	病名	陰陽前絕後竭	其人死	注意事項
寸脈下不至關	陽絕	陽氣前絕，陰氣後竭者	身色必青	消化系統
尺脈上不至關	陰絕	陰氣前絕，陽氣後竭者	身色必赤，腋下溫，心下熱	循環系統

行尸內虛

脈象	病名	預後	注意事項
脈病人不病	行尸	以無王氣，卒眩仆，不識人者，短命則死	放下一切，好好治病
人病脈不病	內虛	以無穀神，雖困無害	休息調養

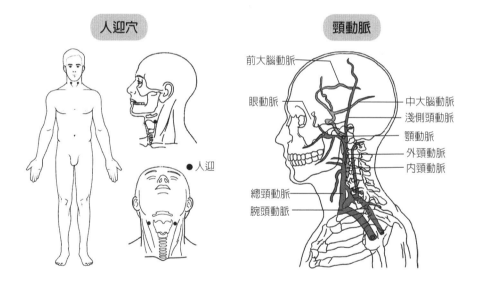

人迎穴

● 人迎

頸動脈

前大腦動脈
眼動脈
中大腦動脈
淺側頭動脈
頸動脈
外頸動脈
內頸動脈
總頸動脈
腕頭動脈

✚ 知識補充站

　　動脈結構上，人迎穴區是頸總動脈，是傳導動脈，屬於搬運動脈的大型彈性動脈；人迎穴區（頸總動脈）有力與否，是橫膈膜以下的腹腔臟器與呼氣表現。寸口的太淵穴區（橈動脈）是肌肉性動脈，靠血管的收縮與擴張來調節血流量；寸口的太淵穴區橈動脈有力與否，要看橫膈膜以上的胸腔臟器與吸氣表現。心臟病方面，頸動脈的人迎診斷，比橈動脈的診斷較精確；一般疾病診以橈動脈的寸口為主，急性疾病與重症診則以頸動脈的人迎為主。

4-7 衝陽──趺陽脈

醫生切診，通常診寸口就綽綽有餘，大病、久病，則須增加趺陽脈（衝陽穴），與少陰脈（太溪穴）。趺陽脈是腳背上的腳背動脈，來自脛骨前動脈，由脛骨前靜脈與大隱靜脈回心臟；少陰脈是脛骨後動脈，由脛骨後靜脈與小隱靜脈回心臟。嚴重的慢性病患者，必要切診趺陽脈（衝陽穴）與少陰脈（太溪穴）。臨床上，望診趺陽脈（衝陽穴）與少陰脈（太溪穴）的靜脈突顯情形，大益八綱辨證及施治。

《傷寒論》：「趺陽脈遲而緩，胃氣如經。趺陽脈浮而數，浮則傷胃，數則動脾」，趺陽脈遲而緩，是常人醒來未進食的腳背脈動。胃在開始進食至進食後一、二小時蠕動較快，此時趺陽脈動由遲緩轉為快速，飯後與飯前空腹的脈象常常差異很大。「趺陽脈遲而緩，胃氣如經」，遲脈是脈動速度，一呼吸間脈動四、五下，表示心臟功能正常；緩脈是脈動感覺不急躁不安，血液流通順暢。「趺陽脈浮而數」，數脈是脈動速度一呼吸間脈動五、六下以上，顯示心臟功能較吃緊；浮脈是脈動感覺急躁不安，則血液流動吃力，此脈象若是在餐飲飯後出現，有可能是趺陽脈一時衝動。

《傷寒論》：「趺陽脈浮而濇，浮則胃氣強，濇則小便數，浮濇相搏，大便則硬，其脾為約（脾氣不足，胃氣虛），麻仁丸主之」，與「趺陽脈浮而濇，少陰脈弦而浮，其病在脾，法當下利」。仔細看「少陰脈如經者，病在脾，法當下利」，趺陽脈浮而數是傷胃動脾；趺陽脈浮而濇是病脈，是胃氣強小便數，脾為約大便硬。「少陰脈如經，少陰脈弦而浮，才見此為調脈，故稱如經（或云脈遲而緩，陰陽平和）也。通常，趺陽脈的腳背動脈，比少陰脈脛骨後動脈，來的脈弦而浮，顯得跳動較有力；若少陰脈弦而浮，而趺陽脈沒有脈遲而緩，就是胃脾經脈失常或大便硬、下利。

周邊動脈阻塞性疾病（PAOD）：

1. 初期：患者長距離行走，或運動一段時間後，發生腿或足部疼痛而跛行。平時下肢血液供應勉強足夠，運動後組織需氧量增加，血流供應不足而疼痛跛行；多見趺陽脈浮而數，多是運動量不足而傷胃動脾。

2. 中期：短距離行走也會腳痛，休息可緩解疼痛，最常發生在小腿；多見趺陽脈浮而濇，多是心臟冠狀動脈、大腦血管及腎動脈病變的病人，其中不少已長期服用降血壓藥、降血糖藥或降血脂藥等。

3. 末期：(1) 休息狀態都無法獲得足夠供血量，平時就痠麻及疼痛，休息時疼痛，甚至夜間也痛；(2) 患肢水腫，下肢冰冷，脈搏減弱；(3) 毛髮脫落，皮膚顏色發生變化，沒有血色，甚至變紫黑，皮膚傷口不易癒合等。因此，組織逐步壞死、發炎，最後只有截肢一途，無法切診趺陽脈，臨床上有高比例的心肌梗塞、腦中風或腎病變。

《傷寒論》：「趺陽脈不出，脾不上下，身冷膚硬」或「趺陽脈浮而芤，衛氣衰榮氣傷，身體瘦，肌肉甲錯，宗氣衰微，四屬斷絕」。

周邊動脈阻塞性疾病

輕症　　　　　　　　　　　　　　　　　　　　　　　　　　重症

Ⅰ度　＞　Ⅱ度　＞　Ⅲ度　＞　Ⅳ度

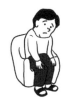 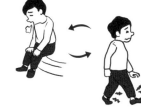

沒有症狀	間歇性跛行	安靜時疼痛	潰瘍、壞疽
腳麻、腳冷	走一段距離就腳痛無法再走。稍微休息，又可以再走	安靜不動時腳也痛	一部分皮膚潰爛，甚至組織壞死

湧泉穴

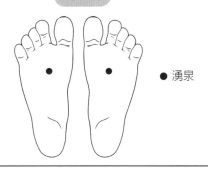

● 湧泉

＋ 知識補充站

　　許多老人或弱者，行動不方便，有時手腳痠痛，也不以為意，以為是正常的老化或一時受傷，也有是血液透析病患，因不知要改善生活習慣，漸漸的合併有周邊動脈阻塞性疾病（Peripheral arterial occlusive disease, PAOD），此階段趺陽脈就沒有辦法保有脈遲而緩的安和狀態。《內經‧熱病》：「男子如蠱（氣脹之病），女子如怚（血鬱之病，月經之阻），身體腰脊如解，不欲飲食，先取湧泉見血，視跗上盛者，盡見血也。」

　　PAOD 多見身體腰脊如解，即生活上肢體有些障礙者，視跗上盛者，盡見血，安排適當療程，對於慢性疾病如心臟冠狀動脈、大腦血管及腎動脈病變的病人，治療效果很好。嚴重的病人，偶爾還是要取湧泉見血。

4-8 趺陽脈與少陰脈

趺陽脈正常是「遲緩」而不是「濇、芤或緊」，趺陽脈在衝陽穴區，是腳背最高點；腳背的動脈輸送血液至腳趾，在趾末端有動靜脈末梢管道（A-V shunt），一如《傷寒論》：「呼吸者，脈之頭也」，四肢動作都與呼吸及脈動相互牽引，維持著一定的生理節奏韻律。

九候之診中察七診，是最關鍵的要領。脛骨前動脈中，腳背動脈的趺陽脈，含括了絕骨穴、丘墟穴、光明穴、足三里穴、陽陵泉穴等。右手彈外踝，左手放在光明穴區，診察脈動是否有「大小遲疾寒熱陷下」七診之病，是「渾渾然、徐徐然」者病，而「蠕蠕然」則脛骨前動脈不病。九候之診中察七診，於脛骨後動脈的少陰脈，含括了太溪穴、照海穴、築賓穴等。右手彈內踝，左手放在築賓穴區看脈動情形，若「蠕蠕然」則脛骨後動脈不病。

通常下肢動脈阻塞的病人，會合併其他部位如心臟冠狀動脈、大腦血管、腎動脈的病變，因此可能會有高比例的心肌梗塞、腦中風或腎病變。因此，臨床上這些PAOD的病人，都應該接受其他系統的檢查；同樣的，有心臟冠狀動脈、大腦血管或腎動脈病變的病人，亦應接受下肢動脈阻塞的檢查。基本上，大腿股動脈及膝窩動脈是最常發生動脈硬化的部位，因此，小腿後側（俗稱小腿肚）的疼痛也成為最常見的症狀。

檢查PAOD，最重要的是血管血流評估，從脈搏觸診，包括脛骨前動脈的腳背動脈、脛骨後動脈的少陰脈，膕動脈到股動脈的脈搏，可以大略知道血管阻塞的部位。周邊脈搏的檢查結果，需同時比較兩側肢體的搏動，表示如下：

0：表示摸不到脈搏。

+：表示脈搏比正常要弱。「趺陽脈微而緊，虛寒相搏，為短氣」，「陽脈浮而濇，脾氣不足，胃氣虛也」。

++：表示正常脈搏。

+++：表示脈搏超強。「趺陽脈沉而數，實而消穀。緊者，病難治」，「趺陽脈滑而數，當屎膿」，「趺陽脈大而緊，下利，為難治」。

小博士 解說

張仲景的趺陽脈有「浮、沉、遲、數、大、微、芤、濇、滑、緊」十種脈象，其中，最珍貴的就是「緊」脈，緊脈與弦脈相似，緊脈按之會轉動如弦索無常多沉，弦脈按之不會轉動，是浮而緊（緊脈多沉而緊）。

《傷寒論》：「趺陽脈滑而緊，胃氣實脾氣強，痔瘡」。「趺陽脈緊而浮，少陰脈不出，陰腫大而虛」，「趺陽脈浮大，氣實血虛」，「趺陽脈緊而浮，氣寒；腹滿絞痛；腸鳴而轉，轉即氣動，膈氣乃下」。

《傷寒論》趺陽脈診治範例

趺陽脈	病因、病證	藥方	穴道
541. 浮而數	遲而緩，胃氣如經也。浮而數，浮則傷胃，數則動脾。此非本病，醫特下之所為。數脈動脾，其數先微，故知脾氣不治，大便鞕，氣噫而除，今脈反浮，其數改微，邪氣獨留，心中則飢，邪熱不殺穀，潮熱發渴。數脈當遲緩，脈因前後度數如法，病者則飢；數脈不時，則生惡瘡	大黃黃連瀉心湯 竹葉石膏湯	瀉地機 瀉三陰交
542. 浮而濇	脾氣不足，胃氣虛	麻子仁丸 小建中湯	補公孫 補足三里
543. 伏而濇	伏而濇，伏則吐逆，水穀不化，濇則食不得入	半夏散及湯	補曲池 補足三里

《傷寒論》觸按診趺陽脈（衝陽穴）

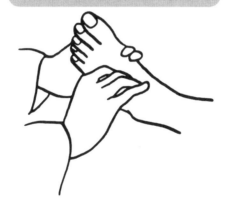

✚ 知識補充站

　　「以手掩腫上」觸切診（壓按痛處），「熱者為有膿，不熱者為無膿」，有膿表示發炎或感染；少陰脈「以手掩腫上」，少陰脈很虛弱或冰冷（不熱者為無膿），是腎經與補養先天原氣的問題，多虛寒，宜「靜」休養與以溫熱藥方補養，讓胃經脈與趺陽脈，以及前脛動脈循環順暢，則脛骨前肌和伸拇長肌必靈活有力。趺陽脈很不穩或燥熱者（熱者為有膿），是胃經脈與後天中氣問題，多濕熱，宜清理之，若極虛弱需食飲溫熱補養，讓腎經脈與少陰脈、脛骨後動脈循環順暢，則脛骨後肌和屈趾長肌必靈活有力。

4-9 太溪──少陰脈

心臟出來的主動脈依序為上升主動脈、主動脈弓、下降主動脈（胸主動脈、腹主動脈），腹主動脈的分支髂總動脈到了小腿部位，形成脛骨後動脈的少陰脈，與脛骨前動脈的跗陽脈。跗陽脈供血足（遲而緩），少陰脈如經（浮而弦為調脈），肝經脈的五里穴區的股動脈脈動，是肝臟的診察穴區，股動脈是四肢最大的動脈，跳動比其他穴區更加強而有力。

仲景遵循「實則瀉之，虛則補之，必先去其血脈，而後調之，無問其病，以平為期」，《傷寒論》藥方與針灸的配合，點到很多重點，細細端詳，診myn灸，合之效果更大，刺含括了針與砭。《內經‧刺瘧》：「瘧胕髓病，骱痠痛甚按之不可，鑱鍼鍼絕骨出血，立已」。治病「觸」、「壓」診小腿，(1)足少陰脈（太溪與大鐘），及足陽明跗陽脈（衝陽與中封）之脈動為主，冷熱僵腫為輔，診治原發性消化功能問題。(2) 胃經脈（足三里與上巨虛）與膽經脈（絕骨與光明），以冷熱僵腫為主，肌膚滑濇瘡疹為輔，診治繼發性消化器官問題。

《金匱要略》：「病跗蹶，其人但能前，不能卻，刺腨入二寸，此太陽經傷也。」承山穴區是《金匱要略》針砭「跗蹶」的主要穴區，臨床上，針刺小腿外側上半部，或走路 20～30 分鐘，都可以活絡腓腸肌與脛骨後肌，促進六足經脈的循環，治療跗蹶。脛脈是小腿後面深部靜脈栓塞，腓腸肌群腫脹，《內經‧刺腰痛》中提及，承山穴治持重腰部扭傷疼痛，脛脈有可能演變成肺栓塞，脛骨內的血液隨著年齡增大而減少，絕骨穴區、足三里穴區和承山穴等，都可以用來治療跗蹶。針砭治療跌打損傷，以小腿穴群委陽穴、委中穴為最佳。

「跗蹶」跗是腳背與腳趾，跗蹶的關鍵是腳踝，內腳踝是脛骨遠端，外腳踝是腓骨遠端，脛骨後肌與脛骨前肌主宰著腳部活動的精準度。腦部出問題，如腦血管硬化或巴金森病症就會「跗蹶」，腳趾端的動靜脈與微血管循環不良導致「跗蹶」。脛骨後肌與腓骨長肌是腳底最深層的肌肉群，與腎經脈的湧泉穴、然谷穴和太溪穴呼應，太溪穴與大鐘穴在脛骨後肌與阿基里斯腱之間；阿基里斯腱的活動力與腎原氣（腦垂體與內分泌）息息相關，脛骨後動脈流過太溪穴與大鐘穴區，當脛骨遠端與跟骨之間，即是用來診先天原氣之少陰脈。

小博士解說

脛骨前肌、伸拇長肌、伸趾長肌是腳背重要的肌肉群，與胃經脈的衝陽穴和肝經脈的中封穴呼應，衝陽穴與中封穴在脛骨前肌與伸拇長肌之間，伸拇長肌之活動力與胃中氣相關。穿過衝陽穴與中封穴的腳背動脈，在距骨與舟狀骨之間，是診後天飲食營養中氣的跗陽脈。伸拇長肌及伸趾長肌負責腳趾的抬舉活動，脛骨後肌與腓骨長肌參與了腳趾抓地動作，伸拇長肌及伸趾長肌的活動量，比脛骨後肌與腓骨長肌大很多，正常情況下，腳可以前進後退，「跗蹶」只能前進，不能後退。

小腿前肌群

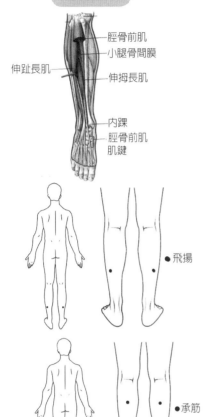

脛骨前肌
小腿骨間膜
伸趾長肌
伸拇長肌
內踝
脛骨前肌肌鍵

跗陽、飛揚、合陽、承筋、承山穴

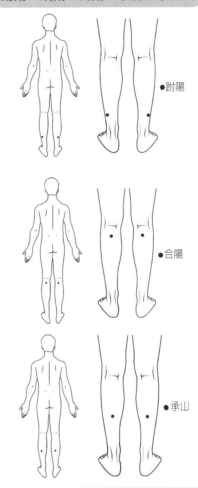

●跗陽

●飛揚

●合陽

●承筋

●承山

✚ 知識補充站

　　「刺腨入二寸」，承山穴、承筋穴是紓解腰脊壓力過大而傷痛的要穴。針砭小腿穴群委陽穴、委中穴、崑崙穴、跗陽穴、飛陽穴、承山穴、承筋穴、合陽穴、殷門穴、承扶穴，以採血針於委陽穴、委中穴、陰谷穴、浮郄穴等，治療跌打損傷，效果彰顯。

　　承山穴、承筋穴、飛陽穴、跗陽穴、合陽穴此二承三陽穴，是扎針、放血妙穴。脛骨與股骨的血液管道不同，脛骨只有一條營養動脈，股骨則有幾條營養動脈供給營養，骨頭內有豐富的血液與神經運轉，骨頭內存在紅色骨髓部分，特別是很多血管從骨膜進入骨頭內。這些骨膜動脈伴隨著神經，進入很多通過貫通管的骨幹，供給骨膜及緻密骨的外側部分血液。

4-10 三部九候（一）

　　《難經》：「脈有三部，部有四經。(1)手太陰、陽明金也，足少陰、太陽水也。金生水，水流下行而不能上，在下部。(2)足厥陰、少陽木也，生手太陽、少陰火，火炎上行而不能下，在上部。(3)手心主、少陽火，生足太陰、陽明土，土主中宮，在中部。此皆五行子母更相生養者也。」

　　五臟相生最重要的觀念是，足厥陰少陽肝膽，手太陽少陰心小腸，肝膽與小腸提供了生命最重要的營養，給在上部的心臟，心臟供給全身的營養，以紅血球為主來輸送，紅血球與其他血球，非生成於血流路徑內，其生成及毀滅，都在血流路徑以外的地方。人出世之後，紅血球來自骨髓（脊椎骨、骨盆、胸骨、肋骨、頭顱骨、肱骨、股骨等等），事實上，骨髓造血需要來自腎臟的紅血球生成素（Erythropoietin）及中樞神經系統、內分泌系統（甲狀腺素、性激素、雌激素、雄激素）等來共襄盛舉，手心主少陽心包三焦（網狀內皮系統），提供中部足太陰陽明脾胃，衰老的紅血球在脾臟領導的網狀內皮系統進行分解，脾主意智，在人體複雜循環系統中更具價值。

　　心臟收縮時，全身的動脈與腦脊髓液，如海浪漲潮，潮水推動向前，心臟舒張時，動脈與腦脊髓液如海浪退潮，血液一時充滿靜脈叢，健常者潮汐穩定，三部九候穩和有力，脈動失常愈多，病愈嚴重，三部九候隨時都會被影響而失常，尤其是

頭顱部的靜脈叢（包括大腦靜脈與腦膜靜脈），靜脈叢，或稱靜脈陷窩（Venous lacunae），連接顱內靜脈與顱外靜脈，靜脈叢貼著頸內動脈與腦神經跳動，心臟收縮時排空靜脈叢血液，心臟舒張時血液充滿靜脈叢，頭痛欲裂的時候，多心臟收縮舒張的運作失勢，頭部的脈管跟著異常跳動。

　　《傷寒論》541~552 十二條條文，論說趺陽脈與少陰脈，用來診治重病與急證；中醫診寸口脈為主，診脈三部九候之神門穴區、衝陽穴區、太溪穴區為輔。《傷寒論》張仲景序：「按寸不及尺，握手不及足，人迎、趺陽，三部不參；動數發息，不滿五十。短期未知決診，九候曾無彷彿」，傳承意義深遠。《內經‧三部九候論》、《難經》、《傷寒論》一脈相承。

　　《內經‧離合真邪論》：「經脈：(1)邪入於脈，寒則血凝泣，暑則氣淖澤；(2)虛邪入客經脈，其至亦時隴起，其行於脈中循循然；(3)其至寸口中手，時大時小，大則邪至，小則平；(4)其行無常處，在陰與陽，不可為度，從而察之，三部九候，卒然逢之。」人體循環系統，除了大循環、小循環，還有淋巴循環，體內組織液無法進入靜脈回到心臟，則進入淋巴管，經由胸管及右淋巴管，將淋巴液導流主靜脈系統，回到右心房（大幫浦）。三個循環系統受到許多調節系統的控制，來維持所有器官的適當血管流量，特別是大腦及心臟。

三部診法脈診部位

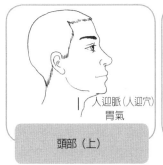

人迎脈（人迎穴）
胃氣

頭部（上）

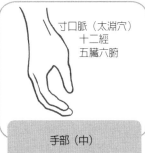

寸口脈（太淵穴）
十二經
五臟六腑

手部（中）

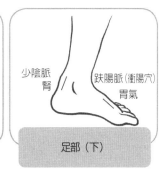

少陰脈
腎

跌陽脈（衝陽穴）
胃氣

足部（下）

脈有三部，部有四經

《內經》	三部者，以寸關尺分上中下也。四經者，寸關兩兩相比，則每部各有四經矣。手之太陰陽明，足之太陽少陰，為上下部者，肺居右寸，腎居左尺，循環相資，肺高腎下，母子之相望
《難經》	手太陰陽明金也，足少陰太陽水也，金生水，水流下行，而不能上，故在下部也。足厥陰少陽木也，生手太陽少陰火也，火炎上行，而不能下，故為上部

✚ 知識補充站

三部九候，除了脈診之外，望診也很重要且實用。

1. 上部：人迎穴區的頸部、臉部色澤都不好，內分泌系統多有狀況；臉部顏色正常，頸部的異常，多半是循環系統的問題；如果臉部、頸部色澤懸殊很大，小毛病不斷，雖無大病，但日久大病也將至矣。

2. 中部：太淵穴區的腕部與手指甲旁的肉部，色澤都發黯，兩手比較，右手較差，多見呼吸系統問題；左手較差，多循環系統有狀況。兩手都不佳，胸腔問題層出不窮。太淵穴區色澤尚好，但指甲肉部色黯，通常是生活作息不規律的反應。

3. 下部：衝陽穴區的色澤不好，腳踝上部色澤差且踝轉不靈活，多是生活習慣不良所造成，不少人常藥不離口，或怨嘆不離口。腳踝上色澤好、靈活度高，但衝陽穴區色澤不佳，其先天體質優，但受後天生活習慣之影響，目前或許安康無病痛，但隨著時間推進，小病、大病會漸漸靠近。

4-11 三部九候（二）

　　《內經・三部九候論》：「三部有下部、中部、上部，部各有三候，有天、地、人：(1) 上部天兩額動脈，候頭角氣；(2) 上部地兩頰動脈，候口齒氣；(3) 上部人耳前動脈，候耳目氣；(4) 中部天手太陰，候肺；(5) 中部地手陽明，候胸中氣；(6) 中部人手少陰，候心；(7) 下部天足厥陰，候肝；(8) 下部地足少陰，候腎；(9) 下部人足太陰，候脾胃。神藏五，形藏四，合為九藏。五藏已敗，色必夭，夭必死。」

　　《內經・三部九候論》：「察九候：(1) 獨小者病，(2) 獨大者病，(3) 獨疾者病，(4) 獨遲者病，(5) 獨熱者病，(6) 獨寒者病，(7) 獨陷下者病。」

　　《內經・三部九候論》：「九候之相應，上下若一，不得相失，(1) 一候後則病，(2) 二候後則病甚，(3) 三候後則病危。所謂後者，應不俱也。必先知經脈，然後知病脈，真藏脈見者勝死。足太陽氣絕者，足不可屈伸，死必戴眼。」

　　《內經・三部九候論》：「先度其形之肥瘦，調其氣之虛實，實則瀉之，虛則補之。先去其血脈而後調之，無問其病，以平為期：(1) 形盛脈細，少氣不足以息，危。形瘦脈大，胸中多氣，死。形氣相得，生。(2) 參伍不調，病。(3) 三部九候皆相失，死。(4) 上下左右之脈相應如參舂，病甚。(5) 上下左右相失不可數，死。(6) 中部之候雖獨調，與眾藏相失，死。(7) 中部之候相減，死。目內陷者死。」

　　《內經・三部九候論》：「九候之脈，(1) 皆沉細懸絕者為陰（副交感主宰），主冬，夜半死；(2) 盛躁喘數者為陽（交感主宰），主夏，日中死；(3) 寒熱病平旦死；(4) 熱中及熱病日中死；(5) 病風日夕死；(6) 病水夜半死。(7) 形肉已脫，九候雖調，猶死。(8) 七診雖見，九候皆從者不死。所言不死者，風氣之病及經月之病，似七診之病而非也，故不死。(9) 有七診之病，脈候亦敗者死，必發噦噫。審問其所始病，今之所方病，各切循其脈，視其經絡浮沉，以上下逆從循之，脈疾（緩和有力）者不病，脈遲（慢而無力）者病，脈不往來者死，皮膚著者死。」

　　《內經・三部九候論》：「以左手足上，去踝五寸按之，庶右手足當踝而彈之：(1) 過五寸以上，蠕蠕然不病；(2) 應疾，中手渾渾然病；(3) 中手徐徐然病；(4) 應上不能至五寸，彈之不應者死；(5) 脫肉身不去者死；(6) 中部乍疏乍數者死；(7) 脈代而鉤，病在絡脈。」右手握著手足外踝，左手按去踝五寸支正穴與光明穴，察其脈動情形，支正穴診心肺，光明穴診肝脾腎。

小博士 解說

　　上部天、地、人部位（上部的動脈），來自頸動脈。中部天、地、人部位（中部的動脈），來自肱動脈。下部天、地、人部位（下部的動脈），來自髂動脈。三者都反映心臟血管的功能與結構。

　　《內經・三部九候論》的不老養生概念是「必先去其血脈而後調之，無問其病，以平為期。」預防老化，打通血路，促進血液循環為抗老防病的第一要務，誠如《內經》治五臟之道的核心精神，不外乎「守經隧（經脈）」而已矣。

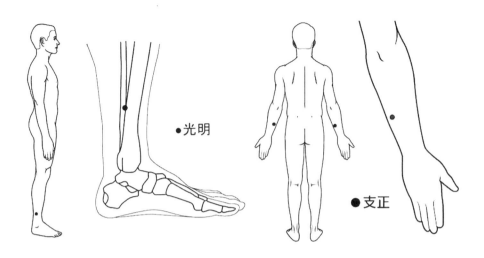

●光明

●支正

三部九候表

上部	天	胸以上至頭之有疾
中部	人	膈以下至臍之有疾
下部	地	臍以下至足之有疾

＋ 知識補充站

　　《難經》：「脈有三部九候，三部者寸關尺，九候者浮中沉：(1) 上部法天，主胸以上至頭之有疾；(2) 中部法人，主膈以下至臍之有疾；(3) 下部法地，主臍以下至足之有疾也。審而刺之者。」《內經》經脈的氣血循環，就是動脈、靜脈、淋巴循環及神經系統的綜合，形藏四、神藏五，《三部九候論》中，就是頭角、耳目、口齒、胸中的氣為形藏四，肝、心、脾、肺、腎為神藏五。

　　《內經 · 平人氣象論》：「頸脈動喘疾欬，曰水。目裏微腫如臥蠶起之狀，曰水。面腫曰風。足脛腫曰水。」

4-12 三部九候（三）

《內經．三部九候論》：「三部有下部、中部、上部，部各有三候，有天、地、人。」主要診察八個主要動脈（頸橈顏肱，股膝脛足）部位：

1. 頸動脈（人迎穴）動脈結構上，人迎的頸總動脈與主動脈、頭臂動脈、領骨下動脈、椎動脈、肺動脈、腸骨總動脈都是傳導型動脈，屬於搬運動脈（Conducting artery），是大型的彈性動脈。
2. 顏面動脈（聽宮穴）。
3. 肱動脈（青靈穴）。
4. 橈動脈（太淵穴）。
5. 股動脈（五里穴）。
6. 膝窩動脈（陰谷穴）。
7. 脛骨後動脈（太溪穴）。
8. 足背動脈（衝陽穴）。

脛前動脈與後脛後動脈，都來自股動脈，橈動脈來自肱動脈，都屬分布型動脈（Distributing arteries）；中膜含平滑肌較多，彈性纖維不多，又稱肌肉型動脈（Muscular arteries），透過血管收縮與擴張來調節血流量，屬於擁有較厚肌肉的血管。分布型動脈以平滑肌纖維來運輸，與彈性動脈相比，平滑肌較多，彈性纖維較少，大量的平滑肌形成比較厚的血管壁，它會因應活動多少及體溫變化調節，當血管收縮直徑變小時，就進行調節供應身體各部位的血流量，肌肉性動脈的跳動性收縮是一時的，規律、依序將動脈的內腔縮窄，將血液運往身體各部位，如股動脈（箕門—脾、五里—肝）、肱動脈（天府—肺）、橈動脈（寸口、太淵—肺）、尺動脈（神門—心），它們靠血管的收縮與擴張來調節血流量，

寸口與人迎兩脈的對比（衝陽取代人迎，更加實用），就是中型肌肉性動脈，與大型彈力性動脈的功能相較。

人體老化指數，全部指向腕部與踝部血管的硬化程度，腕部與踝部的靈活度，幾乎是與血管硬化程度呈正比，觸診動脈是要測量我們血壓和脈搏速率，也可評估血管動脈彈性功能失常狀況，及動脈硬化的可能性。橈動脈評估老化指數（生病與否），尺動脈評估生化指數（懷孕與否），脛骨前動脈與脛骨後動脈評估活力指數（快樂與否）。

1. 手腕太淵穴區的橈動脈診寸口脈，就是寸關尺，診五臟與胸中、腹中等（正常評估血壓，橈動脈血壓在 80mmHg 以上）。
2. 神門穴區的尺動脈，診孕脈。
3. 腳背的衝陽穴區，屬脛骨前動脈的腳背動脈，診脾胃（正常評估血壓，足背動脈血壓在 90mmHg 以上）。
4. 腳內踝後方的太溪穴區，屬脛骨後動脈，診腎。

腳踝－手臂指數（Ankle-brachial index, ABI），分別測量手臂及腳踝之血壓，再以下肢的收縮壓除以上肢的收縮壓，所得數值即為 ABI，可簡略測知是否有血管阻塞之問題。當數值愈小，表示阻塞的程度愈厲害。

1. 正常範圍：1.0 左右可以手舞足蹈。
2. 輕度：0.9~0.7 間歇性跛行，不良於行。
3. 中重度：0.7~0.4 缺血性疼痛，活動困難。
4. 重度：＜ 0.4 肢體壞死，動彈不得。

三部九候的脈診部位

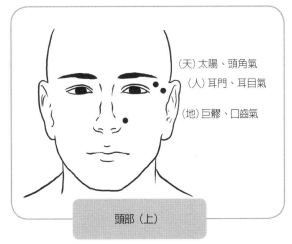

(天)太陽、頭角氣

(人)耳門、耳目氣

(地)巨髎、口齒氣

頭部（上）

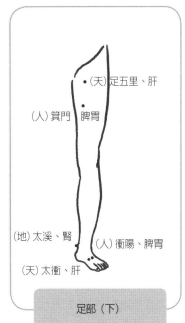

・(天)足五里、肝

(人)箕門　脾胃

(地)太溪、腎　　(人)衝陽、脾胃

(天)太衝、肝

足部（下）

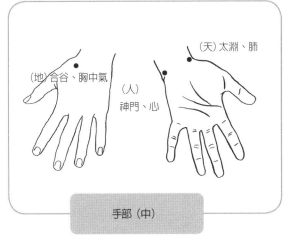

(天)太淵、肺

(地)合谷、胸中氣　(人)
神門、心

手部（中）

4-13 積聚痼疾──陽脈與陰脈

《難經》：「(1)診在右脇有積氣，得肺脈結(脈來去時一止無常數)。(2)脈結甚則積甚，結微則氣微。(3)肺脈雖不見，右手脈當沉伏(沉者脈行筋下)。脈結伏者內無積聚，脈浮結者外無痼疾；有積聚脈不結伏，有痼疾脈不浮結，爲脈不應病，病不應脈，是爲死病。(浮者脈在肉上行)」。脈結伏之積聚，與脈腫瘤大小不等的感覺，比較近似開放型循環障礙，淋巴排毒功能狀況。脈結伏之積聚爲外有積聚，多是突然發現的病證。脈浮結之痼疾，脈氣血滯礙輕重不等的感覺，比較近似閉鎖型循環障礙，血管硬化或栓塞；脈浮結之痼疾爲內有痼疾，多是漸漸演化的病證。有積聚腫瘤脈不結伏，有痼疾血管硬化或栓塞脈不浮結，爲脈不應病，病不應脈，是爲死病。

《傷寒論》：「陽結脈藹藹如車蓋，與陰結脈纍纍如循長竿，是初持脈的脈象，再審脈之浮沉遲數，脈浮而數能食爲陽結，脈沉而遲不能食爲陰結」。相對於「陰陽結代動弦緊」之「數見脈於關上名曰動也」，就是「診脈有常」與「司八正邪，別五中邪」，診脈就是要從關上開始，男人與陽剛之人從左關開始診脈，女人與陰柔之人則從右關開始診脈，男女有別，老少異同。陽結脈與陰結脈就是以浮沉分陰陽。

《傷寒論》：「(1)凡脈大、浮、數、動、滑，名陽也；脈沉、濇、弱、弦、微，名陰也。凡陰病見陽脈者生，陽病見陰脈者死。(2)脈來緩(陰脈)，時一止復來者，

曰結，陰盛則結；又脈來動而中止，更來小數，中有還者反動，曰結，陰也。脈來數(陽脈)，時一止復來者，曰促，陽盛則促，皆病脈。(3)脈來動而中止，不能自還，因而復動者，曰代，陰也，得此脈者必難治。」

陰是臟腑虛弱之病，會影響肝門靜脈輸入下腔靜脈供應心臟營養，主動脈的輸出必然乏力而弱，脈象應該是沉、濇、弱、弦、微等。若是出現大、浮、數、動、滑等陽脈，表示有生機；反之，一般外感或非臟腑虛損的疾病，不影響主動脈的輸出，不會乏力而弱，卻出現心臟乏力的沉、濇、弱、弦、微等脈象，當然是凶多吉少。

《內經·陰陽別論》：「脈有陰陽，知陽者知陰，知陰者知陽。所謂陰者，真藏也，見則爲敗，敗必死也；所謂陽者，胃脘之陽也。別於陽者，知病處也；別於陰者，知死生之期。三陽在頭，三陰在手，所謂一也。別於陽者，知病忌時；別於陰者，知死生之期。謹熟陰陽，無與眾謀。所謂陰陽者，去者爲陰，至者爲陽；靜者爲陰，動者爲陽；遲者爲陰，數者爲陽。」

《內經·五藏生成》：「頭痛巔疾，下虛上實，過在足少陰，巨陽甚則入腎。徇蒙招尤，目冥耳聾(眼睛瞬動而蒙昧不見，頭振搖而不定)，下實上虛，過在足少陽，厥陰甚則入肝。腹滿䐜脹，支鬲胠脇，下厥上冒，過在足太陰，陽明。欬嗽上氣，厥在胸中，過在手陽明太陰。心煩頭痛病在鬲中，過在手巨陽，少陰。」

陽脈與陰脈　　　　　　　　**腹診的姿勢**

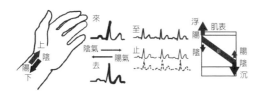

東洋醫學　　　　　　　現代醫學

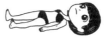　　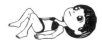

腹診的基本手法

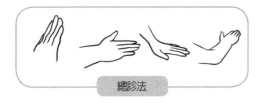

總診法

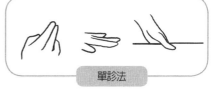

單診法

《內經 · 五藏生成》

病證	病理	病變	治療穴道	調理藥方
頭痛巔疾	下虛上實 （腦部血液循環滯礙）	過在足少陰， 巨陽甚則入腎	太溪穴	五苓散
閃瞳搖頭 耳目不靈	下實上虛 （腦部血液不足）	過在足少陽， 厥陰甚則入肝	太衝穴	小柴胡湯
腹滿䐜脹	支鬲胠脇，下厥上冒 （腹腔功能不良）	過在足太陰， 陽明	地機穴	半夏瀉心湯
欬嗽上氣	厥在胸中 （胸腔功能不良）	過在手陽明太陰	曲池穴	小青龍湯
心煩頭痛	病在鬲中 （橫膈膜功能不良）	過在手巨陽， 少陰	內關穴	小陷胸湯

＋ **知識補充站**

　　1. 肝積：肥氣、肝氣鬱滯瘀血凝血→咳嗽、瘧疾。

　　2. 心積：伏梁、周圍的痞滿、氣血結滯→心煩、睡眠不安。

　　3. 脾積：痞氣、脾虛氣鬱結、痞閉留滯、肌肉消瘦、四肢無力→黃疸。

　　4. 肺積：背痛、息賁、肺氣鬱積、痰熱閉塞、痛苦、吐血、惡寒發熱、咳嗽、
　　　　呼吸促迫、嘔吐。

　　5. 腎積：奔豚、發作時苦痛，腹痛往來寒熱、腎陰寒氣上逆、肝氣鬱起火
　　　　衝逆。

4-14 男脈與女脈

《難經》論男脈與女脈，脈有逆順，男女有常而反者。「男子生於寅（肺），寅為木陽也。女子生於申（膀胱），申為金，陰也。男脈在關上，女脈在關下，男子尺脈恆弱，女子尺脈恆盛，是其常。反者，男得女脈，女得男脈。其為病，男得女脈為不足，病在內，左得之病則在左，右得之病則在右，隨脈言之也。女得男脈為太過，病在四肢，左得之病在左，右得之病在右，隨脈言之。」診脈寸口為陽，浮也為陽，尺為陰，沉也為陰。

男女性別特徵以骨盆的差異最大，男性骨盆形狀較小，外形狹小而高，骨盆壁肥厚、粗糙，骨質較重，骨盆上口呈心臟形，前後狹窄，盆腔既狹且深，呈漏斗狀下口狹小，恥骨聯合狹長而高，恥骨弓角度較小，為 70~75°，閉孔長橢圓形，髖臼較大。骨盆方面的脈動反映在尺部，而男性骨盆較弱勢，尺脈恆弱。

女性要生產，則骨盆較男性寬大，似圓桶，外形寬大且矮，骨盆壁光滑、菲薄，骨質較輕，骨盆上口呈圓形或橢圓形，前後寬闊，盆腔既寬而淺，呈圓桶狀，骨盆下口寬大，恥骨聯合寬短而低，富有彈性，恥骨弓角度較大，為 90~100°，閉孔近似三角形，髖臼較小。女性骨盆較強勢，故尺脈恆盛。

男性顴骨比女性顴骨粗大，骨面粗糙，骨質較重，肌脊明顯；顱骨顱腔容量較大，前額骨傾斜度較大；眉間、眉弓突出顯著；眼眶較大較深，眶上緣較鈍較厚；鼻骨寬大，梨狀孔高；顳骨乳突顯著，後緣較長，圍徑較大；顴骨高大，顴弓粗大；下頜骨較高、較厚、較大；顱底大而粗糙。顴骨方面的脈動反應在寸部，男性顴骨較強勢，男脈在關上。

女性完美的下頜骨，從側面看該是個 120° 很柔和的黃金夾角，自然形態美麗，正面看與整個臉部相協調，是個顛倒的「鵝蛋」沒有明顯稜角。女性顴骨較弱勢，女脈在關下。

男得女脈為不足，則尺脈盛，病在內；女得男脈為太過，則寸脈盛，病在四肢。男女的「骨盆腔疼痛症候群」多會出現尺脈盛，尤其是女人會更盛。每個女人一生中都得過幾次生殖道炎症，造成炎症的因素之一，就是兩個人的性生活不潔，而引起盆腔炎，則尺脈多盛。盆腔炎指子宮、卵巢、輸卵管及其周圍的組織和盆腔腹膜發生的炎症。反覆的人工流產，是導致不孕和盆腔炎的罪魁禍首之一，尺脈多不盛反弱。

男性的「骨盆腔疼痛症候群（又稱慢性攝護腺炎）」不同於女性患者，多是因細菌感染發炎，男性的慢性骨盆腔疼痛症候群，尺脈多盛，導因於「生活品質不佳」，症狀包括下腹疼痛、恥骨下抽痛、會陰部不適，或是解尿不順、頻尿急尿，指診時會感到攝護腺壓痛，甚至出現性功能障礙。攝護腺肥大和攝護腺癌好發於 50 歲以上，自恃身體好，熬夜、應酬是家常便飯，應改正作息，使「男人的經痛」不來擾。

男女骨盆

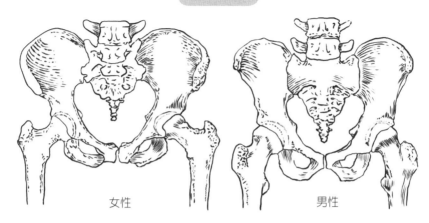

女性　　　　　　　　　男性

男女大腦差別

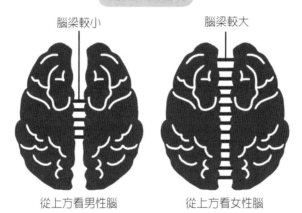

腦梁較小　　　　　　　腦梁較大

從上方看男性腦　　　　從上方看女性腦

➕ 知識補充站

　　生殖器官把我們區分為兩類，除劃分開生殖能力或生殖可能性外，也包括大腦、行為或心理特徵。如果有某項女性特徵，其他特徵也可能傾向女性。1800 年代晚期，遠早於核磁共振造影技術（MRI）問世前，男女大腦的差異指標是重量（人死亡後測量）。平均女性大腦比男性大腦輕了 140 克，早期認為女性沒有男性聰明；後來發現，大腦在身體的重量比，或大腦與身體的體積比，與智慧更有關係。明確生理性別差異研究，以性激素及交配行為為主，從胚胎時期 X 與 Y 染色體的基因組合開始，女性化或男性化的開關就會啓動。除了生殖方面的性別差異外，心理及認知方面的生理性別差異也很重要。

4-15 三陽大絡

手背三門診的作用是減少誤診率。取自《內經・熱病》五十九刺五十九穴，分別是：(1) 頭面部三十一穴；(2) 手腳二十八穴。《內經》之「六經絡手陽明少陽之大絡」即手指間八穴之六穴，五手指間八穴爲合谷穴（大拇指與食指間）與手三陽大絡，六個手三陽大絡，即宮門穴區、空門穴區和液門穴區，合稱手背三門。手三陽大絡（手背三門）與身心靈息息相關，青少年因血液循環好，休息一下就復原了，準確率會降低。

40 歲以後，不分男女，看三門最有效。老弱婦孺與緊急病證，手三陽大絡變化會比較不穩定，因爲手三陽大絡很敏感，它們的準確率幾乎與心跳快慢穩定度成正比，因此，生死存亡之際，更是診斷與治療齊用的大法，平常未必需要運用在

診治上，但是，一定要有耐心學會手三陽大絡（手背三門），以備不時之需。觸摸手三陽大絡診，就像打麻將摸牌，如有陷下去或有腫脹現象，就是此區有問題，據此來解身體的狀況。壓觸按診手背三門，可暫代腹部壓診，簡潔迅速，準確率很高。

《內經・經脈》：「經脈十二，伏行分肉之間，深而不見；常見者，足太陰過於外踝之上，無所隱。諸脈之浮而常見，皆絡脈。六經絡手陽明少陽之大絡，起於五指間，上合肘中。脈之卒然動者，皆邪氣居之，留於本末；不動則熱，不堅則陷且空，不與衆同，是以知其何脈之動。經（動）脈常不可見，虛實以氣口知之，脈之見者皆絡（靜）脈。諸絡脈皆不能經大節之間，必行絕道而出，入復合於皮中，其會皆見於外。」

小博士解說

手背三門（手三陽大絡）分宮門穴區（手陽明大絡）、空門穴區（手少陽大絡）、液門穴區（手太陽大絡）：

1. 宮門區：消化、排泄系統（大便、痰），手第二、三掌骨背縫間，心包絡勞宮穴在掌內。左側較陷宜補中益氣湯，右側較陷宜防風通聖散，左右皆陷半夏瀉心湯。宮門陷，腸胃一定有問題，跟腦有關係，左右宮門區都陷，多腦神經衰弱。

2. 空門區：生殖系統（情緒精神），手第三、四指掌骨背縫間，此處沒有經脈經過，沒有穴道，謂空門。左側較陷宜消遙散，右側較陷宜小柴胡湯，左右皆陷宜柴胡桂枝湯。空門區很陷是缺乏蛋白質，導致精力不足。

3. 液門區：免疫、呼吸系統（汗與尿），手第四、五指掌骨背縫間，此處有三焦液門穴。左側較陷宜人參敗毒散。右側較陷宜腎氣丸。左右皆陷宜真武湯。液門區很陷多免疫系統及汗尿問題。

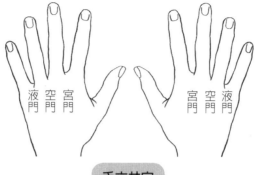

左右六手大絡（手背三門）

液　空　宮　　　宮　空　液
門　門　門　　　門　門　門

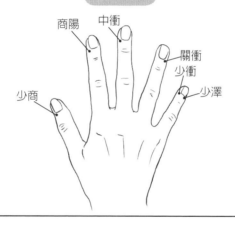

手六井穴

商陽　中衝

關衝
少衝

少商

少澤

✚ 知識補充站

　　《左右六手大絡》分辨最塌陷、塌陷與稍塌陷，從手六經脈循行與穴道，了解手三陽大絡（手背三門）與身心關係。

　　1. 大拇指的少商穴屬肺，與食指商陽穴屬大腸，兩指間的虎口是合谷穴。呼吸或排泄問題多，免疫力較低落，腰腳功能多不好。食指的商陽穴屬大腸，與中指中衝穴屬心包，兩指間的掌心處有勞宮穴，掌背處為宮門穴區（手陽明大絡）。排泄或性功能問題多，腰背功能多不好，情緒也多失調。

　　2. 中指的中衝穴屬心包，與無名指關衝穴屬三焦，兩指間的掌心處與掌背處都沒有穴道，兩指間的掌背處為空門穴區（手少陽大絡），性功能問題或精神問題多，情緒多低落，容易疲憊不堪。

　　3. 無名指的關衝穴屬三焦，與小指少澤穴屬小腸，兩指間的掌背處有液門穴與中渚穴，命名為液門穴區（手太陽大絡），精神問題多，心臟血管問題多，營養問題多，容易疲憊不堪，心情多低落，精力多不足。

4-16 天時脈與人體脈

《內經・脈要精微論》：「診法常以平旦，陰氣未動，陽氣未散，飲食未進，經脈未盛，絡脈調勻，氣血未亂，故乃可診有過之脈。切脈動靜而視精明，察五色，觀五臟有餘不足，六腑強弱，形之盛衰，以此參伍，決死生之分。」人體基因的變化非常複雜，科學雖進步，卻也所知有限。人體內陽離子—鈉離子與鉀離子等變化，過程很複雜，若從中醫經脈臟腑的角度來看，可以約略了解肺、大腸與腎之間微妙的關係。大腸的排泄關係食飲，也與呼吸密切相關。身體內部的動靜與脈動，和居處環境溫度與濕度、心情變化有關，脈也隨之千變萬化，肺與腎之於流汗、呼吸、喘息也隨之因應。

《內經・平人氣象論》：「脈有逆從四時，未有藏形，春夏而脈瘦，秋冬而脈浮大，命曰逆四時也。風熱而脈靜，泄而脫血脈實，病在中，脈虛，病在外，脈濇堅者，皆難治，命曰反四時也。」肺是八大呼吸器官的大本營，不論人體氣盛虛與否，都可能會造成呼吸不順，且身體會帶有「寒」氣。在二千多年前的《內經》時代，沒有體溫計，寒與熱的體溫判別，主要是靠病人的感覺，而不全然是醫師的主要診斷部分。人體的日平均氣溫變化與身體基礎代謝量有密切的關係，基礎代謝是在人體靜止時維持體溫所需的熱量，當代謝量多時，防止體溫降低並調節體溫；相反，夏季代謝量較少，會抑制體溫上升來作調節。臺灣春季的氣溫上升較遲，時間約三週；秋季的氣溫下降約七到十天，所以代謝量也會不一樣。

《內經・平人氣象論》：「脈從陰陽，病易已；脈逆陰陽，病難已。脈得四時之順，曰病無他；脈反四時及不間藏，曰難已。」身體散熱主要是靠皮膚，以體表面積估算頭部的熱量散失，大約占全身的7~10%，這是沒有穿衣服的情況下；穿衣服的情況下，變因太多了，頭部的血液循環，爲了要維持腦部的運作，溫度調控比四肢更加精細；體溫高時會加強散熱，稱爲選擇性腦冷卻（Selective brain cooling, SBC），體溫低時，四肢的血管收縮，而頭部不明顯，在溫度太低時，反而會加強血液到腦部，所以血流變多，散熱比例會上升。美軍的生存指南中，即提到在野外求生時，需要注意到頭部的保暖，可能會散失近一半的身體產熱。

心臟收縮時，全身的動脈與脊髓液是如海浪潮水推動著，健常者三部九候皆穩和有力，失常者愈多，病愈嚴重。尤其是在頭顱部的靜脈叢（不同於導靜脈與板障靜脈不會扁塌），連接到頸內靜脈與頸外靜脈，靜脈叢貼著靜動脈與腦神經跳動，心臟收縮時就是要排空靜脈叢的血液，心臟舒張時就是要血液充滿靜脈叢。頭頂的上星、腦空、腦戶等穴是人的頭頂煙囪區，上矢狀靜脈與導靜脈多在此些穴區活動加速，而滿頭大汗，必然隨著氣象與飲食而產生變化。

運氣之脈分四時之脈與三陽之脈

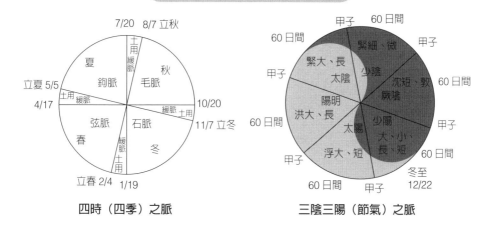

四時（四季）之脈

三陰三陽（節氣）之脈

腦脊髓液與周圍的靜脈

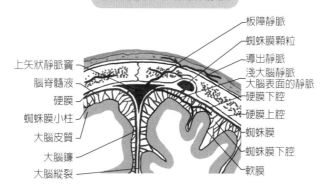

+ 知識補充站

《傷寒論》中指出，四面八方與四節八氣影響脈動，而出現春脈微弦，夏脈洪大，秋脈毛浮，冬脈沉滑，是寸關尺的整體脈象。《金匱要略》：「寸口脈動者，因其王時而動，假令肝王色青，四時各隨其色。肝色青而反色白，非其時色脈，皆當病。」

人的身體會自然散發熱氣，從身體的體內環境蒸騰出來，如果沒有體溫調節，人只好依靠環境的溫度來生存。環境溫度降低，體溫就會跟著降低；環境溫度高，體溫就會升高，彷彿人是變溫動物，依生存環境的溫度來調整體溫。人之異於禽獸，就是可以在冬暖夏涼時維持身體的恆溫。溫度低時，主要由大腿、小腿、胸部等部位散發熱量；溫度高時，主要由胸部、腹部、大腿、頭部等部位散發熱量。

4-17 未持脈時與脈微

《傷寒論》：「上工望而知之，中工問而知之，下工脈而知之。病人苦發熱，身體疼，自臥，脈沉而遲者，必愈也，若表有病者則脈當浮大。病人腹內卒痛，自坐，脈浮而大者，必愈也，若裡有病者，脈當沉而細。」仲景經常「依此類推」仔細觀察病人，脈診前務必望診之要點，包括病人步伐、肢體動作，有無短氣與心痛之證，如果走路不自然，坐下來也不自在，手不時擺動，或放置口袋或胸前，是病證重。脈診先辨表有病或裡有病，與必癒與否。「肥人責浮，瘦人責沉。肥人當沉，今反浮，瘦人當浮，今反沉，故責之。」

《傷寒論》：「肥人脈當沉，瘦人脈當浮；立夏得洪大脈是其時脈；脈浮沉遲數知表裡藏府之異。」脈診知胖瘦與時節氣溫，配合望診，尚未診脈見又手自冒心，身體不舒服，多不是扶腰就是手抱胸腹。令咳不咳，是醫生的話聽不清楚，多是太累了。

《傷寒論》：(1) 脈之呻者病也；(2) 病人欠者無病；(3) 脈之嚥唾者詐病，或隱病不言；(4) 人愧者，其脈浮而面色乍白乍赤；(5) 人恐怖者，脈形如循絲絫絫然，面白脫色；(6) 脈自濇，脣口乾燥，人不飲；(7) 言遲者風，行遲者表強；(8) 搖頭言者裡痛；(9) 裡實護腹如懷卵物，心痛；(10) 坐而伏者短氣，坐而下一腳者腰痛。

《傷寒論》：(1)「寸口脈微而緩，三焦絕經，名曰血崩」；(2)「寸口脈微而濇，三焦無所仰，身體痺不仁，榮氣不足，則煩疼、口難言；衛氣虛，則惡寒數欠。上焦不歸者，噫而酢吞；中焦不歸者，不能消穀引食；下焦不歸者，則遺溲」；(3)「寸口脈微而濇，微者衛氣衰，濇者榮氣不足。衛氣衰，面色黃；榮氣不足，面色青。寒慄欬逆，唾腥吐涎沫也」；(4)「寸口脈弱而遲，心內飢，飢而虛滿，不能食也」；(5)「寸口脈弱而緩，噫而吞酸，食卒不下，氣填於膈上也」。

《內經・疏五過論》：「凡欲診病者，必問飲食居處，暴樂暴苦，始樂後苦，形體毀沮。暴怒傷陰，暴喜傷陽，滿脈去形，不知補瀉，不知病情，治之大過。」

「脈微弱濇」、「脈微而緩」、「脈微而濇」、「脈微而結」、「脈微而遲」、「脈微而緩」，都是上升主動脈與主動脈弓供應血液乏力，橈動脈的寸口出現的脈動；寸口脈微就是初持寸口脈幾乎是若有若無，脈微又分為二：一為濇，二為緩遲，濇是脈的形狀，緩遲是脈的速度，寸關尺的脈診以寸口脈弱而緩是常見脈象。「食卒不下，氣積於膈上」是食道與胃的生理作業功能不良，食物經過食道是數秒的時間，一般食物入胃之後，胃的蠕動是一分鐘三次，若是寸口脈弱而緩的話，胃的蠕動速度更慢，近似「胃呆」。

《內經 ・ 平人氣象論》脈象與病證

脈　象	病　證
滑脈	滑溜清楚，血管滑動有力結實，滑者陰氣有餘，多汗身寒
濇脈	若有若無，血管滑動無力浮動，濇者陽氣有餘，身熱無汗
脈若滑若濇	陰陽有餘，無汗而寒
脈粗大	陰不足、陽有餘，為熱中
脈沉細數	少陰厥。脈沉細數散者，寒熱
脈浮而數	眩仆。脈浮不躁在陽為熱，有躁在手
脈細而沉	在陰為骨痛，有靜在足，脈數動一代病在陽，泄及便膿血。

✚ 知識補充站

　　《內經 ・ 平人氣象論》：「太陽脈至，洪大以長；少陽脈至，乍數乍疏，乍短乍長；陽明脈至，浮大而短。」（〈六經辨證〉）《傷寒論》言脈象，脈動的形象（滑濇大小浮沉）：(1) 滑脈滑溜清楚，血管滑動有力結實，滑者陰氣有餘，多汗身寒；(2) 濇脈若有若無，血管滑動無力浮動，濇者陽氣有餘，身熱無汗；(3) 脈若滑若濇，陰陽有餘，無汗而寒；(4) 脈粗大者陰不足、陽有餘，為熱中；(5) 脈沉細數，少陰厥。脈沉細數散者，寒熱；(6) 脈浮而數，眩仆。脈浮不躁在陽為熱，有躁在手；(7) 脈細而沉在陰為骨痛，有靜在足，脈數動一代病在陽，泄及便膿血。

4-18 三門穴與脾胃大絡

胸脇三門穴：肝經脈期門穴、肝經脈章門穴、膽經脈京門穴，此肝膽經脈的三穴，可透過望診靜脈與切診神經傳導狀況，確知肝經脈、脾經脈與腎經脈的氣血循環狀況。

1. 期門穴，乳頭下第六肋與第七肋間，屬肝經脈，是肝經脈募穴，肝臟在腹部右側第七到十一肋骨的深處，左側上面可到達乳頭部，右期門穴在肝臟上面，左期門穴則在肝臟部位。

2. 章門穴，在第十一肋骨尖端，屬肝經脈，卻是脾經脈募穴。

3. 京門穴，在第十二肋骨尖端，屬膽經脈，卻是腎經脈募穴。腎臟位於脊柱兩側，緊貼腹後壁，居腹膜後方。左腎臟上端平第十一肋下緣，下端平第二腰椎下緣。右腎比左腎低半個腰椎體。左側第十二肋斜過左腎後方的中部，腎門腹後壁，位於第十二肋下緣與豎脊肌外緣交角處，稱腎角或背助角，腎臟功能出問題時，腎角常有壓痛或叩擊痛。

《內經・平人氣象論》：「胃之大絡，名曰虛里，貫鬲絡肺，出左乳下，其動應衣，脈宗氣。盛喘數絕者病在中；結而橫有積矣；絕不至曰死。乳之下其動應衣，宗氣泄也。」心臟如拳大，若以胸骨為正中線，則左側心臟占 2/3，右邊占 1/3。左心房心室的工作量大，壁的厚度比右心房右心室壁厚 3~5 倍。血液從上腔靜脈、下腔靜脈進入右心房，橫膈膜以下的血液，分兩路回心臟，胸管與奇靜脈從上腔靜脈進入右心房，其他的都從下腔靜脈進入右心房，一有狀況，奇靜脈會借道從下腔靜脈進入右心房，就會影響「胃之大絡，名曰虛里，貫鬲絡肺，出左乳下」的運作。通常，多會出現非心臟病的心悸，多是無病轉大病的預兆。

生活習慣和起居規律性都會影響心臟。心房收縮是 0.1 秒，心室是 0.3 秒，舒張是 0.4 秒，收縮及舒張都需要血液。左心臟病變的死亡率較右心臟高，因為，左心房心室的工作量大。血液由以下三條靜脈流轉到右心房，下腔靜脈、上腔靜脈、冠狀靜脈竇，血液中的二氧化碳從上腔靜脈、下腔靜脈與冠狀靜脈進入右心房，透過三尖瓣，進入右心室，再轉 140°從肺動脈出去，到肺部細胞組織交換，呼出二氧化碳；另外，氧氣帶到肺靜脈，進入左心房，透過二尖瓣到左心室，以很大的力量 180°轉向主動脈，到肺臟以外的所有器官。冠狀動脈心臟的主動脈出來有三條：右冠狀動脈、左冠狀動脈、迴旋枝；若是其中一條血管阻塞，尚無生命危險，但是，只要生活起居不安寧，其他兩條動脈就都會漸漸阻塞，問題可就大了。左心室出來的主動脈首要工作就是養心臟「出於左乳下，其動應衣，脈宗氣也」，也就是切診心尖「從左心室 180°轉向主動脈」，即其轉動的能量狀況。

《內經・經脈》：「大包。出淵腋下三寸，布胸脇。實則身盡痛（運動失耐），虛則百節盡皆縱（重度疲倦）。此脈若罷絡之血者。」《難經》：「經有十二，絡有十五，餘三絡者，有陽絡，有陰絡，有脾之大絡，陽絡者，陽蹻之絡也，陰絡者，陰蹻之絡也。故絡有十五焉。」不論是細小動脈、粥狀硬化或小靜脈栓塞，都會讓

人疼痛、不舒服，但不一定反映在硬化或栓塞的部位。

　　腹診臍下三寸關元穴，主診吸收功能，虛弱多軟甚至塌陷，小腸蠕動力量很弱。大腸腹診部位在右天樞與左天樞，主診排泄狀況，右天樞主診升結腸與橫結腸前半部分，左天樞主診降結腸與乙狀結腸部分，左天樞硬滿宜小承氣湯類，右天樞與左天樞皆硬滿宜大承氣湯類。

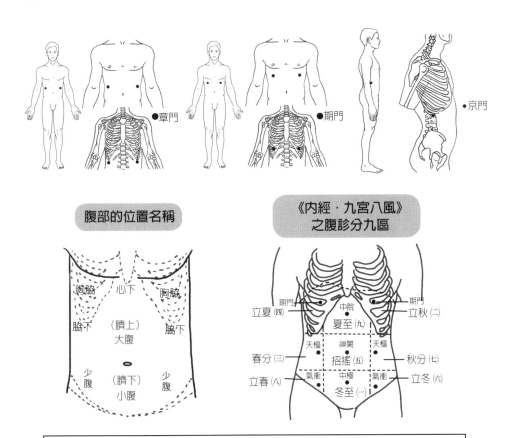

腹部的位置名稱

《內經・九宮八風》之腹診分九區

✚ 知識補充站

　　全身分布的脂肪細胞數量，女性比男性多，是男性的 1.4 倍。脂肪細胞的大小與數量，決定體脂肪的多寡。脂肪細胞過多，會阻礙人體氣血循環，使胰島素無法正常分泌，造成隱性的糖尿病與心臟病。超音波只能測定全身皮下脂肪厚度，無法測定內臟脂肪量，核磁共振則可測定皮下及內臟周圍蓄積的脂肪，Komiya S，1984年依此測定五個年齡層的兩種脂肪比例。中高年期（50 到 54 歲）是體脂肪最高峰期，男人乳房會出現女性樣乳房的脂肪量，就是肝臟有脂肪過多，自我檢查時，應檢視天池、淵腋、大包三處胸大肌區域的肌肉脂肪量。

4-19 背俞

奇靜脈系統有重要的生理功能，下腔靜脈或肝門靜脈或上腔靜脈發生問題或堵塞時，奇靜脈成了側副循環路徑（Bypass），負責將它們的血液運送到上腔靜脈或下腔靜脈，長期大量有氧運動有助強化奇靜脈功能。奇靜脈通常從腰靜脈或下腔靜脈分出來。奇靜脈連接了上腔靜脈與下腔靜脈，腹腔的下腔靜脈出現問題，多是下肢或外生殖器官、肝臟、腎臟等器官出現血液循環問題；肝門靜脈發生問題時，則是脾臟、胰臟、胃或腸道等出現血液循環問題，必須透過奇靜脈系統回流上腔靜脈。膀胱經脈的背俞穴（肺俞、心俞、膈俞、肝俞、膽俞、脾俞、胃俞、腎俞）透過針、灸、導引按蹻，都可以養護奇靜脈系統。所謂病入膏肓，幾乎是奇靜脈系統功能無法正常運作的縮影。

美國《國家地理》雜誌早期報導過羅馬時代（西元 1 到 2 世紀）出土的兩副羅馬人的遺骨，一群專家考古還原出一個是礦工，另一個是軍人。軍人的頸椎、下頜骨、鼻骨、眼眶骨、顴骨、額骨等的健康狀況都比礦工優秀很多；礦工的第六到十一胸椎鈣化嚴重，羅馬礦工的第六、七胸椎左右歪斜最嚴重，身體內堆積的磷酸鈣，會因身體功能不良而出現在某些臟腑，如心臟、脊椎骨……等，將產生相關疾病，如

心肌梗塞、僵直性脊椎炎等。羅馬礦工的脊椎骨嚴重鈣化現象，顯然是長期營養不良所造成。靈台穴兩旁的督俞與譩譆最為吃力，反映出督脈循環的負擔最沉重。身體內長期的傷害，使橫膈膜的吸氣功能不良，其先決條件是呼氣功能不良所造成。身體的呼吸功能受控於腦幹（延腦、中腦）及體液酸鹼度，從羅馬礦工的碳化脊椎骨和顏面骨嚴重衰老的情形，我們知道礦工除了營養不良與生活品質不好之外，也可能為慢性病所苦，特別是肝膽與腦心血管方面的疾病。

心臟的脈動受大腦皮質、腦下垂體、下視丘等生理作業影響，尤其是情緒變化，喜怒憂思悲恐驚七情變化，都會影響腦部與心臟的生理作業。一如人緊張、興奮的跑步心跳會加速，主動脈輸出會有力而快速，相對的，上腔靜脈與下腔靜脈回流也會快速而有力；寸口脈動上，主動脈輸出是初持脈之「來」，上腔靜脈與上腔靜脈之「回」是初持脈之「去」。安心輕鬆的沉睡狀態，心臟透過動脈輸出會比較慢而且緩和，不論是主動脈之輸出，或是上下腔靜脈之輸入，都會出現緩而遲的脈動；恐怖與害怕之下，臉上就因為主動脈輸出弱而血液供應頸動脈不足，臉色會變白而缺血色。

背的切診

背部經穴

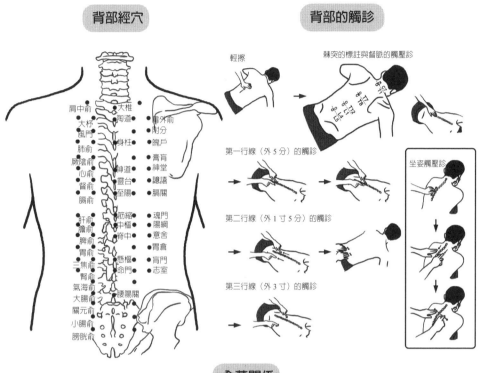

肩中俞　●大椎
大杼　●陶道　　●肩外俞
風門　　●身柱　　●附分
肺俞　　　　　　●魄戶
厥陰俞　　　　　●膏肓
心俞　　●神道　　●神堂
督俞　　●靈台　　●譩譆
膈俞　　●至陽　　●膈關

　　　　●筋縮　　●魂門
肝俞　　●中樞　　●陽綱
膽俞　　●脊中　　●意舍
脾俞　　　　　　●胃倉
胃俞　　
三焦俞　●懸樞　　●肓門
腎俞　　●命門　　●志室
氣海俞
大腸俞　　●腰陽關
關元俞
小腸俞
膀胱俞

背部的觸診

輕擦

棘突的標註與督脈的觸壓診

第一行線（外 5 分）的觸診

第二行線（外 1 寸 5 分）的觸診

第三行線（外 3 寸）的觸診

坐姿觸壓診

俞募關係

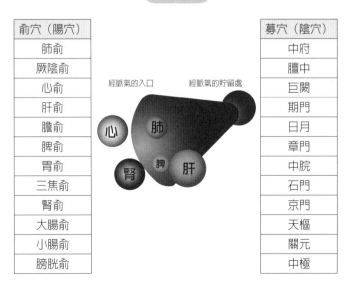

俞穴（陽穴）	募穴（陰穴）
肺俞	中府
厥陰俞	膻中
心俞	巨闕
肝俞	期門
膽俞	日月
脾俞	章門
胃俞	中脘
三焦俞	石門
腎俞	京門
大腸俞	天樞
小腸俞	關元
膀胱俞	中極

經脈氣的入口　　經脈氣的貯留處

4-20 前臂與脛前

《內經·脈要精微論》與《內經·經脈》用寸關尺與三部九侯，把全身的重要動脈，交代得很清楚。《內經·論疾診尺》不把脈、不看臉，但要知道這個人的病，從前臂的動脈去靜脈回，看全身狀況。《內經·平人氣象論》：「臂多青脈，日脫血。尺脈緩濇，謂之解肢安臥。脈盛，謂之脫血。尺（膚）濇脈滑，謂之多汗。尺（膚）寒脈細，謂之後泄。脈尺（膚麤）常熱者，謂之熱中。」

《內經·經脈》講十五絡脈：「實則必見，虛則必下。視之不見，求之上下。人經不同，絡脈異所別也。」相對之下，「經脈者，常不可見也，其虛實也，以氣口（橈動脈）知之。脈之見者，皆絡脈（靜脈）。」在《內經·經脈》，靜脈是「諸絡脈皆不能經大節之間，必行絕道而出入，復合於皮中，其會皆見於外。故諸刺絡脈者，必刺其結上甚血者。雖無結，急取之，以瀉其邪而出其血。留之發為痺也。凡診絡脈，脈色青，則寒，且痛；赤則有熱。胃中寒，手魚之絡多青矣；胃中有熱，魚際絡赤。其暴黑者，留久痺也。其有赤、有黑、有青者，寒熱氣也。其青短者，少氣也。凡刺寒熱者，皆多血絡，必間日而一取之，血盡而止，乃調其虛實。其小而短者，少氣，甚者，瀉之則悶，悶甚則仆，不得言，悶則急坐之也（悶則坐不得言，就是暈針）。」

《內經·論疾診尺》：「審其尺之緩急小大滑濇，肉之堅脆，而病形定矣。」

上臂有心包經、心經與肺經，若右上臂出現兩條青筋，則肺動脈多有狀況。左上臂出現兩條青筋，則主動脈多有狀況。「耳間青脈起者掣痛」，「尺」是全身肌膚，而從肌膚來觀察病兆非常明顯。比較小腿內側肝經脈行間穴、太衝穴，與腎經脈太溪穴、照海穴的肌膚，前者枯黯多腰痛而轉側困難，後者枯黯多脊椎痛而仰俯困難。胃經足三里穴、上巨虛穴、下巨虛穴，膽經脈陽陵泉穴、外丘穴、光明穴等。以小腿切一半來分，膝下八寸腓骨上有陽交穴，脛骨上有外丘穴，膝蓋下的上半段由胃經脈控制，由小腿上半部的肌膚可看出胃好不好；下半段則由膽經脈控制，可觀察出膽的情況。切診腳的浮腫，以小腿內側區域為主，壓下去五秒後很快彈回來，屬於正常；但壓下去五秒後，回復要十秒，就是心臟有問題。臉腫多腎臟問題，腳腫多心臟問題。

照海穴的後面是太溪穴，太溪對面外踝後是崑崙穴，腎經脈從腳底中央的湧泉穴往腳板內側凸處下緣的然谷穴，如果看到靜脈曲張，那是裡面的靜脈已經有輕度的栓塞而顯露於外，其意義像放烽火般在求救了。脛骨下與距骨接連處就是照海，內踝後面是太溪穴，太溪下半寸是大鐘穴、水泉穴；肌膚不良多胸悶與腰痛。內踝上有復溜穴，脾經脈的三陰交穴，前有交信穴，往上三寸有築賓穴。肌膚不良多併見氣喘與脊痛。

《內經・論疾診尺》肢節寒熱異狀相關病部及病證對應

肢節寒熱部位	對應軀體部位	肢節異狀部位	對應病證
肘	腰以上	肘後麤以下三四寸	腸中有蟲
手	腰以下	掌中熱	腹中熱
肘前	膺前	掌中寒	腹中寒
肘後	肩背	魚上白肉有青血脈	胃中有寒
臂中	腰腹		

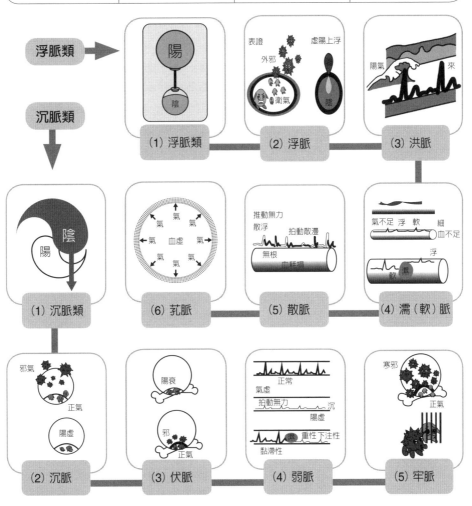

第5章

六經辨證

　　六經辨證是《傷寒論》之精髓，《傷寒論》的基本概念，就是六經之始，猶如早上的陽光，春夏無厭於日光。三陽之證作息仿春夏秋，與雞俱興；三陰之證生息仿冬季，必待日光。體悟到六經辨證與十二經脈、奇經八脈之循環，與四診都是殊途同歸。

　　《傷寒論》552條文中，提綱挈領的是條文11：「寸口、關上、尺中三處，大小、浮沉、遲數同等，雖有寒熱不解者，此脈陰陽為和平，雖劇當愈。」仲景不只是教人用藥與針灸之道，更再三提示診治要講究「平和」，不宜「或亂」（霍亂）。人心平氣和，以和為貴，脈象也要陰陽平和。

　　《傷寒論》條文13：「夜半得病者，明日日中愈，日中得病者，夜半愈，以陰得陽則解也。」接軌《內經‧藏氣法時論》與《內經‧三部九候論》：「九候之脈，皆沉細懸絕者為陰，主冬，故以夜半死。盛躁喘數者為陽，主夏，故以日中死。」

　　漢朝張仲景年代，生理學並不細膩，可是生理與病理的互動影響與現代是一致的。張仲景一再強調「勞」，諸如《金匱要略》的「虛勞血痺」，與《傷寒論》的「差後勞後食後陰陽易」，皆指出「勞，春夏劇，秋冬緩」的情況。一方面是四季的氣候中，二十四節氣對身心變化的影響，春夏時人的活動量較多，秋冬的活動量則較少；另一方面，一天當中也有四季之分，在少陽與太陽欲解時分，是勞病患者較不舒服的時候，陽明與太陰（或三陰）則是較舒服的時候。

　　《內經‧六節藏象論》：「積氣盈閏，願聞何謂氣。五日謂之候，三候謂之氣，六氣謂之時，四時謂之歲，各從其主治。」治小病急病一候，養生一歲、三歲。人體感受溫熱條件有：輻射加熱、空氣接觸皮膚會去熱、氣象報告溫度與濕度（下雨、風、太陽……等）、空氣中的離子及紫外線等，溫熱要素則包括溫度、濕度、氣流（風速）、熱幅（放）射等。

5-1 傷寒六經之始

《傷寒論》共 522 條經文，第 1 條經文：「頭項強痛惡寒」（開始生病），第 552 條：「尸厥，當刺期門、巨闕」（幾乎接近死亡），從始於感冒風寒，到尸厥重證為止，從處方桂枝湯，到刺期門、巨闕，針對病程發展及診治流程而言，可以一語概括之：「事緩則圓」。

《傷寒論》六經之始，條文 1.、126.、214.、245.、260.、306. 是提綱，必須熟背；六經之末：125.、213.、244.、259.、305.、345.，則用理解分析。《傷寒論》六經的條文依序是太陽→陽明→少陽→太陰→少陰→厥陰；六經的欲解時辰依序是少陽→太陽→陽明→太陰→少陰→厥陰。兩者不同之處是三陽的部分，相同之處則為三陰部分。仔細對照六經的始末條文，並參考對照《內經・經脈》之十二經脈循行與時辰。

從《內經 ・ 熱論》到《傷寒論》：「厥少熱多者，其病當愈，寒多熱少，陽氣退，故為進也」，都是論析陽與陰。人是陽，天地就是陰，生命的生理作業，評估心臟的脈動是很 Local（當地、當事人）的觀點；體溫寒熱變化必受外界影響，是很 Global（太陽、宇宙）的觀點。現代內科學有時間內科學，就是從 Local 與 Global 的協調

觀點 Glocalization 出發；甚至自律神經方面的疾病，可利用心率回饋儀（Heart ratio variablity, HRV）看出端倪。近來生理回饋儀之資訊，如 EEG 腦波（2~32Hz）、HRV 心率（1~300 次 / 分）、EMG 肌電（3~32Uv）之回饋，都與生理時鐘息息相關。而腦下垂體前葉釋出的褪黑激素（Melatonin）是二十四小時律動的分泌，關係著睡眠及皮膚的品質。

厥與熱是體溫調節，與腦下垂體、下視丘等互動，尤其自律神經方面的調節，賦予人體相當的免疫機能。腦的下視丘視交叉核（生理時鐘中心的中樞時鐘）送指令給松果體，調節褪黑激素的分泌，一方面從松果體分泌出來的褪黑激素也對腦的中樞時鐘作用，互為拮抗協調，來調整亂掉的生理韻律。隨著年齡增加，褪黑激素的分泌量會隨之減少，人過 70 歲以後，褪黑激素的分泌量只有年輕時候的 1/10；褪黑激素若分泌不足，睡眠品質會低下，出現夜間血壓高的情況。此時可以服用黃連阿膠湯、豬苓湯、炙甘草湯等來調理，以上藥方都有阿膠，具有養血滋陰作用，可改善夜間睡眠品質，及長期交感神經過度勞累與透支、副交感神經無法讓生理作業恢復體能的情況。

《傷寒論》六經病主要病證

病證	主要條文	條文註解
太陽病	1.太陽之為病，脈浮，頭項強痛惡寒	2.發熱汗出惡風，脈緩者為中風
陽明病	126.陽明之為病，胃家實	127.傷寒三日，陽明脈大。 129.若能食，名中風，不能食，名中寒。
少陽病	214.少陽之為病，口苦咽乾目眩	215.少陽中風，兩耳無所聞，目赤，胸中滿而煩。
太陰病	245.太陰之為病，腹滿而吐，食不下，腹腹自痛，下之，胸下結硬，自利益甚	247.自利不渴者，屬太陰，以其藏有寒故也。 258.太陰中風，四肢煩痛，陽微陰濇而長者，為欲愈。
少陰病	260.少陰之為病，脈微細但欲寐	304.少陰中風，脈陽微陰浮者，為欲愈。
厥陰病	306.厥陰之為病，消渴，氣上撞心，心中疼熱，飢而不欲食，食則吐蚘，下之利不止	307.厥陰病，渴欲飲水者，少少與之愈。 327.下利有微熱而渴，脈弱者，令自愈。 344.厥陰中風，脈微浮為欲愈，不浮為未癒。

✚ 知識補充站

　　正常生活作息，從十二經脈十二時辰著手：

1. 亥時（21:00~23:00）：三焦經脈時辰，睡眠次要時辰，補養腦部與心臟、肝臟和入睡時間。
2. 子、丑時（23:00~3:00）：膽、肝經脈時辰，睡眠主要時辰與美容時間。
3. 寅、卯時（3:00~7:00）：肺、大腸經脈時辰，生活活動當值時辰，常是弱者熟睡與強者晨動時間。
4. 辰、巳時（7:00~11:00）：胃、脾經脈時辰，補充營養當值時辰，人體需求營養的時間。

5-2 六經欲解時辰

《傷寒論》中對六經欲解時辰，與《內經》十二經脈十二時辰，各有立論，六經欲解時辰以腦下垂體、間腦、內分泌、自律神經系統為論，相當於腦脊髓液的新陳代謝速度；十二經脈十二時辰涉及營氣、衛氣，即以呼吸、血液循環系統為論，相當於胃腸新陳代謝速度；十二經脈十二時辰在前（經脈生理時辰），六經欲解時辰在後（經脈病理時辰）。

《傷寒論》六經欲解時辰就是少陽、太陽、陽明、太陰各六小時，合之二十四小時，少陰與厥陰的各自六小時，則與太陰及少陽共享，而且少陰與太陰關係密切，厥陰與少陽關係密切。休養時間，是六經欲解時辰的三陰欲解時辰，與少陽欲解時辰，即亥、子、丑、寅、卯、辰（21:00~9:00）之際，其間會因年齡、季節和體況，而睡眠時間不一：

1. 太陰欲解時辰：亥、子、丑（21:00~3:00）。
2. 少陰欲解時辰：子、丑、寅（23:00~5:00）。
3. 厥陰欲解時辰：丑、寅、卯（1:00~7:00）。
4. 少陽欲解時辰：寅、卯、辰（3:00~9:00）。

六經欲解時辰與陰界陽界時間關係：

1. 陽界為 3:00~21:00，18 小時，大部分人活動的時間。
2. 陰界為 21:00~7:00，10 小時，大部分人休息的時間。
3. 陰陽交界為 3:00~7:00，4 小時，休息換成活動的時間。
4. 陰陽之界為 21:00，體弱多病的人該放下一切，好好休息的時間。

少陽是寅、卯、辰（3:00~9:00），為人們起床活動的時候，厥陰是丑、寅、卯（1:00~7:00），與少陽重疊兩個時辰，皆為人們睡睡醒醒的時辰。若少陽之為病，口苦咽乾目眩，只是膽汁循環出現問題，腸肝循環有狀況；而若厥陰之為病，消渴，氣上衝心，心中疼熱，飢不欲食，食則吐蚘，下之利不止，是肝臟、膽囊及胰臟之間的運作發生問題。

太陽欲解時分巳、午、未（9:00~15:00）是大多數人上班和活動的時間，這段時間人是否精采，就看少陽寅、卯、辰（3:00~9:00）與厥陰丑、寅、卯（1:00~7:00）是否優質。少陽與厥陰時辰是人的睡眠與早餐之時辰，此時間睡眠品質好，早餐營養均衡，身體狀況相對健康。反之，巳、午、未（9:00~15:00）不精采的話，少陽寅、卯、辰（3:00~9:00）與厥陰丑、寅、卯（1:00~7:00）必然問題重重，常是怨嘆不如意的人。

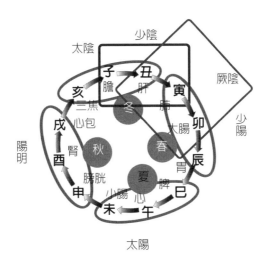

六經欲解時辰

	開始（之為病）	結束（欲解時辰）
太陽	脈浮，頭項強痛而惡寒	從巳至未上
陽明	胃家實	從申至戌上
少陽	口苦、咽乾、目眩	從寅至辰上
太陰	腹滿而吐食不下，自利益甚，時腹自痛，若下之，必胸下結硬	從亥至丑上
少陰	脈微細，但欲寐	從子至寅上
厥陰	消渴，氣上撞心，心中疼熱，飢而不欲食，食則吐蚘，下之利不止	從丑至卯上

✛ 知識補充站

　　三陽─旭日東昇是少陽；日正當中是太陽；夕陽西沉是陽明。《傷寒論》條文1.~124. 條屬三陽病篇，以交感神經為優勢，讓心跳加快，緩和腸道活動；六氣與七情和飲食。《傷寒論》條文 245.~345. 屬三陰病篇，以副交感神經為優勢，安定心跳與呼吸頻率，活潑腸道活動。太陰：呼吸與消化系統。少陰：內分泌與循環系統。厥陰：新陳代謝與免疫系統。

5-3 太陽病

太陽病感冒與免疫功能爲主，脈診是《傷寒論》六經辨證之眞精髓，八條文從「不解」→「欲解」→「而解」一以貫之：

11.「寸口、關上、尺中三處，大小、浮沉、遲數同等，雖有寒熱不解者，此脈陰陽爲和平，雖劇當愈。」

103.「太陽病，先下而不愈，因復發汗，以此表裡俱虛，其人因致冒，冒家汗出自愈。所以然者，汗出表和故也。」

104.「凡病，若發汗、若吐、若下、若亡血、若亡津液，陰陽自和者，必自愈。」

105.「脈浮而緊，按之反芤，此爲本虛，故當戰而汗出也。」「脈自微，此以曾發汗、若吐、若下、若亡血，以內無津液，此陽陰自和必自愈，故不戰、不汗出而解也。」

106.「脈浮數而微，病人身涼和者，此爲欲解也，解以夜半。脈浮而解者，濈然汗出也；脈數而解者，必能食也；脈微而解者，必大汗出也。」

107.「太陽病未解，脈陰陽俱停，必先振慄，汗出而解。但陽脈微者，先汗出而解；但陰脈微者，下之而解。」

414.「吐利止，身痛不休，當消息和解其外，宜桂枝湯小和之。」

419.「吐利發汗，脈平，小煩者，以新虛不勝穀氣故也。」

《傷寒論》中有 117 個藥方，其中桂枝出現 39 方，桂枝湯加味有 17 方，桂枝湯減味再加味有 5 方，非桂枝湯加減味有 17 方，掛名而無實有 2 方（桂枝去桂加茯苓白朮湯與桂枝附子湯去桂加白朮湯），另外，四逆湯、小柴胡湯、理中丸三方，加減也有加桂枝，分別治：(1)悸；(2)不渴，外有微熱；(3)臍上悸等（腎氣動也）。因此，117 方之中，用到桂枝的共有 42 方之多，桂枝非常重要，條文 3. 的桂枝湯：「太陽中風，陽浮而陰弱，陽浮者熱自發，陰弱者汗自出，嗇嗇惡寒，淅淅惡風，翕翕發熱，鼻鳴乾嘔者，桂枝湯主之。」是開路先鋒，「惡風、惡寒、發熱」是下視丘、腦下垂體和延腦生命中樞的反應，「鼻鳴、乾嘔」是呼吸道（BALT）與消化道（MALT）相關淋巴組織的反應，特別是鼻鳴，人們都會聯想到牛鳴、狗鳴……等，情緒或身體出現問題的反應動作，人體則是體內免疫力開始出問題的第一癥兆—鼻鳴，「鼻鳴、乾嘔」是免疫力表現的第一徵兆。

小博士解說

冬季冷，所以基礎代謝會升高，而夏季較熱，基礎代謝會降低，所以夏季溫度負荷較高，短時間內會一直出汗，發汗量多則鈉濃度低。但是現代空調普及和飲食習慣的改變，使得季節變化對人體的影響減弱。熱帶居民的發汗量要少才能生存，暑熱時發汗較遲，發汗量不多，汗中的鈉濃度低。人的基礎代謝率與居住地氣溫成反比關係，以臺灣爲例，嘉義在北回歸線上，而臺北緯度比嘉義高，因此嘉義居民會比臺北居民來得耐熱，比較慢才開始發汗，這是屬於環境的適應。

太陽之為病，膀胱經脈、小腸經脈為主

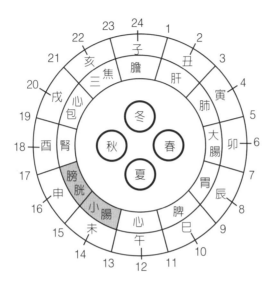

➕ 知識補充站

　　發燒是身體的免疫反應，可以藉此提高免疫力，顯示白血球的運作能力，當體溫升高一度，免疫力可提高 5~6 倍。而當體溫降至 35° 時，是癌細胞活躍緊張的時候；反之，當體溫到達 39.6 度以上，癌細胞多會死掉。心臟只有體重的 1/200，卻負責提供 1/9 的體溫；脾臟是紅血球集中的部位，也屬於高溫器官。當身體冰冷（厥逆），細胞代謝變差，體溫下降一度，代謝會減少 12%，免疫力會降低 30%。人體體溫最低的時候是死亡率最高的時候，清晨 3~5 點（寅時）是氣喘、胃腸道、心臟方面疾病惡化的時候；夏季是中暑季節，冬季是中風季節；上吐下瀉的霍亂多見於秋季魚鮮蟹肥時；花粉過敏多見於春暖花開之季。

5-4 太陽病欲解時辰

《傷寒論》條文 125.：「太陽病欲解時，從巳至未上（9:00~15:00）。」是順氣一日分為四時的夏長，是人神志最精彩的時分，也是大多數人的上班時間，大家多動了起來，身體、心理、物質方面都一樣，更是汗、屎、尿最多的時候，尤其是汗，人能夠自在地流汗是生氣蓬勃，人對抗危險的時分，就該好好地流汗。每個人綻放生命活力的時候，都需要腎上腺皮質素來共同作業，所有內分泌激素，必然因為日夜、日、歲、性別、年齡、體質的不同而有差異，人體交感神經之於心跳加速，就是要與腎上腺皮質素來一起協同，活得有活力，活得精彩。

太陽欲解時分巳、午、未（9:00~15:00）是否精彩，就看少陽寅、卯、辰（3:00~9:00）與厥陰丑、寅、卯（1:00~7:00）是否優質，端看此時間睡眠的品質與早餐的營養狀況是否優質。

頭部時鐘（SCN）有下視丘腦下垂體門脈；腹部時鐘（肝與消化道）有肝門脈循環；肝經脈上額與督脈會於巔，就是頭部時鐘與腹部時鐘的溝通路徑，人生存必須靠生理時鐘機轉運作，時鐘遺傳因子（clock）的生理作用（Non-clock funtion）負責生理正常運作，時鐘遺傳因子異常時，是「頭部時鐘」的食欲調節出問題，影響睡眠或相互影響，或是「腹部時鐘」脂質、血糖出問題，或者飲食方面出狀況，它們各自為政，又互相牽連，又拮抗，又協調。

滿頭大汗，多反映後腦的風府與風池三穴，多是椎靜脈、板障靜脈、頭顱導靜脈的循環，反映腦幹（中腦、橋腦、延腦）功能。汗流浹背（脊背）關鍵的大杼、風門四穴，主要是肺臟功能表現，促進之，有助排毒與增強免疫功能。

《傷寒論》條文 7.：「反煩不解者，先刺風池、風府，卻與桂枝湯則愈」，風府、風池是頭顱與軀體的關卡，人腦重量占全身重量 2~2.5%，需要血液量占 1/6，多來自頸內動脈與椎動脈，頸動脈閉塞嚴重，有可能都沒有異樣感覺，椎動脈可能取代頸動脈大部分功能，頭顱部靜脈回流心臟，要靠鄰邊的組織幫忙；過勞的人，休息不夠，如果長期透支，就會危及生命。

小博士 解說

夏季因高溫中暑，免疫力低下是主因，午、未時辰（11:00～15:00）中暑機率較高，先夏至日為病溫，即夏至之前（立夏到夏至之間即入夏）中暑多提早到巳時（9:00～11:00），夏至之後為病暑，即夏至之後（夏至到立秋之間即出夏）中暑延伸到申時（13:00～15:00）。

太陽病欲解時辰

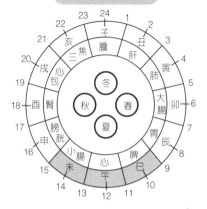

太陽病欲解時，從巳到未（9:00～15:00）

太陽病的病態

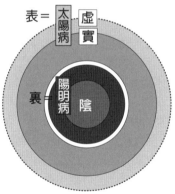

陽病始於太陽病
太陽病是陽病之表證
陽明病是陽病之裡證

✚ 知識補充站

　　六經欲解時辰，感應人的生理作業就是「頭部時鐘」，感應於天地運作就是順氣一日分為四時，晨春、午夏、夕秋、夜冬，少陽是寅、卯、辰（3:00~9:00）是人們起床活動的時候，厥陰是丑、寅、卯（1:00~7:00），與少陽重疊兩個時辰，是人們睡睡醒醒的時辰，少陽之為病，口苦咽乾目眩，是膽汁循環有問題，腸肝循環有狀況；厥陰之為病，消渴，氣上衝心，心中疼熱，飢不欲食，食則吐蚘，下之利不止，是肝臟與膽囊及胰臟之間的運作有問題。

　　太陽欲解時分（巳、午、未）是人最精采的時間，也是大多數人上班時間。從少陽時分到陽明時分，太陽時分是橋梁，少陽的整備時間如果有備而來，兩陽合明的陽明休息時間，必然輕鬆愉快。

5-5 陽明病

《傷寒論》條文：

125. 陽明之為病，胃家實是也。

126. 傷寒三日，陽明脈大。

127. 本太陽初得病時，發其汗，汗先出不徹，因轉屬陽明也。

128. 陽明病，若能食，名中風；不能食，名中寒。

129. 陽明病外證，身熱汗自出，不惡寒反惡熱也。

130. 陽明病有得之一日，不發熱而惡寒者，雖得之一日，惡寒將自罷，即自汗出而惡熱也。

「陽明之為病，胃家實。少陽之為病，口苦咽乾目眩。太陰之為病，腹滿而吐食不下，時腹自痛。厥陰之為病，消渴，氣上衝心，心中疼熱，飢而不欲食。」上述四經病，都是消化系統方面的疾病。

陽明病必要條件是胃家實（胃蠕動有問題），脈遲多見裡病，汗出多見於表病，雖然脈遲，卻出現汗出多，最重要的就是「微惡寒」，只要稍微惡寒，就是表不解，剛開始感冒，或是流汗多要感冒的時候，服飲桂枝湯後啜熱稀粥，溫覆取微似汗，就是從保健胃腸、肝臟、橫膈膜著手而見效。胃中虛與胃中不和是生活習慣不良造成，多因食飲不當，及長時間睡眠不足的人最為常見。

《傷寒論》從條文 3. 桂枝湯的鼻鳴乾嘔，到條文 470. 當歸四逆湯的腸鳴，幾乎涵蓋胸水與腹水的前兆。胸悶與腹脹，是臟器生病的前兆，輕者循環功能不良，嚴重可能形成腫瘤，腹部腫瘤是腹脹的主因之一，多有相關臟器的疾病。腹脹是腹腔內的腹壁或後腹壁的容積很快的（太陰病、厥陰病）或慢慢的（陽明病、少陽病）脹滿，可能間歇性腹部脹滿，也可能持續性腹部脹滿。腹腔內容積增加是腹部方面異常氣體貯留（鼓脹）及液體貯留（腹水），亦有是大的腫瘤性病變及妊娠子宮變大造成。腹腔外容積增加，最多的是肥胖伴見腹壁脂肪沉澱。

白天多胃潰瘍的腹痛，尤其是進食之後更痛，胃潰瘍胃蠕動不良，胃的負擔重，會刺激胃的潰瘍黏膜而疼痛。半夜多十二指腸潰瘍的腹痛，多是空腹時更痛。進食後，三小時左右食物會進入十二指腸，因此胃在空腹時，很容易激起十二指腸潰瘍的疼痛。生活上，經常頭痛、牙痛會反映在胃經脈、大腸經脈、小腸經脈、膀胱經脈與膽經脈上，胃經脈型的頭痛與大腸經脈的牙痛都是長期的慢性疼痛，日久必虛，幾乎與十二指腸潰瘍型的疼痛呈正比反應。初期的一般性頭痛、牙痛，多實證，幾乎與胃潰瘍型的疼痛息息相關。不管是否有潰瘍型的疼痛，胃負責消化，十二指腸負責吸收，兩者和諧的協調運作，身體就不會有任何疼痛症狀；反之，身體一開始任何的疼痛，幾乎與胃、十二指腸的消化吸收功能關係密切。

發燒的病理機轉

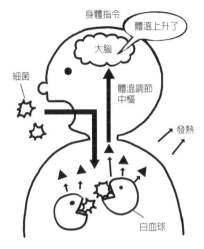

陽明之為病，大腸經脈、胃經脈為主

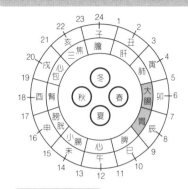

陽明病的病態

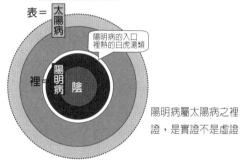

陽明病屬太陽病之裡證，是實證不是虛證

養生大法貴於「時」與「食」

四季	六經	時辰	時　　間	餐飲	滋　　養
春	少陽	寅卯辰	3：00 ～ 9：00	早餐	肺臟、脾臟，呼吸系統
夏	太陽	巳午未	9：00 ～ 15：00	午餐	脾臟、心臟，循環系統
秋	陽明	申酉戌	15：00 ～ 21：00	晚餐	腎臟、心臟，泌尿系統
冬	太陰	亥子丑	21：00 ～ 3：00	宵夜	肝臟、肺臟，內分泌系統

✛ 知識補充站

　　發燒的病理機轉上，發熱物質的產生源是吞噬細胞、淋巴球等，它的介質分內因性發熱物質與外因性發熱物質（病毒、細菌），透過下視丘等刺激體溫中樞，但是抗精神病藥物惡性症候群、內分泌病變……等，則會使得體溫調節機轉失常，發燒同時伴見的症狀是最重要的診斷資料。臨床上，高齡者 38℃以下的微微發燒，肺為基礎疾病的話，會出現盜汗，突然晚上一直換衣（更衣）。

5-6 陽明病欲解時辰

《傷寒論》條文 213. 陽明病欲解時分 15:00~21:00（申、酉、戌）是秋收，是午茶時間，該休息或放慢腳步。古代秋決，取肅殺之令，是傍晚收穫結算，這時的內分泌循環較不特殊，是午茶休息時間，也是過勞族最疲倦的時分。傍晚近黃昏，夕陽無限好，只是近黃昏，人過勞久了，會出現很疲倦的情形，人體自律神經系統在交接之前，是交感神經做主，副交感神經輔之，此時分之後，兩者的主輔關係交換過來，交感神經讓心跳加快，動力加強；反之，副交感神經讓心跳減緩，人得以歇口氣與睡覺，以備明天來臨。午茶時間補養體內必需營養，如不休息、不補充營養，因營養空檔時間較長，問題就加大。早餐與午餐時間短，用來大量動力輸出，午餐與晚餐時間長，無論是腦內糖分或維生素 B12 的供應都會不足，產生黃昏症候群，日久必然百病叢生。

陽明病反映在消化器官功能為主，七條文「頭汗」、「衄」、「久瘀血」言簡意賅，一以貫之，可見條文 411.：「欲似大便而反矢氣，仍不利者，此屬陽明也，便必硬，十三日愈，所以然者，經盡故者。」陽明病欲解時分為 15:00~21:00（申、酉、戌），於腹部時鐘，即中樞時鐘（SCN），以交感神經為中心傳達神經，並以副腎皮質賀爾蒙為中心的液性因子，透過時間訊號傳達到末梢組織，寒暖等環境因子，睡眠覺醒韻律全在 SCN 控制中，但是，肝、消化器官等末梢時間不受 SCN 影響，只對血液中的成分應答。

173. 陽明病，下血譫語者，此為熱入血室。但頭汗出者，刺期門，隨其實而瀉之，濈然汗出則愈。

174. 陽明病，口燥，但欲漱水不欲嚥者，此必衄。

175. 脈浮發熱，口乾鼻燥，能食者，則衄。

176. 陽明證，其人喜忘者，必有蓄血。所以然者，本有久瘀血，故令喜忘。屎雖硬，大便反易，其色必黑者。

177. 病人無表裡證，發熱七、八日，雖脈浮數者，可下之。若脈數不解，而下不止，必協熱便膿血也。

411. 欲似大便而反矢氣，仍不利者，此屬陽明也，便必硬，十三日愈，所以然者，經盡故者。

412. 下利後，當便硬，硬則能食者愈。今反不能食，到後經中，頗能食，復過一經能食，過之一日當愈。不愈者，不屬陽明也。

小博士 解說

「陽明之為病，少陽之為病，太陰之為病，厥陰之為病」都是消化系統方面的疾病。「目中不了了，睛不和」與「煩躁」是腦部的症狀；「喘冒不能臥者」與「腹滿痛」是胸腹部的症狀。多因消化道功能不良，有宿食或燥屎，出現症狀與病痛時，若不改善生活作息習慣，病症就會反覆再三地出現，甚至演變成肝臟或其他臟器的惡性腫瘤與病變，防治方法是好好養護消化道。

便意產生的機序

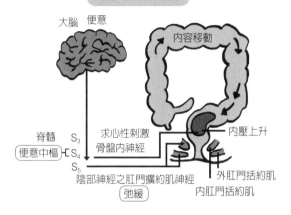

陽明病欲解時辰

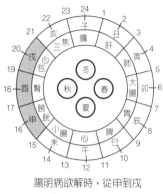

陽明病欲解時，從申到戌
（15:00～21:00）

繞臍痛與腹滿痛的比較

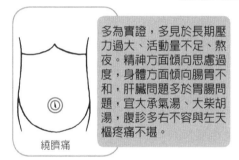

多為實證，多見於長期壓力過大、活動量不足、熬夜。精神方面傾向思慮過度，身體方面傾向腸胃不和，肝臟問題多於胃腸問題，宜大承氣湯、大柴胡湯，腹診多右不容與左天樞疼痛不堪。

繞臍痛

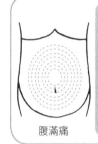

多為虛證，多見於緊張焦慮、忙碌不堪的人，只要休息或生活愉悅，症狀就改善，宜服用小建中湯、小柴胡湯，腹診多中腕與右天樞悶痛。

腹滿痛

✚ 知識補充站

　　陽明病欲解時辰申、酉、戌（15:00~21:00）是人的午茶休息時間，也包括大部分人晚餐時間，經過一天的努力與疲憊，晚餐總是有慰勞辛勞的意味，少陽整備時間與太陽上班時間表現得好，陽明休息時間必然如意。

　　排便是內容物進入直腸，直腸內壓高到 30~50mmHg 就會有便意，排便反射與隨意運動相關聯，排便反射有腸內反射與腸外反射，不隨意肌（平滑肌）的內肛門括約肌弛緩，隨意肌（橫紋肌）的外肛門括約肌引起一時性的反射性收縮，這是排便自制。內壓再高的話，內、外肛門括約肌弛緩而排泄直腸內容物，直腸內壓未到達以上境界時，意志性的弛緩外肛門括約肌，影響腹壓的話，也可以出現排泄動作。肛溫（直腸溫）是生理的基礎體溫，約 36.0~37.5℃，有 1~1.5℃的範圍變化，通常肛溫最高溫是上午 5~6 時（寅、卯—肺、大腸經脈）——春宜吐，夏宜汗；最低溫是下午 5~6 時（申、酉—膀胱、腎經脈）——秋宜下，冬宜和。

5-7 少陽病

少陽病以消化附屬器官功能爲主，七條文「悸而驚」、「煩而悸」、「心下悸」一以貫之，見條文 218.：「傷寒中風，有柴胡證，但見一證便是，不必悉具。」

214. 少陽之爲病，口苦、咽乾、目眩也。

215. 少陽中風，兩耳無所聞，目赤，胸中滿而煩者，不可吐下，吐下則悸而驚。

216. 脈弦細，頭痛發熱者，屬少陽。少陽不可發汗，發汗則讝語。此屬胃，胃和則愈，胃不和，則煩而悸。

217. 往來寒熱，胸脇苦滿，默默不欲飲食，心煩喜嘔，或胸中煩而不嘔，或渴或腹中痛，或脇下痞硬，或心下悸，小便不利，或不渴，身有微熱，或欬者，小柴胡湯主之。

218. 傷寒中風，有柴胡證，但見一證便是，不必悉具。

220. 身熱惡風，頸項強，脇下滿，手足溫而渴者，小柴胡湯主之。

221. 發潮熱，大便溏，小便自可，胸脇滿不去者，與小胡柴湯。

小柴胡湯改善肝門脈系統循環不良，小柴胡湯基本加減藥味來自條文 217.：「傷寒五、六日中風，往來寒熱，胸脇苦滿，默默不欲飲食，心煩喜嘔，或胸中煩而不嘔，或渴或腹中痛，或脇下痞硬，或心下悸，小便不利，或不渴，身有微熱，或欬者，小柴胡湯主之。」其中去人參加桂枝，溫服微汗愈，與桂枝湯、麻黃湯等服後溫覆取微似汗有相同的意義。

《金匱要略‧嘔吐噦下利病篇》十條文「乾嘔吐涎沫」、「嘔而腸鳴」、「嘔而發熱者」，一以貫之，可見《傷寒論》條文 218.：「傷寒中風，有柴胡證，但見一證便是，不必悉具。」以及《金匱要略‧嘔吐噦下利病篇》：「乾嘔，吐涎沫，頭痛者，吳茱萸湯主之」，「嘔而腸鳴，心下痞者，半夏瀉心湯主之」，「嘔而發熱者，小柴胡湯主之」，「胃反嘔吐者，大半夏湯主之」，「食已即吐者，大黃甘草湯主之」，「吐後、渴欲得水而貪飲者，文蛤湯主之。汗出即愈」，「乾嘔，吐逆，吐涎沫，半夏乾薑散主之」，「病人胸中似喘不喘，似嘔不嘔，似噦不噦，徹心中憒憒然無奈者，生薑半夏湯主之。嘔止、停後服」，「乾嘔、噦，若手足厥者，橘皮湯主之，下咽即愈」，「噦逆者，橘皮竹茹湯主之」。

小博士解說

肝臟是人體內最大的腺體，也是消化附屬器官，僅次於皮膚的最大器官，《傷寒論》幾乎就是《養肝論》，胎生後期占肝臟體重 5%，出生後，經過時間，幾乎占據了右季肋部與心窩部，並擴張到左季肋部，在橫膈膜下方，橫膈膜分開胸膜、肺、心膜與心臟，除了脂肪（透過胸管回上腔靜脈）之外，吸收其他來自胃腸道的營養素，經過肝門靜脈系統，再從肝臟到肝靜脈回下腔靜脈。

少陽之為病，三焦經脈、膽經脈為主

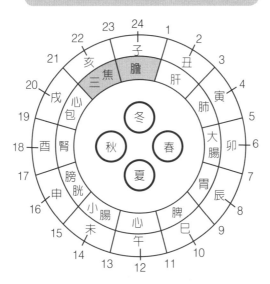

少陽病

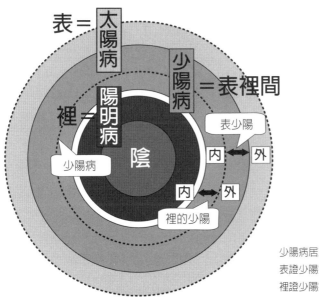

少陽病居於表裡之間，
表證少陽病有發表之勢，
裡證少陽病有下裏之勢。

5-8 少陽病欲解時辰

《傷寒論》244. 少陽病欲解時，從寅至辰上。（3:00~9:00），少陽經欲解時分3:00~9:00（寅、卯、辰）是春生，起床的時分，生動活潑的整備時間，肢體活動萌芽的時候。少陽病以消化附屬器官功能為主，八條文「脈小者欲已」，「胃氣和身濈然汗出而解」，「小柴胡湯以解外」。簡而言之，可見條文233.：「柴胡證仍在者，先與小柴胡湯。嘔不止，心下急，鬱鬱微煩者，為未解也，與大柴胡湯下之則愈。」

219. 少陽脈小者，欲已也。

222. 脇下硬滿，不大便而嘔，舌上白胎者，可與小柴胡湯，上焦得通，津液得下，胃氣因和，身濈然汗出而解。

223. 若柴胡證不罷者，復與柴胡湯，必蒸蒸而振，卻發熱汗出而解。

232. 發熱，汗出不解，心中痞硬，嘔吐而下利，大柴胡湯主之。

233. 柴胡證仍在者，先與小柴胡湯。嘔不止，心下急，鬱鬱微煩者，為未解也，與大柴胡湯下之則愈。

234. 太陽病，過經十餘日，心中溫溫欲吐，而胸中痛，大便反溏，腹微滿，鬱鬱微煩，先此時，自極吐下者，與調胃承氣湯；若不爾者，不可與。但欲嘔，胸中痛，微溏者，此非柴胡證，以嘔，故知極吐下也。

235. 胸脇滿而嘔，日晡所發潮熱，已而微利，潮熱者，實也，先宜小柴胡湯以解外，後以柴胡加芒硝湯主之。

236. 若小便利者，大便當硬，而反下利，脈調和者，知醫以丸藥下之，非其治也。若自下利者，脈當微厥，今反和者，此為內實也，調胃承氣湯主之。

營衛之「營」氣，是心臟左心室（結構上是心臟的前鋒）在輸送血液到全身；「衛」則指衛氣，是肝臟將肝門靜脈循環系統收集來的營養，透過肝靜脈與下腔靜脈送回心臟右心房（結構上是心臟的後衛）。酗酒最容易引發肝硬化與胃出血，慢性酒精中毒是肝硬化主因，尤其女性在更年期後，雌激素減少了，心臟病機率跟著提高，這多會漸漸出現門脈壓亢進症。因為酗酒與飲食習慣不良，肝臟的脂肪變質與纖維化造成肝腫大，是肝臟功能退化的特徵，肝臟有很大的預備機能，肝功能不良的代謝性特徵會較慢出現。

陰陽之界21:00是戌時辰與亥時辰之交集，鑽石九點鐘（Diamond time），陰陽之交是3:00~7:00是寅時與卯時之間的黃金四小時（Gloden time），陰陽之界的23:00是生長激素開始活動增強的時候，有著儲備、收藏的意境。陰陽之交開始的3:00是腎上腺皮質素開始活動增強的時候，有行動、生長的意境。

六經欲解時辰與四季、內分泌的關係

六經欲解時辰	時間	四季	內分泌
太陰	21：00 ～ 3：00	冬季	生長激素（21：00 ～ 3：00） 褪黑激素（23：00 ～ 7：00）
少陽	3：00 ～ 9：00	春季	腎上腺激素（3：00 ～ 9：00） 褪黑激素（23：00 ～ 7：00）
太陽	9：00 ～ 15：00	夏季	甲狀腺激素（9：00 ～ 13：00）
陽明	15：00 ～ 9：00	秋季	肛溫最低時段（15：00 ～ 19：00）

四季時辰與營養

四季	欲解時辰	年齡層的最佳時辰	注意事項	活動量
春	少陽（3：00 ～ 9：00）	孩童 養育營養	早餐營養充分	動得多，吃得好
夏	太陽（9：00 ～ 15：00）	青少年 養護身心	運動、營養補給	動得很多，吃得很好
秋	陽明（15：00 ～ 21：00）	中老年 養生延壽	休息、營養補充	動得不多，吃得還好
冬	太陰（21：00 ～ 3：00）	老弱婦孺 保養生命	睡眠品質與時間	少動少吃，早睡多睡

少陽經欲解時分

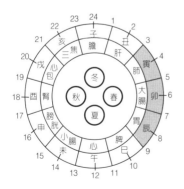

少陽病欲解時，從寅到辰（3：00 ～ 9：00）

＋ 知識補充站

少陽經欲解時分 3:00~9:00（寅、卯、辰）是起床與肢體活動萌芽的時間。太陰欲解時分是睡眠時間，少陰欲解時分是彈性時間，厥陰欲解時分是交戰時間，三陰欲解時分含括 21:00~7:00，是人的休息睡眠、養精蓄銳的時間，表現得好，少陽整備時分就會充沛有餘。

5-9 太陰病

太陰之爲病，腹滿而吐，食不下，腹腹自痛，下之，胸下結硬，自利益甚。

太陰病以腹腔臟器的整體功能爲主，七條文「轉氣下趨少腹欲自利」、「自利不渴藏有寒」、「下利清穀不可攻表」，言簡意賅，一以貫之，條文251.「先溫其裡，乃攻其表，溫裡宜四逆湯，攻表宜桂枝湯。」

245. 太陰之爲病，腹滿而吐食不下，自利益甚，時腹自痛，若下之，必胸下結硬。

246. 腹中痛，若轉氣下趨少腹者，此欲自利也。

247. 自利不渴者，屬太陰，以其藏有寒故也，當溫之。

248. 若食入口即吐，乾薑黃連黃芩人參湯主之。

249. 下利清穀不止，身疼痛者，急當救裡；後身疼痛，清便自調者，急當救表。救裡宜四逆湯，救表宜桂枝湯。

250. 下利清穀，不可攻表，汗出必脹滿。

251. 下利，腹脹滿，身體疼痛者，先溫其裡，乃攻其表，溫裡宜四逆湯，攻表宜桂枝湯。

條文246. 是「放屁」、「要大便」，「陽明之爲病，胃家實」，除了「不惡寒，反惡熱」、「胃中燥，煩躁，大便難」、「嘔不能食」、「汗出濈濈然」這些症狀之外，常忽略病人沒講的「腹脹」感。腹脹是人常有的感覺，是腹部膨隆、膨滿、脹滿等，是病又不似病，只要消化道功能不良，一定有腹脹感。這些生活上的困擾，個別性差異很大。

腹脹是腹腔內、腹壁是後腹膜容積增加造成腹脹，分持續性與間歇性腹脹。間歇性腹脹多腹腔外容積增加，如肥胖伴腹壁脂肪沉澱，上了年紀、體弱、活動量很少，多會伴見便秘與腹脹。另外，突然尿量減少的腹脹，是某些特殊疾病的腹水造成體重及腹圍增加，從陽明病進入太陰病或少陰病。

腹腔內容積增加的原因，幾乎都是腹部內有異常的氣體貯留（鼓脹）或液體貯留（腹水），人體腹腔除了女人卵管開口部之外，臟側腹膜與壁側腹膜是封閉的體腔，腹腔內存在著 30~40ml 的液體；肝硬化、特發性肝門靜脈壓亢進症、鬱血性心臟衰竭、腎臟症候群是腹水的主要疾病，以肝硬化的腹水最多見；腹腔內大腫瘤性病變及懷孕也會腹部脹大。總之，汗、尿、屎保持順暢，腹脹機率是很低的。

小博士 解說

太陰病以腹腔臟器的整體功能為主，腹滿、胸下結硬是太陰病的主證；胃家實是陽明病的主證；心中疼熱是厥陰病的主證。少陽病，口苦咽乾是消化附屬器官的主證，與消化器官息息相關。

少陽（新陳代謝——目眩）、太陽（血液循環——脈浮）、陽明（營養——胃家實）與太陰（內分泌系統與神經系統——不能下），各三個時辰，少陰（脈細），厥陰（消渴），欲解時分是身體能量正負面變化最大的時候，也含括疾病的療癒時分，太陰籠罩著三陰主要時辰。

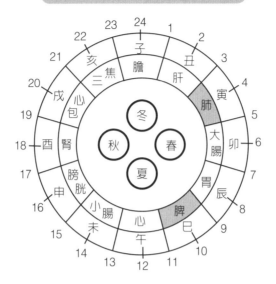

太陰之為病，肺經脈、脾經脈為主

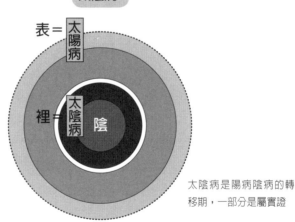

太陰病

表＝太陽病

裡＝太陰病

太陰病是陽病陰病的轉
移期，一部分是屬實證

✚ 知識補充站

　　太陰經欲解時分 21:00~3:00（戌、亥、子）是冬藏，屬於大部分人的睡眠時間。前有陽明休息時間（15:00~21:00），後有少陽整備時間（3:00~9:00），從 15:00~9:00，是人們調整生活作息的時期，陽明休息時間的品質決定了太陰睡眠時間的生命價值，給予少陽整備時間真正的生命期望值。

5-10 太陰病欲解時辰

《傷寒論》259. 指出，太陰病欲解時，從亥至丑上。（21:00~3:00），太陰經欲解時分21:00~3:00（戌、亥、子）是冬藏，「藏」是養精蓄銳，是大部分人的睡眠時間，儲備明日的能量，以備精銳盡出。少陰時辰是 23:00~5:00（子、丑、寅）、厥陰是 1:00~7:00（丑、寅、卯）少陰與厥陰都與少陰與少陽有所交集，特別是 1:00~5:00（丑、寅）時分，很多人太晚睡就睡不著，有些人非晚睡否則睡不著，每人的生理時鐘不同，年輕而壯的人是可以自己控制無虞，老弱者則不可以逆天道而行，尤其是弱的或長者，生長激素是子時（23:00~1:00）分泌最高，即一眠大一寸，人生老病死，都受生長激素左右著，不只是年幼的孩子，人體內的所有激素，大部分受控於腦下垂體，且受制於自律神經系統的運作，因此，生命品質（Quality of life, QQL）影響人的思念、思考、行徑、習慣與命運。

大部分人的起床時間，也是褪黑激素分泌最高的時候，褪黑激素猶如旭陽東昇，一方面影響睡眠品質，一方面影響皮膚膚質，睡眠品質好，皮膚光澤亮麗。太陰、少陰、厥陰三陰欲解時分（21:00~7:00）愈優質，褪黑激素分泌愈理想，皮膚必然光澤亮麗。反之，臉色萎黃或蒼白，皮膚顏色沒光彩，眼睛周圍色澤也不好，太陰、少陰、厥陰三陰欲解時分（21:00~7:00）必然不佳，褪黑激素分泌不理想。人的臉色光澤浮沉黯澤之際，呈現人的生活品質（Activity of daily living, ADL）的優劣。一日之計在於晨，就是六經欲解時分要規劃得很優質。

《傷寒論》言「少陽欲解時分」，就是 3:00~9:00（寅、卯、辰），「寅」有「虎」之意謂，所謂猛虎下山，龍騰虎嘯；於中國人正月就是開寅，而修道人一早的「打板」、「晨鐘」也是在這時分。生命大計，冬是藏，懂得養精蓄銳與斂藏，才能過得了年，得以春生夏長，再見一年。不懂得秋收冬藏，大病體弱人，可能難以過年，假使可以過年，只要有慢性痼疾，在太陰時辰還是非好好休養休息不可，否則就是犯了生命大忌。少陰與太陰隨著《內經‧上古天眞論》春夏秋冬的活動觀念，於少陰與厥陰上作調整。睡覺方面，春夏之季晚睡，是將「太陰」移往少陰，秋冬之季早睡就固守太陰時辰。至於醒來方面，春夏秋都是早起，也是固守「太陰」，冬季晚起，則彈性調整將「太陰」移往「少陰」、「厥陰」。

六經欲解規律

正規律	輔規律	作息韻律	自律神經
21:00 |太陰 3:00 |少陽 9:00 |太陽 15:00 |陽明 21:00	1:00 |厥陰 7:00	午夜	副交感神經亢奮期
		雞鳴	交感神經亢奮期
		平旦	
	23:00 |少陰 5:00		副交感神經亢奮期

太陰病欲解時辰

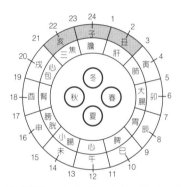

太陰病欲解時，從亥至丑（21:00~3:00）

✛ 知識補充站

血壓的概日韻律（晝夜節律），與三個調節系統有關：

1. 腎素─血管收縮素系統（Renin angiotensin system, RAS）
2. 自律神經系統（Autonomic nerve system）
3. 概日時鐘系統（Circadian system）

高血壓發病的最重要背景因素是生活步調紊亂、不規律，多出現日間血壓高、夜間血壓低，通常心跳數的概日韻律最高點是夜間（黃連阿膠湯），血壓概日韻律最高點則是休息時間帶的正午（半夏瀉心湯），可以確定的是，血壓韻律與活動量多寡並沒有依存關係。（Viswambharan H., Carvas J. M., Antic V., Mutation of the circadian clock gene Per2 alters vascular endothelial function. Circulation. 2007 Apr 24;115（16）:2188-2195）

5-11 少陰病

少陰病以內分泌系統整體功能為主，九條文「少陰病脈微，不可發汗」、「少陰病尺脈弱濇，不可下之」、「脈緊反去者，為欲解也，雖煩，下利必自愈」，一以貫之，可見條文270.：「服白通湯脈暴出者，死；微續者，生。」

260. 少陰之為病，脈微細，但欲寐也。

261. 少陰病，始得之，反發熱，脈沉者，麻黃附子細辛湯主之。

262. 少陰病得之二、三日，麻黃附子甘草湯微發汗。

263. 少陰病脈微，不可發汗，亡陽故也。陽已虛，尺脈弱濇者，復不可下之。

264. 病人脈陰陽俱緊，反汗出者，亡陽也。此屬少陰，法當咽痛而復吐利。

265. 少陰病，脈緊，至七、八日，自下利，脈暴微，手足反溫，脈緊反去者，為欲解也，雖煩，下利必自愈。

266. 少陰病得之一、二日，口中和，其背惡寒者，當灸之，附子湯主之。

268. 少陰病，脈沉者，急溫之，宜四逆湯。

270. 少陰病，下利脈微者，與白通湯。利不止，厥逆無脈，乾嘔煩者，白通加豬膽汁主之。服湯脈暴出者，死；微續者，生。

疾病的第一警覺線，不外乎發燒（體溫升高或低溫、怕冷）、血壓（過高或過低）、血糖（食前、食後），三高除了血脂肪之外，血糖與血壓，加上體溫，是很多人服用西藥，不知不覺中傷肝、傷腎，即使長壽也讓生命沒有尊嚴。《圖解傷寒論》引薦中藥於防治與改善慢性疾病。

太陽病：(1) 脈浮；(2) 頸項強痛→開始發燒：葛根湯、小青龍湯；輕微發燒：柴胡桂枝湯，發燒很快，多超過38℃，脈浮以寸口脈（太淵穴區）為主。

少陰病：(1) 脈微細；(2) 欲寐→血壓微高：真武湯、五苓散；血壓稍低：當歸四逆湯，發燒較慢，多不超過38℃，脈微細以少陰脈（太溪穴區）為主。

六經欲解時辰與陰界陽界的時間關係：

1. 陽界為 3:00~21:00，18 小時，大部分人活動的時間。

2. 陰界為 21:00~7:00，10 小時，大部分人休息的時間。

3. 陰陽交界為 3:00~7:00，4 小時，休息換成活動的時間。

4. 陰陽之界為 21:00，體弱多病的人該放下一切準備休息的時間。

人體的概日運作時鐘是下視丘視交叉上核（Supra-chiamatic nuclens, SCN），SCN 是母時鐘，身體所有細胞的末梢時鐘與母時鐘同步調，形成統一的生理時鐘機構，需要以自律神經系統來運作，高血壓、血脂異常症、糖尿病等生活習慣病，骨質疏鬆症、癌症等與壽命有關的報告中，有愈來愈多與體內時間機構有關的內容，可見後者和健康的狀態有重大關聯性。

下視丘的視交叉上核的時鐘細胞核，相應於時鐘遺傳因子的轉寫，細胞質合成時鐘蛋白，並抑制再入細胞核轉寫，時鐘蛋白減少伴見抑制效果減弱，沒有生物時鐘，生物不會存在地球，擁有生物時鐘的生物才能存活。

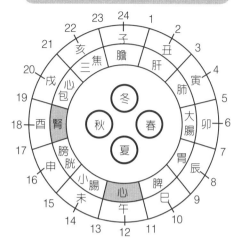

少陰之為病，心經脈、腎經脈為主

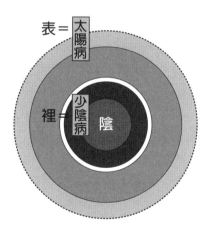

少陰病

真正陰病是從少陰病開始，兼有表證與虛證

＋ 知識補充站

　　骨質疏鬆與骨質過度形成，於時鐘遺傳因子的每日韻律作業上，骨的成分白天減少，晚上新的生成，每天每夜，骨的形成與吸收的平衡反覆地操作。

5-12 少陰病欲解時辰

《傷寒論》305.講「少陰病欲解時」，從子至寅上（23:00~5:00）。少陰經欲解時分 23:00~5:00（子、丑、寅）是彈性時間，一般人睡得最沉的時間，也是年少輕狂的人熬夜的時段，過了青春期還持續熬夜的話，常常是玩命多於拚命，常見於中年人的過勞死。

太陰與少陰共享子、丑時辰（23:00~3:00），少陰與厥陰共享丑、寅時辰（1:00~5:00），人睡得最沉的時候，是半夜醒來或睡不著，再睡回籠覺的時候，也是睡得最甜美的時候。

少陽與厥陰共享寅、卯時辰（3:00~7:00），地球自轉以日夜爲主，月亮繞著地球轉，而有月圓、月缺、初一、十五，女人的月經與地球上的潮汐都與之相關。地球公轉繞著太陽，以春夏秋冬爲主，而有春分、夏至、秋分、冬至，《傷寒論》只提及「立夏」是一以概之，少陽、太陽、陽明、太陰四經的欲解時辰，就是因應《內經・順氣一日分爲四時》，少陽一晨一春，太陽一午一夏，陽明一夕一秋，太陰一夜一冬。

三陽含括的時間就是 3:00~21:00，是大部分人們活動的時間，午時是日正當中，也是春夏季晚睡早起，廣步於庭，無厭日光，養心血的時候。亥時（21:00~23:00）是十二時辰之末，子時之前。秋冬季要早睡，就是要亥時或亥時以前睡覺。秋季早起與雞俱興（1:00~3:00）、冬季晚起必待日光（5:00~7:00）。亥、子、丑（21:00~3:00）是主要的睡眠時間，子、丑（23:00~3:00）是膽經脈、肝經脈，也是副交感神經、褪黑激素最有力的時間，副腎上激素是午、未（11:00~15:00）前後爲分泌最有力的時間，褪黑激素的分泌要經過副腎上腺激素的刺激開始，再經過肝臟的色胺酸作業才完備，腎經脈時辰是申、酉（15:00~19:00），從正常內分泌的分泌十二經脈、十二時辰的運轉，養護身體作業，最好的就是精確規劃六經欲解時分，具體落實，不要落爲 552.條文中的「尸厥」，從 1.條文中的「太陽之爲病」來看「尸厥」，生命的珍貴就是在「欲解時分」與「緩步於庭」。如何在醫患的關係中，影響患者的生活的習慣而更善。

小博士 解說

少陰經欲解時分 23：00 ～ 5：00（子、丑、寅），是一般人睡得最沉的時間。少陰彈性時間涵蓋著太陰睡眠時間兩個時辰，與少陽睡眠時間一個時辰，讓人在忙碌與不忙碌、悲歡離合的生命階段裡可以彈性調整。

少陰病欲解時辰

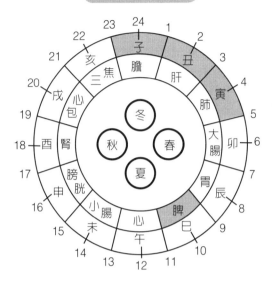

少陰病欲解時，從子到寅（23:00~5:00）

✚ 知識補充站

　　下視丘視交叉上核控制睡眠韻律與體溫韻律，但是飲食的韻律則不受影響，亦即睡眠韻律與體溫韻律屬於頭部時鐘管轄，與下視丘—腦下垂體的門脈循環息息相關，稱為生命時鐘，《傷寒論》六經證中，三陰證較偏屬頭部時鐘管轄，三陽證則屬腹部時鐘管轄，由腹部時鐘管理，即肝門循環系統；事實上，飲食的韻律確實不屬於下視丘視交叉上核，而是屬於下視丘背內側核。（2008 年美國 Sapra CB 等，Differential rescue of light-and food-entrainable circadian rhythms scince 2008:320:1074~1077）腦部的頭部（中樞）時鐘比身體的腹部（末梢）時鐘優先啟動，影響血中的葡萄糖及脂質的變動。胰島素及細胞激素的分泌，直接作用於肝臟、腸道、胰臟等末梢時鐘，影響生理韻律。肝臟的時鐘遺傳因子無法正常啟動肝臟作業，造成晝夜節律喪失，肝臟的肝醣的貯藏量會變少，嚴重者食不下嚥而營養缺失，甚至死亡；一時的情緒惡化，影響腹部時鐘而肝腸寸斷，長期過勞影響頭部時鐘則肝腦塗地。

5-13 厥陰病

厥陰之爲病，消渴，氣上撞心，心中疼熱，飢而不欲食，食則吐蚘，下之利不止。

厥陰病以新陳代謝系統整體功能爲主，十條文：「渴欲飲水，少少與之愈」、「厥而心下悸先治水」、「脈微，手足厥冷，煩躁，灸厥陰」，一以貫之，可見條文 321.：「厥少熱多者，其病當愈，寒多熱少，陽氣退，故爲進也。」

306. 厥陰之爲病，消渴，氣上撞心，心中疼熱，飢而不欲食，食則吐蚘，下之利不止。

307. 厥陰病，渴欲飲水，少少與之愈。

308. 傷寒，厥而心下悸，宜先治水，當服茯苓甘草湯，卻治其厥。不爾，水漬入胃，必作利也。

309. 傷寒脈微而厥，至七、八日膚冷，無暫安時者，此爲藏厥，非蚘厥也。蚘厥者，其人當吐蚘。今病者靜而復時煩者，此爲藏寒，蚘上入其膈，故煩須臾復止，得食而嘔又煩者，蚘聞食臭出，其人當自吐蚘。蚘厥者，烏梅丸主之，又主久利。

310. 傷寒六、七日，脈微，手足厥冷，煩躁，灸厥陰，厥不還者，死。

311. 手足厥寒，脈細欲絕者，當歸四逆湯主之。若其人內有久寒者，宜當歸四逆加吳茱萸生薑湯。

318. 病人手足厥冷，脈乍緊者，邪結在胸中。心下滿而煩，飢不能食者，病在胸中，當須吐之，宜瓜蒂散。

319. 傷寒脈滑而厥者，裡有熱，白虎湯主之。

320. 傷寒脈促，手足厥逆，可灸之。

321. 傷寒發熱四日，厥反三日，復熱四日，厥少熱多者，其病當愈，四日至七日熱不除者，必便膿血。傷寒厥四日，熱反三日，復厥五日，其病爲進，寒多熱少，陽氣退，故爲進也。

腹部脹滿是腹腔內的腹壁突然很快的（太陰病、厥陰病）或慢慢的（陽明病、太陽病）脹滿，分間歇性與持續性二種。原因是異常氣體貯留（鼓脹）及液體貯留（腹水），部分是大的腫瘤性病變及妊娠子宮變大造成，最多的是肥胖伴見腹壁脂肪沉澱。腹部脹滿感、腹部膨脹、肚子脹得不舒服，都是消化道的氣體緊張造成，「上腹部不舒服」（心下、心中）、「胃呆」、「胃很難過」等不舒服的感覺，常見於慢性胃炎、萎縮性胃炎、胃食道逆流及胃癌等的患者，嚴重者多會出現一種內臟疼痛。「小腹滿，按之痛」則有可能是泌尿器官方面的問題，膀胱、輸尿管或腎臟都有可能。

小博士解說

腹部脹滿是「肚子脹脹的」或「肚子不舒服」，或者是「裙子、褲子的腰帶很不自在」，腹圍漸漸地增加，嚴重的話，會有噁心、嘔吐、放屁、便秘、尿量減少、體重增加、氣喘、局部性疼痛、背痛等等，生活上苦於腹部脹滿而毫無症狀，其中神經質及過敏性胃腸炎者較多，不會影響壽命長短是確定的，但是必定會干擾生活品質。

厥陰之為病，心包經脈、肝經脈為主

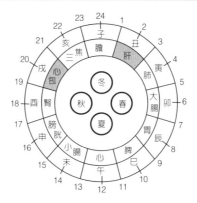

老年人與年輕人褪黑激素

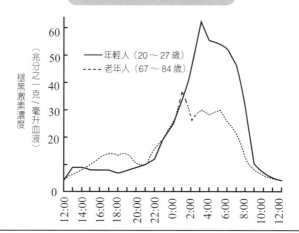

縱軸：褪黑激素濃度（兆分之一克／毫升血液）

年輕人（20～27 歲）
老年人（67～84 歲）

＋ 知識補充站

　　太陰經欲解時辰帶領少陰經欲解時辰與厥陰經欲解時辰，十二時辰二十四小時，養生紀律上相當於二十四節氣，清晨 3:00 是立春，晚上 9:00 是立冬；太陰經欲解時辰正是立冬到立春（21:00~3:00），這是古代寺廟修道者睡眠時間。現代醫學，褪黑激素與上視丘的松果體，及下視丘的腦下垂體等，三者一脈相貫，松果體有靈魂之椅（腦上腺）之稱；平時的保養，好比太陰經欲解時辰加上少陰經欲解時辰，即立冬到驚蟄（21:00~5:00），夜晚八小時的睡眠，最養益十二經脈與五臟六腑。嬰幼兒及老弱婦孺的養生美容睡眠時間，則可調整至立冬到清明（21:00~7:00），十小時的養護睡眠，長期慢性習慣病患者如果能依此調理，病情也多可改善。

5-14 厥陰病欲解時辰

《傷寒論》講「厥陰經欲解時分」，1:00~7:00（丑、寅、卯）是人們睡著與起床的交戰時間，常常是勤勞的人起床活動與清倉的時間，也幾乎是懶人睡得最甜美的時候。厥陰謂之兩陰交盡，就是有身心纏綿悱惻的狀況。六經欲解時分規劃不良，厥陰時分無法落實，則少陽時分就無法晨曦燦爛。

心跳的概日韻律，靠下視丘視交叉上核（SCN）調節，自律神經活動與內分泌系統關係密切，它們負責從下視丘來的出力與抑制作用的調整。生理時鐘調節心臟跳動的變化與心收縮機能，生理節奏紊亂的話，心臟血管機能必然會漸漸異常，生理時鐘機構對疾病預後及生命影響極大，心血管的組織及細胞存在著時鐘要素，這個末梢時鐘必然大大影響心臟血管機能的調整，如果心筋細胞時鐘紊亂，心臟血管發病率會升高，生命的預後必然不良。

厥陰經欲解時分 1:00~7:00（丑、寅、卯）是人們睡著與起床的交戰時分。涵蓋著太陰睡眠時間一個時辰，少陽整備時間二個時辰，讓人們在不得已的生活壓力下，有緩衝與再彈性調整的時間，生命印章的紀錄可以規劃依循調整生活軌跡。癌症與生理時鐘機關也很令人注目，1980 年代，歐洲的疫學調查報告指出，夜間工作的護士與輪班工作者，罹患乳癌 36%、大腸癌 35% 的高頻率。

人累了要補充睡眠，多躺多睡，養護肝、脾、腎三經脈。人醒著要多動，多動多走，養護心、肺二經脈。睡眠是陰，活動是陽；天是陽，地是陰，陰陽相濟，健康一生。厥陰經欲解時辰是常人都應該睡覺的時間，如因工作緣故無法睡覺，即該調整在太陰經欲解時辰與少陰經欲解時辰，以及厥陰經欲解時辰等時段內 (21:00~7:00) 儘量找機會多睡，特別是慢性習慣病患者，更要掌握時間多休養生息。

1. 太陰與少陰共享子、丑時辰(23:00~3:00)。就寢時間。
2. 少陰與厥陰共享丑、寅時辰(1:00~5:00)，人睡得最沉的時候，是半夜醒來或睡不著，再睡回籠覺的時候，也是睡得最甜美的時候。
3. 少陽與厥陰共享寅、卯時辰（3:00~7:00）。起床時刻。

小博士解說

梅初春開白花，二月結實如豆，味酸美，五月採收大如杏子，以百草煙燻至黑色為烏梅，以鹽醃曝乾為白梅。生時蘸鹽食，溫膽生津，以小滿前肥脆而不帶苦者佳。多食損齒。青梅含大量蛋白質、脂肪（脂肪油）、碳水化合物和多種無機鹽、有機酸。是發育中兒童和老年人最佳養生食品。烏梅刺激第二犬齒旁的腮腺分泌，防止口腔生理作業老化，促進血液循環，排除過多的氧氣，減少食物在胃腸裡的腐化，改善口臭及宿便，婦女懷孕、血液偏酸，肝及胃功能減弱，烏梅可以改善全身胃腸循環。

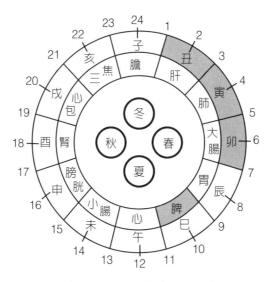

厥陰病欲解時，從丑到卯（1:00~7:00）

✚ 知識補充站

　　地球自轉以日夜為主，月亮繞著地球轉，而有月圓、月缺、初一、十五，女人的月經與地球上的潮汐都與之相關。地球公轉繞著太陽，以春夏秋冬為主，而有春分、夏至、秋分、冬至，《傷寒論》只提及「立夏」一語概之，而少陽、太陽、陽明、太陰四經的欲解時辰，就是因應《內經 · 順氣一日分為四時》，少陽一晨一春，太陽一午一夏，陽明一夕一秋，太陰一夜一冬。六經之尾是 125. 少陽、213. 太陽、244. 陽明、259. 太陰，記憶就是少陽 3:00~9:00，太陽 9:00~15:00，陽明 15:00~21:00，太陰 21:00~3:00。針灸子午流注是一套別於《內經》的針灸療法，演繹經脈學說，少陽是初陽，膽與三焦、黏膜相關淋巴組織為主；太陽是盛陽，膀胱與小腸、體液與營養吸收為主。陽明是兩陽合明，胃與大腸、消化與排泄為主。

5-15 傷寒論六經之最

《傷寒論》全書共 552 條文中，其經典是桂枝湯的服用要領，與桂枝湯證服用桂枝湯之預後：「反煩不解者，先刺風池、風府，卻與桂枝湯則愈。」思索再三，應用於臨床上，不離「藥」、「食」同源之範。《傷寒論》之烏梅丸製作與服法，治療久利。桂枝湯開諸竅，刺激嗅覺與味覺，尤利於大腦上視丘、下視丘與腦下垂體的運作。烏梅丸則養肝腎與腸道自體免疫系統。

《內經‧玉版論要》「容色見上下左右，各在其要。其色見淺者，湯液主治(桂枝湯)，十日已；其見深者，必齊主治(烏梅丸)，二十一日已；其見大深者，醪酒主治，百日已。」

279. 少陰病，吐利躁煩，四逆者死。

280. 少陰病，惡寒身蜷而利，手足厥冷者，不治。

281. 少陰病，四逆，惡寒而身蜷，脈不至，不煩而躁者，死。

283. 少陰病，下利止而頭眩，時時自冒者，死。

284. 少陰病六、七日，息高者，死。

286. 少陰病，但厥無汗，而強發之，必動其血，未知從何道出，或從口鼻或從目出者，是名下厥上竭，爲難治。

332. 傷寒下利，日十餘行，脈反實者，死。

333. 傷寒六、七日不利，便發熱而利，其人汗出不止者，死。

334. 發熱而厥七日，下利者，爲難治。

2007 年 NHO 國際癌症研究勞工族群發表過「日夜輪班工作的人，會出現生理韻律混亂(Chrono disruption, CD)，CD 具有發癌性」之相關資訊。CD 會造成內分泌代謝與行動之概日韻律機構無法相互同調，此時褪黑激素就很重要，褪黑激素(睡眠)有防治癌症的效果；反之，CD 方面的韻律週期紛亂太久，對健康的影響很大，因此 CD(Circadian disruption) 必會造成 chronodisturbance(多重的韻律機構紛亂)。

《傷寒論》、《金匱要略》是張仲景有關〈經方〉之大作，《溫病條辨》述及「仲景烏梅圓(丸)、瀉心湯，爲萬世法也！」學方如懂得變通活用，麻子仁丸、腎氣丸、大黃蟅蟲丸等，都是現代慢性生活習慣病患者的養生良方。

《傷寒論》真武湯是急診要藥，治療突如其來的頭暈目眩、四肢不聽使喚等，對於體弱多病和高血壓病初期療效也很好；但需配合調整生活步調和飲食習慣。《金匱要略》腎氣丸是過勞族群的保健至寶，古人施治「肝腎過勞，真陰虛疲」，改善肝腎過勞，避免病化成慢性生活習慣病，其必要條件是必須改善不良的生活習慣，否則經方的真武湯與腎氣丸的療效是無以彰顯。

《傷寒論》全書每一條文都有其各自存在價值，在臨床運用上卻難免有無以著力之困，終被束之高閣。我臨床四十年，經常用真武湯與腎氣丸兩方，都以服藥要領爲依歸；換言之，搭配良好生活習慣，始可充分發揮藥效。

六經病解析

六經病	主要病證	病證解析
太陽病	脈浮，頭項強痛惡寒	感冒初期，呼吸道黏膜、消化道黏膜進入初步感染疾病的階段，多見強實狀況（鼻鳴、乾嘔）
陽明病	胃家實	因為飲食方面出了問題，消化道黏膜下相關淋巴組織已經有嚴重發炎現象（心下痞硬）
少陽病	口苦咽乾目眩	消化道附屬器官的功能有障礙（脅下不舒服）
太陰病	腹滿而吐，食不下，腹腹自痛，下之，胸下結硬，自利益甚	消化道與相關腺體已出現嚴重問題
少陰病	脈微細但欲寐	體液的循環不良，多見虛弱狀況
厥陰病	消渴，氣上撞心，心中疼熱，飢而不欲食，食則吐蚘，下之利不止	消化道與消化道附屬器官、相關腺體出現嚴重問題

✚ 知識補充站

　　《傷寒論》之四逆證，有輕證之四逆散（柴胡、芍藥、枳實、甘草），亦有重證之四逆湯（甘草、乾薑、炮附子）。《內經·經脈》有「六厥」，其中手經脈有二臂厥：(1) 肺經脈「肺脹滿而喘咳」，與《傷寒論》之太陽病呼吸器官問題相謀；(2) 心經脈「嗌乾渴而欲飲」，與《傷寒論》之陽明病、少陰病，都與消化道黏膜下淋巴組織的問題相關。

　　足經脈有「四厥」：(1) 骭厥「胃經脈善呻數欠」，是腦下垂體自律神經反應消化系統的問題；(2) 陽厥「膽經脈之口苦善太息」，副交感神經之迷走神經與消化附屬器官功能有狀況；(3) 踝厥「膀胱之項背腰尻膕踹腳皆痛」，是腦脊髓與椎靜脈系統及周圍神經循環有障礙；(4) 骨厥「腎經脈之心惕惕如人將捕之」、「足下熱而痛」，是間腦與內分泌系統、中樞神經系統之功能有礙。

　　「厥」是「逆」，是不通暢，當歸四逆湯治雷諾氏症候群的「四逆」（四肢），通脈四逆湯治心腎虛疲的肢體「厥逆」。

5-16 傷寒論六經之墜

277. 少陰病，吐利，手足不逆冷，反發熱者，不死。脈不至者，灸少陰七壯。

282. 少陰病，下利，脈微濇，嘔而汗出，必數更衣，反少者，當溫其上，灸之。

285. 少陰病，脈細沉數，病爲在裡，不可發汗。

290. 少陰病，下利，若利自止，惡寒而蹻臥，手足溫者可治。

291. 少陰病，惡寒而蹻，時自煩，欲去衣被者，可治。

297. 少陰病八、九日，一身手足盡熱者，以熱在膀胱，必便血也。

300. 少陰病，下利便膿血者，可刺。

301. 少陰病，得之二、三日，口燥咽乾者，急下之，宜大承氣湯。

302. 少陰病，自利清水，色純青，心下必痛，口乾燥者，急下之，宜大承氣湯。

303. 少陰病六、七日，腹脹，不大便者，急下之，宜大承氣湯。

304. 少陰中風，脈陽微、陰浮者，爲欲愈。

335. 下利，脈沉而遲，其人面少赤，身有微熱，下利清穀者，必鬱冒汗出而解，病人必微厥，所以然者，其面戴陽，下虛故也。

下重是肛門重墜的感覺，多伴見肛門管的肛門竇靜脈曲張，肛門管皮膚有色素沉澱、脂腺、汗腺、毛囊等，肛門管深部是沒有毛囊與腺體，肛門管移行部1~1.5cm的帶狀區域稱爲梳膜（梳狀肌），肛門瓣出現於梳狀肌的凹凸線，梳狀肌將肛門分爲近位（上）與遠位（下），是血液的供給及還流的重要境界。

梳狀肌遠位由髂內動脈分枝中直腸動脈及內腹部動脈分枝下直腸動脈供給血液，梳狀肌近位部分的肛門竇與直腸一樣，由下腸間膜動脈分枝上直腸動脈供給血液。

梳狀肌近位（上）的肛門管內壁有約1.5cm長的縱走狀黏膜皺褶肛門柱約10個左右，肛門柱遠位端（下）有小的黏膜皺褶肛門瓣。肛門柱的靜脈透過肛門瓣來溝通，各肛門瓣的正上方有小的肛門竇形成肛門柱，肛門瓣及肛門竇的黏膜皺褶裡面，有上直腸靜脈與中直腸靜脈的終末枝，黏膜皺褶內形成內直腸靜脈叢（反映直腸的功能狀況），肛門竇怒張靜脈特別多，各肛門竇靜脈怒張會造成膨隆，直腸診觸及輪狀隆起帶，就是痔帶（痔輪），痔帶的靜脈易形成靜脈瘤，內直腸靜脈叢引起的痔核稱爲內痔（核）。

梳狀肌遠位（下）存著下直腸靜脈終末枝形成外直腸靜脈叢，它的靜脈瘤引起外

小博士 解說

梳膜部分的接點是肛門靜脈與下腔靜脈互相交通，因此，肝癌、肝硬化等肝臟障礙造成門脈閉塞的時候，直腸靜脈叢就成爲肝門靜脈的側副循環路，靜脈怒張時而下重就會漸漸形成靜脈瘤，出現痔核爲多。白頭翁湯（白頭翁、秦皮、黃連、黃柏等分煮湯）治濕熱下灌肛門，即清理直腸，特別是其中的肛管。

痔核不比內痔核多。

　　直腸梳狀肌上的肛門管靜脈血，從上直腸靜脈通過肝門靜脈系統回心臟，直腸

梳狀肌下的肛門管靜脈血，從下直腸靜脈直接通過下腔靜脈回心臟。

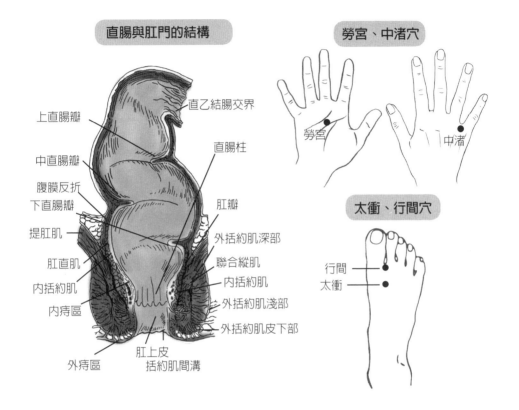

直腸與肛門的結構

上直腸瓣
中直腸瓣
腹膜反折
下直腸瓣
提肛肌
肛直肌
內括約肌
內痔區
外痔區

直乙結腸交界
直腸柱
肛瓣
外括約肌深部
聯合縱肌
內括約肌
外括約肌淺部
外括約肌皮下部
肛上皮
括約肌間溝

勞宮、中渚穴

勞宮
中渚

太衝、行間穴

行間
太衝

╋ **知識補充站**

　　欲解時分是身體能量正負面變化最大的時候，也含括疾病的療癒時分，太陰籠罩著三陰主要時辰，少陽、太陽、陽明與太陰，各三個時辰，少陰（脈細），厥陰（消渴）厥冷都從手腳末端開始，厥陰是兩陰交盡，手大拇指是手太陰，手小指是手少陰，兩陰交盡手厥陰是手中指，手厥陰勞宮穴區與手少陽中渚穴區的冷熱比較，診察表裡之異，勞宮穴區冰冷是四逆湯、通脈四逆湯，中渚穴區冰冷是四逆散。腳大拇趾內側是足太陰，小腳趾下是足少陰，兩陰交盡足厥陰是腳大拇趾與第二趾之間，太衝穴區與絕骨穴區的塌陷比較，診察陰陽之異，太衝穴區較塌陷是當歸四逆湯，絕骨穴區較塌陷是四逆湯、通脈四逆湯。

第6章

八綱辨證

中醫學在歷史上形成的辨證分類方法有多種，主要有八綱辨證、病因辨證、氣血精津辨證、臟腑辨證、衛氣營血辨證、三焦辨證、六經辨證等。其中八綱辨證是各種辨證的總綱，朝治療方向前進，選擇輕重緩急方式及處理辦法，八綱辨證是從各種具體證候中，抽取出來普遍規律的共性，即任何一種疾病：

1.病位離不開表或裡。

2.疾病性質分為寒與熱。

3.邪正鬥爭關係分為實或虛。

4.病證類別分為陽或陰兩大類。

因此，複雜的病理變化及臨床表現，運用八綱對病情進行辨別歸類，則可執簡馭繁。八綱是辨證的重要綱領，八綱辨證，雖然每一綱均是獨特的內容，但不能截然分割，如同一病人，可能病位在體表，同時有熱證，而身體正氣未衰仍實。因此其病情應概括為表實熱證。此外寒熱、虛實夾雜的情況亦十分常見。

八綱辨證源流

八綱辨證內容，源於戰國時期的《內經》，提出陰陽、表裡、寒熱、虛實的概念。漢代張仲景在《傷寒雜病論》中，已具體運用八綱對疾病進行辨證論治，仲景治傷寒，著三百九十七法，一百一十三方，究其大要，無出乎表裡虛實陰陽寒熱，八者而已。明代，八綱辨證的概念與內容，已為許多醫家所重視和接受。

一、陶節庵《傷寒六書・傷寒家秘》：「審得陰陽表裡寒熱虛實真切，復審汗下吐溫和解之法，治之庶無差誤。」

二、張三錫《醫學六要》：「古人治病大法有八，曰陰、曰陽、曰表、曰裡、曰寒、曰熱、曰虛、曰實。」

三、張景岳明確提出以陰陽為「二綱」，以表裡、寒熱、虛實為「六變」之說，以二綱統六變，表、裡、寒、熱、虛、實、陰、陽八者為辨證綱領。

四、王執中在《東垣先生傷寒正脈》中，將虛實、陰陽、表裡、寒熱稱為「治病八字」。

清代程鍾齡進一步闡揚了八綱的涵義，提出審證治病不過寒熱、虛實、表裡、陰陽八字。後世醫家們沿用八綱辨證之說至今。

八綱辨證的過程，是以臟腑、經絡、氣血、津液、病因等理論為依據，通過望、聞、問、切四診所蒐集的證候、體癥等資料進行綜合、歸納、分析、推理、判斷、辨明其內在，及各種病變相互間的關係，從而認識疾病，作出正確診斷。

辨證和論治是中醫臨床上，理、法、方、藥重要的兩個環節，相互聯繫，不可分割。辨證「分而論之」是認識疾病，論治「參而合之」是針對病證，採取相應的治療手段和方法。辨證是治療的前提和依據，論治是辨證的目的和檢驗辨證正確與否的客觀標準。

6-1　八綱辨證——陰陽

6-2　八綱辨證——脈陰陽

6-3　八綱辨證——表裡

6-4　八綱辨證——表裡證

6-5　八綱辨證——六經表裡證

6-6　八綱辨證——寒熱

6-7　八綱辨證——虛實

6-1 八綱辨證──陰陽

陰陽是對各種病情從整體上作出最基本的概括，八綱中的陰陽兩綱可以概括其餘六綱，陰陽是證候分類的總綱，陰陽是辨證歸類的最基本綱領。中醫的陰陽是抽象的哲學概念，還有具體的醫學內容，如陽氣、陰液、心陰、脾陽等。陰陽辨證有具體的辨證內容，主要有陽盛證（實熱證）、陰盛證（實寒證）、陰虛證（虛寒證）、陽虛證（虛熱證），以及亡陽證、亡陰證、陽亢證、虛陽浮越證等，是陰陽失調的病理變化。

陰陽學說中陰與陽的基本屬性，臨床上，凡見興奮、躁動、亢進、明亮等表現的表證、熱證、實證；症狀表現於外的、向上的、容易發現的；病邪性質爲陽邪致病，病情變化較快等，都可歸屬爲陽證。

凡見抑制、沉靜、衰退、晦暗等表現的裡證、寒證、虛證；以及症狀表現於內的、向下的、不易發現的；病邪性質爲陰邪致病，病情變化較慢等，可歸屬爲陰證。

《內經·金匱眞言論》於八綱辨證甚爲簡要完備：

1. 人之身體：(1)人之陰陽，外爲陽，內爲陰。(2)人身之陰陽，背爲陽，腹爲陰。(3)人身之藏府中之陰陽，藏爲陰，府爲陽。肝心脾肺腎五藏，皆爲陰；膽胃大腸小腸膀胱三焦六府，皆爲陽。
2. 天地之於人體：(1)東風生於春，病在肝，愈在頸項；春氣者病在頭，春善病鼽衄，春病在陰。(2)南風生於夏，病在心，愈在胸脇；夏氣者病在藏，仲夏善病胸脇，夏病在陽。(3)中央爲土，病在脾，愈在脊；長夏善病洞泄寒中。(4)西風生於秋，病在肺，愈在肩背；秋氣者病在肩背，秋善病風瘧，秋病在陽。(5)北風生於多，病在腎，愈在腰股；多氣者病在四支，多善病痺厥，多病在陰。

理論上（診斷），精者身之本也，藏於精者春不病溫；夏暑汗不出者，秋成風瘧，此平人脈法。臨床上（治病），皆視其所在，爲施針石。

《內經·太陰陽明論》：

1. 陽者，天氣也，主外；陽道實。犯賊風虛邪者，陽受之；陽受之，則入六府，(1)入六府，則身熱不時臥，上爲喘呼；(2)喉主天氣，故陽受風氣，陽氣從手上行至頭，而下行至足。故曰陽病者上行極而下，(3)傷於風者，上先受之（風爲百病之始）。
2. 陰者，地氣也，主內。陰道虛。食飲不節，起居不時者，陰受之。陰受之，則入五藏，(1)入五藏，則膜滿閉塞，下爲飧泄，久爲腸澼。(2)咽主地氣。陰受濕氣。故陰氣從足上行至頭，而下行循臂至指端；陰病者下行極而上。(3)傷於濕者，下先受之（濕爲萬病之源）。

陰陽屬性

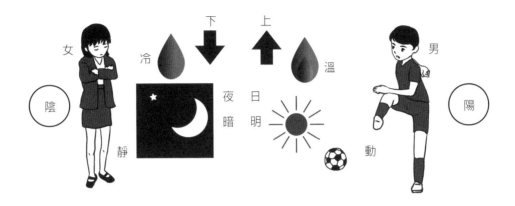

陰陽平衡失調與治療目的

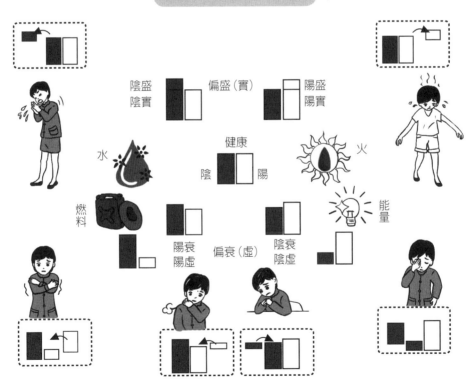

6-2 八綱辨證──脈陰陽

陰陽辨證，陰陽是類證的綱領，陰、陽分別代表事物相互對立的兩面，疾病的性質、臨床的證候，可歸屬於陰或陽的範疇，陰陽辨證是基本辨證大法。《內經·陰陽應象大論》說：「善診者，察色按脈，先別陰陽。」《類經·陰陽類》說：「人之疾病，……必有所本，或本於陰，或本於陽，病變雖多，其本則一。」《景岳全書·傳忠錄》亦說：「凡診病施治，必須先審陰陽，乃醫道之大綱。陰陽無謬，治焉有差？醫道雖繁，而可以一言蔽之者，曰陰陽而已。」

四診、六經辨證、八綱辨證，以切脈探虛實為最重要。《內經·陰陽應象大論》說：「善診者，察色按脈，先別陰陽。」《傷寒論》切脈從陰陽辨證開始，「太陽之為病，脈浮，頭項強痛惡寒」與「少陰之為病，脈微細但欲寐」切脈以虛實辨證作收尾，「太陰中風，四肢煩痛，陽微陰濇而長者，為欲愈」、「少陰中風，脈陽微陰浮者，為欲愈」和「厥陰中風，脈微浮為欲愈，不浮為未愈」等。六經辨證切脈從陰陽辨證開始，虛實辨證作收尾，讓學者明白來龍去脈，與何去何從。不是只有在「八綱辨證」作文章。

四診、六經辨證、八綱辨證，以切脈探虛實欲解。《傷寒論》條文：

8.欲自解者，必當先煩，「脈浮」汗出而解。

9.「手足三部脈皆至」，大煩，而口噤不能言，躁擾者必欲解也。

10.「脈和」，其人大煩，目重，瞼內際黃者，此欲解也。

11.寸口、關上、尺中三處，大小、浮沉、遲數同等，雖有寒熱不解者，此「脈陰陽為和平」，雖劇當愈。

《論語·鄉黨》：「食不厭精，膾不厭細，食不語，肉雖多不勝食氣……。」民既以食為天，人則以和為貴，胃的消化、肺的呼吸、心臟的跳動都貴在「和、緩」。

《傷寒論》全書552條經文，熟能生巧，融會貫通即可靈活的施之於脈診，診脈是人人言之鑿鑿，如太陽之為病脈浮，少陰之為病脈微細……，基本上，診脈切忌急功好利，慢工始能出細活，建立自信，持之以恆。不宜把診脈過度神奇化，用心診脈，「浮」是「初持脈」就有脈動感應，「微細」是初持脈不易找到脈動。脈是心臟跳動的表徵，從心臟生理學角度而言，脈有力是心臟主動脈瓣工作效率佳，或說是主動脈瓣能「大而有力」的開張；反之，脈乏力是心臟主動脈瓣乏力，只能「小而無力」的開張。正常人的主動脈瓣約3~5cm^2（二尖瓣約4~6cm^2），診脈的第一訊息，是來自主動脈瓣口徑的大小。申言之，《傷寒論》與今日的科學實證醫學是相通的。研讀《傷寒論》千萬遍的大有人在，可是臨證時要利用《傷寒論》來「可刺、可灸」的則少之又少；診斷以四診，審得陰陽表裡寒熱虛實真切，治療以六經辨證為基礎架構，八綱辨證完備矣，可以善用張仲景的藥方之外，還可以參合運用其「可刺、可灸」之治則。

脈診與八綱辨證

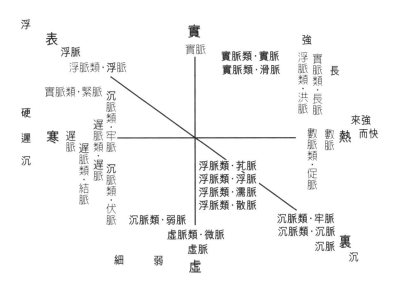

脈診與氣血津液辯證

浮 遲脈類・遲脈
沈 沈脈類・伏脈
　　沈脈類・沈脈
陽虛
　　　　　虛脈類・短脈
　　虛脈類・短脈　　　　實脈類・弦脈　擴張
氣虛 氣滯
弱 虛脈類・微脈
弱 浮脈類・濡脈　　　　數脈類・促脈　飛躍
血虛 瘀血
　　虛脈類・弱脈　　　遲脈類・結脈
　　　虛脈類・微脈　　遲脈類・濇脈　澀滯
細 浮脈類・散脈
中空 虛脈類・細脈
陰虛
津傷 濕痰　　　數脈類・促脈　飛躍
　　浮脈類・芤脈・革脈　沈脈類・弱脈　　　　弱
　　　　　　　浮脈類・濡脈　實脈類・滑脈　黏
　　　　　　　遲脈類・緩脈　　　　遲

虛 實（滯）

6-3 八綱辨證──表裡

表裡辨證，是辨別病位外內淺深的綱領。表與裡是相對的概念，如軀殼與臟腑，軀殼為表，臟腑為裡；臟與腑，腑屬表，臟屬裡；經絡與臟腑，經絡屬表，臟腑屬裡；經絡中三陽經與三陰經，三陽經屬表，三陰經屬裡；皮膚與筋骨，皮膚為表，筋骨為裡等。病位的外內淺深，都不可作絕對的理解。

病位上，身體的皮毛、肌腠、經絡為外，臟腑、骨髓則為內。外有病屬表，病較輕淺；內有病屬裡，病較深重。

病勢上，外感病中病邪由表入裡，病漸增重為勢進；病邪由裡出表，病漸減輕為勢退。病邪入裡一層，則病深一層，出表一層，病則輕一層。

疾病辨證都應分辨病位的表裡，對於外感病的意義尤為重要。因為內傷雜病證候多屬於裡證範疇，「分辨病位的表裡，並非必須」，主要辨別『裡』的具體臟腑病位。外感病多由表入裡、由輕而重、由淺而深傳變發展。「表裡辨證，認識外感病發展的階段性」，是認識病情輕重淺深及病機變化，掌握疾病的演變規律，與診療的主動權。

《內經・熱論》：「傷寒一日巨陽受之，故頭項痛腰脊強。二日陽明受之，身熱目疼而鼻乾，不得臥也。三日少陽受之，胸脇痛而耳聾。三陽經絡皆受其病，而未入於藏者，故可汗而已。四日太陰受之，腹滿而嗌乾。五日少陰受之，口燥舌乾而渴。六日厥陰受之，煩滿而囊縮。三陰三陽，五藏六府皆受病，榮衛不行，五藏不通則死矣。其不兩感於寒者，七日巨陽病衰，頭痛少愈；八日陽明病衰，身熱少愈；九日少陽病衰，耳聾微聞；十日太陰病衰，腹減如故，則思飲食；十一日少陰病衰，渴止不滿，舌乾已而嚏；十二日厥陰病衰，囊縱少腹微下，大氣皆去，病日已矣。治之各通其藏脈，病日衰已矣。其未滿三日者，可汗而已；其滿三日者，可泄而已。熱病已愈，時有所遺者，熱甚而強食之，故有所遺也。病已衰，而熱有所藏，因其穀氣相薄，兩熱相合，故有所遺也。治遺視其虛實，調其逆從，可使必已矣。病熱少愈，食肉則復，多食則遺，此其禁也。」

表裡是說明病變部位深淺和病情輕重的兩綱。一般而言，皮毛、肌膚和淺表的經絡屬表；臟腑、血脈、骨髓及體內經絡屬裡，表證，即病在肌表，病位淺而病情輕；裡證即病在臟腑，病位深而病情重。表證是病位淺在肌膚的證候。一般為六淫外邪從皮毛、口鼻侵入機體後，邪留肌表，出現正氣（衛氣）拒邪的一系列症狀，多為外感病初起階段。表證具有起病急、病程短、病位淺和病情輕的特點。常見於外感熱病的初期，如上呼吸道感染、急性傳染病及其它感染性疾病的初起階段。《景岳全書・傳忠錄》：「表證者，邪氣之自外而入者，凡風寒暑濕燥火，氣有不正，皆是也。」對表證的概念應當全面理解，而不能機械似以為皮毛的病變就一定是表證，也不能絕對的以為表證的病位就一定在皮毛。

七表八裡脈

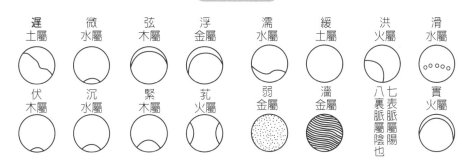

遲 土屬	微 水屬	弦 木屬	浮 金屬	濡 水屬	緩 土屬	洪 火屬	滑 水屬
伏 木屬	沉 水屬	緊 木屬	芤 火屬	弱 金屬	濇 金屬	七表脈屬陽 八裏脈屬陰也	實 火屬

內臟與體表

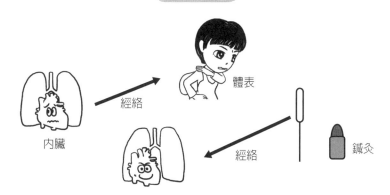

體表基本構造

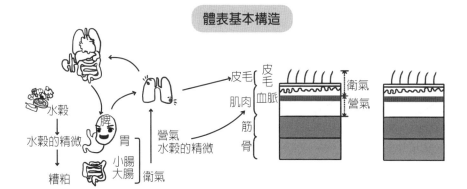

6-4 八綱辨證──表裡證

六經辨證、衛氣營血辨證，都是表裡淺深輕重層次的辨證分類。表證是外感六淫之邪氣經皮毛、口鼻侵入機體，正氣（衛氣）抗邪所表現輕淺證候的概括。表證主要見於外感疾病初期階段。表證，發熱惡寒並見。頭身疼痛，鼻塞或噴嚏等為常見症狀，多見浮脈。裡證，發熱不惡寒，或惡寒不發熱，咳喘、心悸、腹痛或嘔瀉等為常見症狀，多見沉脈。半表半裡證，邪正相搏於表裡之間，稱為半表半裡證。寒熱往來，多胸脅苦滿，心煩喜嘔，默默不欲飲食，口苦咽乾，目眩，脈弦。在六經辨證中稱為少陽病證。

表證多病急，病情較輕，病程較短，有感受外邪因素可查等。發熱惡寒（或惡風）、頭身痛、舌苔薄白、脈浮，兼見鼻塞流涕、噴嚏、咽喉癢痛、咳嗽、有汗或無汗等症。表證分三類型：

1. 表寒證（傷寒證、傷寒表實證）感受寒邪為主，稱傷寒證。惡寒重、微發熱，無汗、頭身痛、苔薄白而潤，脈浮緊。
2. 傷風表證（太陽中風證、中風表虛證）感受風邪為主，稱太陽中風證。惡風、微發熱、汗出，脈浮緩。
3. 表熱證（外感風熱證）感受濕熱（風熱）之邪，稱外感風熱證，在溫病學中屬衛分證。其特點是發熱重、微惡寒、口渴、咽痛，舌質正常或尖邊稍紅，苔薄白而乾或苔薄微黃，脈浮數。

裡證泛指病變部位在內，由臟腑、氣血、骨髓等受病所反映的證候。《景岳全書・傳忠錄》：「裡證者，病之在內、在臟也。凡病自內生，則或因七情，或因勞倦，或因飲食所傷，或為酒色所困，皆為裡證。」裡證與表證相對而言，其概念非常籠統，範圍非常廣泛，可以說凡不是表證（及半表半裡證）的特定證候，一般都可歸屬於裡證的範疇，即所謂「非表即裡」。裡證多見於外感病的中、後期或內傷病。裡證的成因有三種情況：

1. 一是由外邪不解，內傳入裡，侵犯臟腑所致。
2. 二是外邪直接侵犯臟腑而成。
3. 三是情志內傷、飲食勞倦等因素，直接損傷臟腑，使臟腑功能失調，氣血逆亂而出現的種種病證。

臨床寒熱虛實辨證，及氣血津液、臟腑、經絡等辨證部分均屬裡證的範疇。辨別表證和裡證，主要是審察寒熱症狀、內臟證候是否明顯、舌象、脈象等變化。《醫學心悟・寒熱虛實表裡陰陽辨》：「病之表裡全在：(1)發熱與潮熱，(2)惡寒與惡熱，(3)頭痛與腹痛，(4)鼻塞與口燥，(5)舌苔之有無，(6)脈之浮沉以分之。」「如發熱惡寒，頭痛鼻塞，舌上無苔（或作薄白），脈息浮，此表也；如潮熱惡熱，腹痛口燥，舌苔黃黑，脈息沉，此裡也。」

表證和裡證與寒熱和虛實的關係

類屬	表證	裡證
寒	惡寒、發熱、頭痛身痛明顯，鼻塞、無汗或有汗、不口渴。「舌苔薄白，脈浮緊」	畏寒喜暖，四肢不溫、面色蒼白、唇青、口不渴、或喜熱飲、噁心嘔吐、腹痛、泄瀉、小便清長。「苔白滑、脈沉遲」
熱	微惡風寒、發熱重、有汗、輕微口渴、咽紅而痛。「舌質偏紅，脈浮數」	面紅耳赤、唇乾、身熱、惡熱、口渴喜冷飲、腹脹滿、煩躁多言、出汗、便秘、小便短赤。「舌質紅、苔黃燥，脈洪數或沉數」
虛	惡風、汗出或汗出不止。「舌質淡胖嫩、苔白，脈沉弱」	神疲懶言、聲低氣短、厭食、腹痛喜按、頭昏、心悸、二便失禁。「脈浮緩無力，舌體稍胖」
實	惡寒、發熱、無汗、頭身痛。「脈浮緊或浮而有力，舌苔白」	氣粗、心煩、腹脹痛拒按、便秘、小便黃赤、手足心出汗。「舌苔堅厚、燥焦，脈沉實」

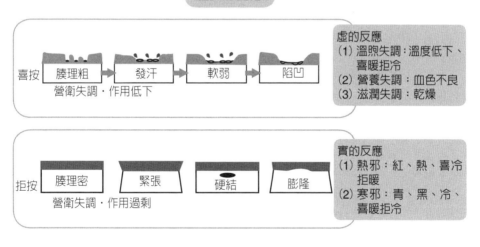

體表的變化

喜按　腠理粗 ➡ 發汗 ➡ 軟弱 ➡ 陷凹
營衛失調・作用低下

虛的反應
(1) 溫煦失調：溫度低下、喜暖拒冷
(2) 營養失調：血色不良
(3) 滋潤失調：乾燥

拒按　腠理密　緊張　硬結　膨隆
營衛失調・作用過剩

實的反應
(1) 熱邪：紅、熱、喜冷拒暖
(2) 寒邪：青、黑、冷、喜暖拒冷

＋ 知識補充站

　　《內經・陰陽應象大論》言人受病之因。《傷寒論》六經，由表入裡，由淺入深，需橫看（外在溫度與濕度影響腦部與臟腑功能）。《溫病條辨》三焦，由上及下，由淺入深，需縱看（體內呼吸與飲食影響免疫與臟腑功能）。

6-5 八綱辨證——六經表裡證

《傷寒論》：「病在半表半裡」，分「純裡證」、「非純裡證」。

從脈看證：

1. 脈細而沉「陽微結」，「病在半表半裡」宜柴胡桂枝湯，「非純裡證」。
2. 脈沉緊頭汗不出，「純陰結」「純裡證」宜柴胡桂枝乾薑湯。（頭汗不出）
3. 脈沉緊頭汗出「非純裡證」宜小柴胡湯，得屎而解。（頭汗出）

柴胡桂枝湯與四逆散都是常用藥方，四逆散治咳、心下悸、泄利等，柴胡桂枝湯治心下悶或欲嘔吐。

《傷寒論》條文：

126.「胃家實」瀉心湯群、承氣湯群為主，「純裡證」。

128.「汗先出不徹，胃家實」，「純裡證」。

133.「口津液，胃中乾，胃家實」，「純裡證」。

136.「胃家實脈遲，汗出多，微惡寒，『表未解』可發汗宜桂枝湯」。

137.「胃家實，脈浮無汗而喘，發汗則愈宜麻黃湯」，「非純裡證」。

143.「脈浮滑，『表有熱，裡有寒』白虎湯」，「非純裡證」。

163.「嘔多雖胃家實不可改之」。

176.「胃家實，其人喜忘者，必有蓄血，宜抵當湯下之」，「純裡證」。

187.「傷寒轉繫胃家實，其人濈然微汗出也」，「非純裡證」。

190.「食穀欲嘔，胃家實也，吳茱萸湯主之」，「純裡證」。

192.「胃家實，不能食，攻其熱必噦。『胃中虛冷』故也」，「純裡證」。

206.「胃家實，中風，『脈弦浮大而短氣』，病過十日，脈續浮者，與小柴胡湯；『脈但浮無餘證者』，與麻黃湯」，「非純裡證」。

《金匱要略》：「寸口脈浮而遲，浮即為虛，遲即為勞；虛則衛氣不足，勞則營氣竭。趺陽脈浮而數，浮即為氣，數即消穀而大堅（緊），氣盛則溲數，溲數即堅，堅數相搏，即為消渴。」

浮脈則熱，與浮即為虛，遲脈則潛，與遲即為勞，病理上大同小異，總是虛勞的脈象，反應出不同症狀，診脈確定病名前，要辨證虛實，再推敲表裡與寒熱，達到精確診治。「寸口脈浮而遲，水走於皮膚」是表證，以汗為主，要多活動與運動；「寸口脈弦而緊，水走於腸間」是裡證，以尿屎為主，要吃喝得宜。是以，寸口脈不足時，要配合趺陽脈，才能達到預期的診治效果。如「寸口脈沉而遲，沉則為水，遲則為寒，寒水相搏。趺陽脈伏，水穀不化，脾氣衰則鶩溏，胃氣衰則身腫」。趺陽脈反應肝臟與脾胃，即飲食和「營養」（裡證）狀況。寸口脈反應肺臟與心臟，即「呼吸」和血液（裡證）狀況。

《傷寒論》條文228.：「傷寒五、六日，頭汗出，微惡寒，手足冷，心下滿，口不欲食，大便硬，脈細者，此為陽微結。必有表復有裡也，脈沉亦在裡也。汗出為陽微，假令純陰結，不得復有外證，悉入在裡，此為半在裡半在外也。脈雖沉緊，不得為少陰病，所以然者，陰不得有汗，今頭汗出，故知非少陰也，可與小柴胡湯，設不了了者，得屎而解。」

太陰與太陽癥候分析例

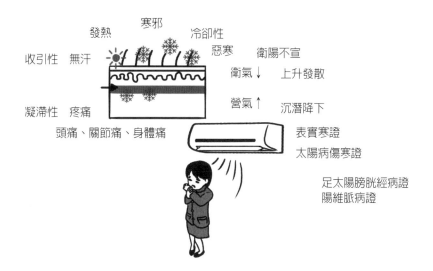

寒邪
發熱　　　　冷卻性
惡寒　　衛陽不宣
收引性　無汗
衛氣↓　　上升發散
營氣↑　　沉潛降下
凝滯性　疼痛
頭痛、關節痛、身體痛

表實寒證
太陽病傷寒證

足太陽膀胱經病證
陽維脈病證

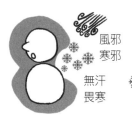

風邪
寒邪
無汗
畏寒

手太陰肺經病證
風寒束肺證

肺氣失宣
胸部脹悶、咳喘、鼻閉、鼻涕

✚ 知識補充站

　　一般都市型的孕婦多睡到八、九點才起床，早午餐一起吃了，尤其是孕期最後的兩、三個月，這對胎盤與孩子，是很不良的影響。為了孩子，就必須調整成正常作息；這樣的孕婦多右側頸靜脈浮出，若是眉尾的絲竹空穴（三焦經脈）靜脈又突顯者，情緒容易激動，表示體力不支，腦部血液回流心臟不良。另外，後腦勺有紅疹，是腦血管循環不良，疲累或生活不正常就會癢，起紅疹，對應腳無力。血管的硬化、栓塞都有其對應的肢節，這樣的孕婦多見妊娠糖尿病或高血壓。

6-6 八綱辨證──寒熱

寒證小便清長，熱證小便短赤；小便清澈而多（清長）邪多未傳裡，小便色濁而短（短赤）多邪在裡而病急。

寒熱是辨別疾病性質的兩個綱領。寒證與熱證反映機體陰陽的偏盛與偏衰，陰盛或陽虛的表現為寒證；陽盛或陰虛的表現為熱證。《內經‧陰陽應象大論》說：「陽勝則熱，陰勝則寒」。《內經‧調經論》說：「陽虛則外寒，陰虛則內熱」即是此意。張景岳認為「寒熱乃陰陽之化也」。

寒熱辨證，不能孤立的根據個別症狀作判斷，而是通過四診對與其相適應的疾病本身所反映的各種症狀、體癥的概括。具體的說，熱證是指一組有熱象的症狀和體癥；寒證是指一組有寒象的症狀和體癥。例如：表寒證，發熱，惡寒重，口淡不渴，舌苔薄白潤，脈浮緊等一組寒象與體癥，故應診斷為表寒證；表熱證，惡寒，發熱重，口微渴，舌邊舌尖紅赤，脈浮數等一組熱象與體癥，故應診斷為表熱證。須注意，惡寒、發熱與寒證、熱證不同。惡寒、發熱只是疾病的現象，疾病所表現寒熱癥象有真假之別，而寒證、熱證則是對疾病本質的判斷。

寒熱辨證，治療上有重要意義，在《內經‧至真要大論》中言「寒者熱之」、「熱者寒之」，寒證用熱劑，熱證用寒劑，治法迥然不同；臨床上，寒熱不辨，後果嚴重。因此，寒熱辨證在八綱辨證中尤其重要。

寒證是感受寒邪，或陰盛陽虛所表現的證候。多因外感陰寒邪氣，或因內傷久病，陽氣耗傷，或過服生冷寒涼，陰寒內盛所致。寒證包括表寒、裡寒、虛寒、實寒等。惡寒喜暖，面色白，肢冷踡臥，口淡不渴，痰、涎、涕清稀，小便清長，大便稀溏，舌淡苔白而潤滑，脈遲或緊（冷、白、稀、痛、踡）。

熱證是感受熱邪、或陽盛陰虛所表現的證候。多因外感火熱之邪，或寒邪化熱入裡；或因七情過激，鬱而化熱；或飲食不節，積蓄為熱；或房室勞傷，劫奪陰精，陰虛陽亢所致。熱證包括表熱、裡熱、虛熱、實熱等。惡熱喜冷，口渴喜冷飲，面紅目赤，煩躁不寧，痰、涕黃稠，吐血衄血，小便短赤，大便乾結，舌紅苔黃而乾、脈數（熱、紅、乾、數、亂）。

惡寒發熱及對寒熱的喜惡，口渴與否，面色的赤白，四肢的溫涼，二便、舌象、脈象等是重要依據。

《醫學心悟‧寒熱虛實表裡陰陽辨》：「一病之寒熱，全在口渴與不渴，渴而消水與不消水，飲食喜熱與喜冷，煩躁與厥逆，溺之長短赤白，便之溏結，脈之遲數以分之。假如口渴而能消水，喜冷飲食，煩躁，溺短赤，便結脈數，此熱也；假如口不渴而不能消水，喜飲熱湯，手足厥冷，溺清長，便溏，脈遲，此寒也。」可作為辨別寒證與熱證的參考。

寒證與熱證的生理情況

鑑別項目	寒熱	口渴	面色	四肢	神態	痰涕	二便	舌象	脈象
寒證	惡寒喜熱	不渴	白	冷	蜷臥少動	清稀色白	大便稀溏，小便清長	舌淡苔白而潤滑	遲 或緊
熱證	惡熱喜冷	渴喜冷飲	紅赤	熱	仰臥躁動	黃稠	大便乾結，小便短赤	舌紅苔黃而乾	數

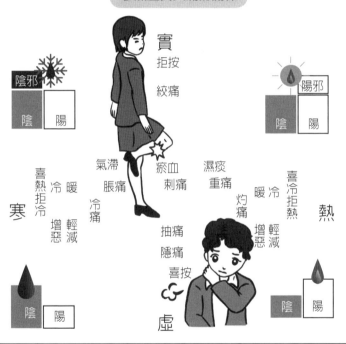

寒熱虛實與痛的關係

＋ 知識補充站

　　「陰陽寒熱」相關於生命作息，傷寒發熱與厥少可見《傷寒論》條文321.：「厥少熱多者，其病當愈，寒多熱少，陽氣退，故為進（病重）也」，厥冷與發熱是體溫調節，與腦下垂體、下視丘等互動，尤其自律神經方面的調節，五臟六腑，感受暖熱涼寒的變化，都會有喜惡，腦部血液循環，也隨之變快變慢。「病者素不應食，而反暴思之，必發熱」、「隨其所得而攻之」得失之間，是飲食不當，或無法消化吸收，或消化系統機能早有問題。

6-7 八綱辨證──虛實

《內經・通評虛實論》：「(1)邪氣盛則實；重實者大熱病，氣熱脈滿，是謂重實，經絡皆實，是寸脈急而尺緩，滑則從，濇則逆。(2)精氣奪則虛；氣虛尺虛脈虛，是謂重虛氣虛者言無常也。尺虛者行步恇然。脈虛者不象陰（寸脈按之不應手）滑則生，濇則死。寸脈急大堅，尺濇而不應也，如是者，從則生，逆則死。所謂從者手足溫也；所謂逆者手足寒也。」虛實辨證是辨別邪正盛衰的綱領，病變過程中，人體正氣的強弱和致病邪氣的盛衰。

《內經・調經論》：「百病之生，皆有虛實」，透過虛實辨證，了解病體的邪正盛衰，爲治療提供依據。

虛證是人體正氣虛弱、不足，人體正氣包括陽氣、陰液、精、血、津液、營、衛等，故陽虛、陰虛、氣虛、血虛、津液虧虛、精髓虧虛、營虛、衛氣虛等，都屬於虛證範疇。正氣虛損的程度不同又有不足、虧虛、虛弱、虛衰、亡脫之類模糊定量描述。虛證可由先天稟賦不足導致，或由後天失調和疾病耗損產生。如飲食失調，營血生化之源不足；思慮太過、悲哀卒恐、過度勞倦等，耗傷氣血營陰；房室不節，耗損腎精元氣；久病失治、誤治，損傷正氣；大吐、大瀉、大汗、出血、失精等致陰液氣血耗損，均可形成虛證。虛證的病機主要表現在傷陰及傷陽兩方面。

傷陽者以陽氣虛的表現爲主。由於陽失溫運與固攝的功能，經常畏冷，四肢不溫，口淡不渴，或渴喜熱飲，可有自汗，小便清長，大便溏薄，面色淡白，舌淡胖，苔白滑，脈沉遲（或爲細數）無力，並可兼有神疲、乏力、氣短等氣虛的證候。陽虛證多見於病久體弱者，病勢一般較緩。臨床常見者有心陽虛證、脾陽虛證、腎陽虛證、心腎陽虛證、脾腎陽虛證等，其表現有各自臟器的證候特點。

傷陰者，以陰虛的表現爲主。由於陰不制陽，及失去其濡養滋潤的作用，口燥咽乾，潮熱顴紅，五心煩熱，盜汗，小便短黃，大便乾結，舌紅少津少苔，脈細數等爲證候特徵，並具有病程長、病勢緩等虛證的特點。陰虛證可見於多個臟器組織的病變，常見者有肺陰虛證、心陰虛證、胃陰虛證、肝陰虛證、腎陰虛證、肝腎陰虛證、心腎陰虛證、肺腎陰虛證等。以並見各臟器的病狀爲診斷依據。

小博士 解說

1. 氣（物質）：
   (1)物質的氣（水穀）：中氣、元氣、宗氣、衛氣、營氣→生成、補充全身的運數。
   (2)機能的氣（五臟六腑）：經氣→機能的回復。
   (3)運動的氣：溫煦、固攝、防禦、氣化、升降、出入→運行的回復。
2. 血：(1)紅色的液體物質；(2)營養滋潤作用；(3)血的運行。
3. 津液：(1)體液→生成、補充全身的運數；(2)營養滋潤作用、冷卻作用→機能的回復；(3)體液運行→運行的回復。

　　實證是對人體感受外邪，或疾病過程中陰陽氣血失調而以陽、熱、滯、閉等為主，或體內病理產物蓄積，所形成的各種臨床證候的概括。實證以邪氣充盛、停積為主，但正氣尚未虛衰，有充分的抗邪能力，故邪正鬥爭一般較為劇烈，而表現為有餘、強烈、停聚的特點。致病邪氣的性質及所在部位的不同，實證的表現亦極不一致，常見發熱，煩躁，甚至神昏譫語，胸悶呼吸氣粗、痰涎壅盛，腹脹痛拒按、大便秘結，或下利、裡急後重，小便不利，或淋瀝澀痛，舌質蒼老、舌苔厚膩，脈實有力。

五臟相生關係圖

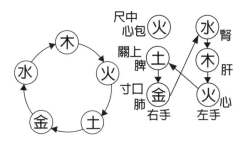

五臟相剋關係圖

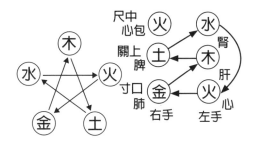

✚ 知識補充站

　　《傷寒論》條文：

　　471.脈有三部，尺寸及關。腎沉心洪，肺浮肝弦，寸口「虛實」見焉。審察「表裡」，三焦別焉。

　　473.初持脈，來疾去遲，此出疾入遲，內虛外實。來遲去疾，此出遲入疾，內實外虛。

後記

　　從部編大學用書《中醫診斷學》〔國立編譯館主編，馬建中（光亞）（1914/11/1~2005/9/1，臺灣著名中醫師，中國醫藥學院教授）編著〕，1971年初版，1988年初版第八次印行；與《中醫診斷學》新編版，出版日期：2017年3月，反覆思考，從年代與內容豐富來看，《中醫診斷學》彌足珍貴。如今，我當仁不讓於師，有幸寫作出版《圖解中醫診斷學》。一則感恩馬老師激勵我一生一世，馬老師賜我的第一個墨寶「……羨孜孜不倦，有獨到之功，故濟人如萬家生佛也……」，二則感謝五南圖書給我這個機會。

　　1988年，馬老師器重我，合著部編大學用書《中醫外診法》，由於個人教學資歷資格不符規定，最後，《中醫外診法》掛名國立編譯館主編，馬建中編著，1991年初版。馬建中（光亞）老師在前言談到：「本書承李家雄醫師協助蒐集資料，對編寫亦多參與，而能於短期內出書，深表感謝。」薪傳之餘，責無旁貸，一往直前。

　　2014年10月五南之圖解系列的第一本《圖解內經》，之後，再出版2016年6月五南之《圖解傷寒論》，接著，2017年7月再出版五南之《圖解金匱要略》，無時無刻都深深地感受到馬老師的指引。

　　《圖解中醫診斷學》初稿完成時，臨床上要細心表現很困難，尤其理論要與實務結合非常不簡單，「失之毫釐，謬以千里」取與捨都在一念之間，編寫過程中盡力蒐集理論相關的資料，得到許多收穫，包括馬義貴的《日本針灸診斷學》圖表很完備，作學問與教本兼顧之下，啓蒙了我在寫作《圖解中醫診斷學》時，將內容定調爲以教本爲主，作學問爲輔之方向。另外，編寫時捨棄很多內容很好但偏理論性的部分，希望可以讓多數的養生學者明確的運用《圖解中醫診斷學》。《圖解中醫診斷學》可說是集《中醫診斷學》、《中醫外診法》、《圖解內經》、《圖解傷寒論》、《圖解金匱要略》與《圖解溫病學》等書的精萃，雖

只十五萬多字，但確實眞是千錘百鍊，精益求精。

《圖解中醫診斷學》腹診的部分，再三研讀了：(1)矢數道明（1905/12/7~2002/10/21，醫學博士與醫師，是漢方醫學家）、(2)間中喜雄（1911/4/11~1989/11/20，外科醫師、針灸師、醫學博士）、(3)藤平健、(4)龍野一雄、(5)鍋谷欣市等五人的切診腹診理論，並與我臨床實務經驗結合，取其精萃融合入《圖解中醫診斷學》，這五位尊者，讓我突破許多小瓶頸，尤其是矢數道明與間中喜雄二位長者，在早期（1986~1989）的寫作過程中，曾與他們進行了數次的書信往返與面談，皆啓蒙與鼓舞我良多。

矢數道明認爲，現代醫學的勞心，所造成的粥樣血液，與瘀血有關。矢數道明認爲，女子瘀血多於男子，母親的瘀血又容易遺傳給下一代；且瘀血多沉著於腹部，特別是下腹部，而其爲身體下部，有體內最多量血液而又比其他部位運動少之故。同時，此處存在門脈，缺少可防止靜脈血回流的靜脈瓣，當血液流入肝實體時，其抵抗大，血流緩慢，也是一個重要因素。此外，婦人經血，產後惡露又常停於此。所以瘀血的腹證最突出。臨床所見，瘀血多停於左腹部，對此漢方醫學解釋爲左屬血，而用現代醫學來解釋，則認爲總動脈分出大動脈弓時，右側爲直角，左側爲鈍角，故左側容易流出血液，所以血壓、血量，流速均大於右側，同時，腹主動脈分出髂動脈也是這樣。而且子宮動脈左側也比右側大，因比腹部左側比右側血液多，瘀血的情況就更多。間中喜雄提出，種種原因引起肝毛細血管阻力增加，所造成門脈系統鬱血爲原因說。有馬義貴、藤平健、龍野一雄與鍋谷欣市等，都是日本近代漢醫的名師。四個人與我素昧平生，確也各自有所專精，值得學習效仿。

藤平健提出，病灶感染有時成爲瘀血的動因。腹部症狀在瘀血表現中最重要，腹部症狀多觸及腹肌的部分緊張，有時還可壓痛，或其上下方存在波動狀的壓縮，這樣的壓痛又多出現在臍周與迴盲部，特別是臍左或臍右，斜向上或向下

2~3橫指處（天樞穴爲主）其中以左斜下部爲最多。這種抵抗壓痛，見腹力充實之腹象，即實證的腹證：

1. 伴有上火、便秘、月經異常等症狀者，爲桃核承氣湯證。
2. 有月經異常和肩凝者，爲桂枝茯苓丸證。
3. 面色不佳，目眩易動悸，頭重或常足冷者，爲當歸芍藥散證。
4. 迴盲部壓痛點，脈緊或沉而有力，便秘傾向者，爲大黃牡丹皮湯證。
5. 若抵抗壓痛弱而腹力更弱，是虛證，爲薏苡附子敗醬散證。

藤平健氏曾對1000名健康士兵做過調查，發現瘀血腹候的發生率高達66%。這一事實說明具有瘀血腹候的比預想的多，有瘀血腹候不一定就得投以驅瘀血劑。

龍野一雄和杏林大學外科教授鍋谷欣市指出，對具有明顯的瘀血腹候的患者進行手術時，特別注意審查壓痛點附近，在腹壁內側與腹腔內，均未見任何變化。由此看來，腹部的抵抗、壓痛，可能是表現於皮膚和肌肉的局限性變化，可能與內臟或其他某種病變的投影或反射有關。瘀血有實證、虛證之別，實證的主要藥物有桃仁、牡丹皮等，常用桃核承氣湯、桂枝茯苓丸、大黃牡丹皮湯等方。虛證的主要藥物爲當歸、川芎、敗醬、土瓜根等，常用當歸芍藥散、薏苡附子敗醬散、土瓜根散、芎歸膠艾湯等方，新瘀血、久瘀血、日久固著之瘀血，區別的時間界限不一定很明確，用方上都有選擇，一般說上列處方多用於較新的瘀血。下瘀血湯、下瘀血丸、抵當湯、抵當丸多用於日久固著之瘀血，且多爲實證。而大黃䗪蟲丸等所治的瘀血，則可認爲是積血，屬虛證。

《圖解中醫診斷學》是有獨到之功，諸多學者各領風騷之餘，在我的九本圖解系列著作之中，《圖解中醫診斷學》之所以最重要的是，非常的Useful實用，不是看過了只有Used參考之感；咀嚼再三，一定耐人尋味，雋永無比。

李家雄於臺北家裡

國家圖書館出版品預行編目資料

圖解中醫診斷學／李家雄著. -- 初版. -- 臺
北市 : 五南圖書出版股份有限公司, 2020.08
　面；　公分.
　ISBN 978-986-522-133-1 (平裝)

1.中醫診斷學

413.2　　　　　　　　　　　　109009958

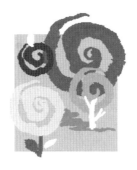

5L12

圖解中醫診斷學

作　　　者 — 李家雄（92.1）

發 行 人 — 楊榮川

總 經 理 — 楊士清

總 編 輯 — 楊秀麗

副總編輯 — 王俐文

責任編輯 — 金明芬

封面設計 — 王麗娟

出 版 者 — 五南圖書出版股份有限公司

地　　　址：106台北市大安區和平東路二段339號4樓

電　　　話：(02)2705-5066　　傳　　真：(02)2706-6100

網　　　址：https://www.wunan.com.tw

電子郵件：wunan@wunan.com.tw

劃撥帳號：01068953

戶　　　名：五南圖書出版股份有限公司

法律顧問　林勝安律師

出版日期　2020年8月初版一刷
　　　　　2023年6月初版二刷

定　　　價　新臺幣320元

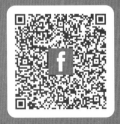
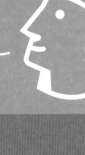

經典永恆・名著常在

五十週年的獻禮 —— 經典名著文庫

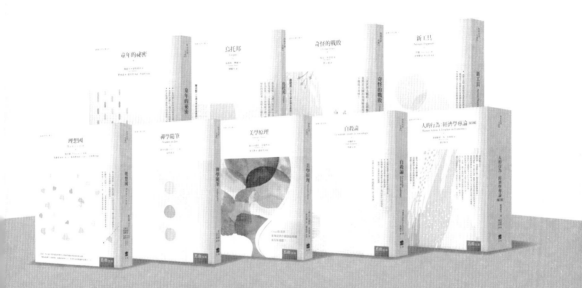

五南，五十年了，半個世紀，人生旅程的一大半，走過來了。
思索著，邁向百年的未來歷程，能為知識界、文化學術界作些什麼？
在速食文化的生態下，有什麼值得讓人雋永品味的？

歷代經典・當今名著，經過時間的洗禮，千錘百鍊，流傳至今，光芒耀人；
不僅使我們能領悟前人的智慧，同時也增深加廣我們思考的深度與視野。
我們決心投入巨資，有計畫的系統梳選，成立「經典名著文庫」，
希望收入古今中外思想性的、充滿睿智與獨見的經典、名著。
這是一項理想性的、永續性的巨大出版工程。
不在意讀者的眾寡，只考慮它的學術價值，力求完整展現先哲思想的軌跡；
為知識界開啟一片智慧之窗，營造一座百花綻放的世界文明公園，
任君遨遊、取菁吸蜜、嘉惠學子！